儿童
神经发育障碍
诊疗手册

中华医学会儿科学分会发育行为学组　组织编写

主　编　李廷玉　杜亚松

副主编　贾飞勇　李　斐　陈　立　郝　燕　章依文

人民卫生出版社

·北　京·

图书在版编目（CIP）数据

儿童神经发育障碍诊疗手册 / 李廷玉，杜亚松主编 .
北京 ：人民卫生出版社，2025. 6（2025. 10重印）.
ISBN 978-7-117-38211-3

Ⅰ. R748-62

中国国家版本馆 CIP 数据核字第 202502WZ73 号

人卫智网	www.ipmph.com	医学教育、学术、考试、健康，购书智慧智能综合服务平台
人卫官网	www.pmph.com	人卫官方资讯发布平台

儿童神经发育障碍诊疗手册

Ertong Shenjing Fayu Zhang'ai Zhenliao Shouce

主　　编：李廷玉　杜亚松
出版发行：人民卫生出版社（中继线 010-59780011）
地　　址：北京市朝阳区潘家园南里 19 号
邮　　编：100021
E - mail：pmph @ pmph.com
购书热线：010-59787592　010-59787584　010-65264830
印　　刷：北京盛通数码印刷有限公司
经　　销：新华书店
开　　本：889 × 1194　1/32　　印张：13　　插页：4
字　　数：303 千字
版　　次：2025 年 6 月第 1 版
印　　次：2025 年 10月第 2 次印刷
标准书号：ISBN 978-7-117-38211-3
定　　价：89.00 元
打击盗版举报电话：010-59787491　E-mail：WQ @ pmph.com
质量问题联系电话：010-59787234　E-mail：zhiliang @ pmph.com
数字融合服务电话：4001118166　E-mail：zengzhi @ pmph.com

编　委（以姓氏笔画为序）

王　琳　首都儿科研究所附属儿童医院
邓红珠　中山大学附属第三医院
代　英　重庆医科大学附属儿童医院
白　云　陆军军医大学
刘雪曼　海南博鳌培声国际医学中心
池　霞　南京市妇幼保健院
花　静　上海市第一妇婴保健院
杜亚松　上海交通大学医学院附属精神卫生中心
李　斐　上海交通大学医学院附属新华医院
李廷玉　重庆医科大学附属儿童医院
杨斌让　深圳市儿童医院
张　婕　西安交通大学附属儿童医院
张风华　青岛市妇女儿童医院
张劲松　上海交通大学医学院附属新华医院
陈　立　重庆医科大学附属儿童医院
单　玲　吉林大学白求恩第一医院
郝　燕　华中科技大学同济医学院附属同济医院
柯晓燕　南京脑科医院
贾飞勇　吉林大学白求恩第一医院
徐　胜　华东师范大学
曹爱华　山东大学齐鲁医院
章依文　上海交通大学医学院附属上海儿童医学中心
程　茜　重庆医科大学附属儿童医院
戴礼猛　陆军军医大学第一附属医院

编写秘书　代　英　单　玲

主编简介

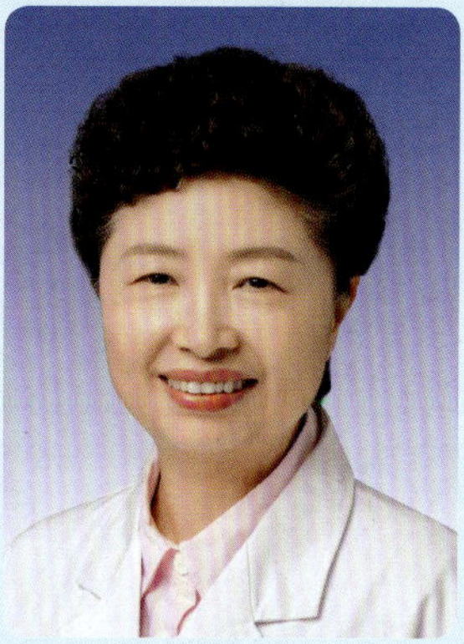

李廷玉 重庆医科大学附属儿童医院教授、主任医师、博士研究生导师，重庆市英才计划 - 名师名家，重庆市首席医学专家，儿童神经发育与认知障碍重庆市重点实验室名誉主任。

担任美国发育行为学会专科会员、国际孤独症学会会员；中华医学会儿科学分会副主任委员（2013—2019）、发育行为学组组长；中国妇幼保健协会儿童神经发育障碍防治专业委员会副主任委员；中国医师协会儿科医师分会儿童保健学组组长。曾任《中华儿科杂志》副总编（2011—2019）、《中国儿童保健杂志》副主编（2017—2022）等。

获得国家级及省部级科研课题 40 余项，其中国家自然科学基金项目 12 项（含重点项目 2 项）。发表学术论文 410 余篇，其中 SCI 收录论文 130 余篇。主编 / 参编儿科教材及学术专著多部。获教育部、宋庆龄儿科医学奖及省部级科技进步奖等 8 项，获中华医学会儿科学分会第三届儿科医师突出贡献奖。

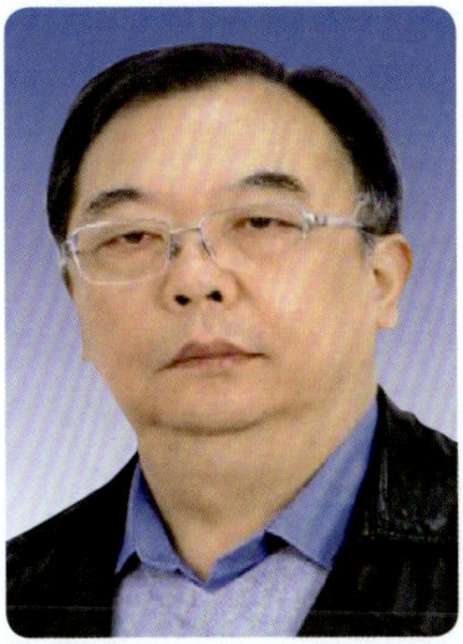

杜亚松 上海交通大学医学院附属精神卫生中心教授、主任医师、博士研究生导师，观心实验室首席医疗官。

担任教育部全国学生心理健康工作咨询委员会委员。《中华精神科杂志》《中国儿童保健杂志》《临床精神医学杂志》等国内期刊编委。*Archives of Disease in Childhood*、*North American Journal of Medicine & Science*、*Advances in Psychiatry*、*Psychiatria Danubina*、*Psychiatry Research* 等国际期刊同行评议人。

主持国际合作、国家自然科学基金、国家卫生健康委员会青年科学研究基金、上海市科学技术委员会、上海市卫生健康委员会和上海交通大学医工交叉等多项研究项目。发表学术论文 260 余篇，其中 SCI 收录论文 60 余篇。主编图书 20 部，参与编写书籍 50 余部。获第四届“仁心医者·上海市杰出专科医师奖”。

前　言

儿童神经发育障碍包括智力发育障碍、发育性语言障碍、孤独症谱系障碍、注意缺陷多动障碍、发育性学习障碍、发育性运动协调障碍等种类，这些都是发育行为儿科最常见的疾病，患病率约为15%，严重危害儿童的身心健康，给家庭和社会带来极大负担。此类疾病大多在儿童早期发病，无特效药物，但若早期识别并及时干预，可获得显著成效。目前临床存在以下三个主要问题：第一，这些神经发育障碍常合并存在，症状复杂，但早期主要是根据“未达到相应的发育里程碑即阴性症状体征”进行诊断，因而导致家长和医生早期识别困难；第二，家长主诉避重就轻，与传统内科学主诉呈现不一样的方式，即主诉非诊断疾病的最主要特征，使医生难以分清哪项发育落后是疾病的主要特征；第三，我国发育行为儿科相关工作起步晚，广大儿童保健医生和基层医生主要通过学术会议接受对此类疾病的非系统培训，而儿童神经发育障碍的诊断属于排除性症状诊断，面对家长的主诉，诊断和鉴别困难。以中华医学会儿科学分会发育行为学组2018—2019年全国多中心研究为例，在1 500例2~7岁孤独症谱系障碍儿童中，4岁前首次就诊且诊断为孤独症谱系障碍的比例为31.6%，接受干预者仅占27.9%，大部分患儿延误早期诊断干预，相关疾病早期诊疗的临床思路亟待加强。为此，学组启动《儿童神经发育障碍诊疗手册》编撰工作。

《儿童神经发育障碍诊疗手册》(简称手册)首次从基层和儿童保健医生现有相关知识结构出发,以先进性、科学性、实操性为原则,围绕临床思路展开撰写,分为基础篇和临床篇两部分。基础篇从使用者的需求角度出发,阐述了神经心理行为发育里程碑、神经心理发育异常风险因素、常用神经心理行为评估量表及解读、相关辅助检查结果判读、行为管理、家庭养育、发育行为儿科诊治特点等神经发育障碍相关基础知识,为读者理解神经发育障碍的诊治奠定了基础,并有助于实现有效的双向转诊。临床篇首先创新性提出神经发育障碍门诊病历的书写特点,为规范神经发育障碍门诊书写提供了示范;其后,对智力发育障碍、发育性语言障碍、孤独症谱系障碍、注意缺陷多动障碍、发育性学习障碍、发育性运动协调障碍六种常见的神经发育障碍从概述、诊断标准、诊断思路、鉴别诊断、共患病、治疗和预后等进行了全面阐述,其中特别强调鉴别诊断的重要性并提供了诊断思路导图。此外,手册首次为每种神经发育障碍及相关问题配备了临床病例及解析,有助于儿保医生和基层医务人员建立神经发育障碍诊断和治疗的临床思维;并在每章后附自我测试,帮助读者更好地掌握神经发育障碍的基础和临床知识。

本手册的撰写特别邀请了国内发育行为儿科领域的一线专家及与该领域相关的精神学、遗传学、特殊教育等多学科专家共计 20 余位,他们奉献了自己多年的临床经验和智慧结晶,在此对他们的辛勤工作表示衷心感谢。同时,对本书的两位秘书单玲和代英在写作过程中做的大量工作也一并表示诚挚的感谢。

本手册主要面向基层/初学发育行为儿科医生、儿童保健医生、全科儿科医生、康复人员、医学生以及对相关知识感兴趣的家长等人群。这是我国在该领域首本兼具科学性和实用性，并配有自我测试试题的临床诊疗手册。由于编写时间短、工作量大且缺乏可参照的模板，因此在撰写过程中难免有疏漏和瑕疵等不当之处，在此恳切希望广大读者在阅读过程中不吝赐教，欢迎发送邮件至邮箱 renweifuer@pmph.com，或扫下方二维码，关注“人卫儿科学”，对我们的工作予以批评指正，以期再版修订时进一步完善，更好地为大家服务。

李廷玉　杜亚松

2025 年 5 月

目 录

第一篇 基 础 篇

第二篇 临 床 篇

Manual of Diagnosis and Treatment for Pediatric Neurodevelopmental Disorders

第一篇

基础篇

第一章　神经心理行为发育里程碑

儿童神经心理发育是大脑发育正常的重要标志，可以通过儿童在不同年龄阶段的大运动、精细运动、语言、认知、社交和情感等呈现特定发育过程的规律性，其中，在发育过程中特定时点发展出的重要技能被称为发育里程碑（developmental milestone），反之，如果特定时点未出现相应的重要技能，则表示神经系统没有达到应有的发育水平。中位年龄（均值）指典型发展人群中一半儿童达到这一水平的年龄，发展里程碑一般指中位年龄表现出的技能；限制年龄是儿童应该掌握某项技能的最低年龄，通常设定为偏离中位年龄 2 个标准差。在判断儿童发育是否正常方面，限制年龄比中位年龄更有意义。如果某项技能超出限制年龄还未发展出来，就应进行进一步的指导评估、调查或干预。

第一节　感知觉发育

感觉是客观刺激作用于感觉器官所产生的对事物个别属性的反映。知觉是在感觉的基础上产生的，是人脑对直接作用于感觉器官的客观事物的个别属性或各个部分的整体反映，如形状、颜色、声音、味道、温度、软硬等。通过感官体验，大脑逐渐成熟。

（一）视知觉

视知觉是重要的感知觉之一，与图像、空间知觉发育有关，也与运动、语言发育关系密切。视知觉行为发育特点见表 1-1。

表 1-1　视知觉行为特点

年龄	视知觉行为
新生儿	出生后有光感，一周后头眼向亮光转动，最佳视物距离 15~20cm
1~3 月龄	双眼随移动物体转动 180°，与家长目光接触交流
4~5 月龄	开始看自己的手，能固定视物
6~7 月龄	出现眼手协调动作，能看到落下的木块
8~11 月龄	能看到小物体，深度视觉发育较好
12~18 月龄	能区分简单几何图形，对展示的图片感兴趣，跟随眼前的目标由近及远移动
2 岁	视力达到 0.5，可以区分垂直线与横线
3~4 岁	有效区分颜色
5 岁	视力达 1.0，可以区分斜线、垂直线与水平线，阅读书本和黑板上的符号和文字

婴儿早期如果不注视人脸，眼睛不跟随物体运动，要考虑到视觉和社交发育异常的可能性。幼儿期儿童看人少或不看人，或斜着眼睛看人，要除外神经系统发育异常的可能性。

（二）听知觉

听知觉与儿童语言理解及表达和社交能力发育都有关。听知觉行为发育特点见表 1-2。

表 1-2 听知觉行为特点

年龄	听知觉行为
胎儿 20 周	听觉系统开始发育
新生儿	出生时鼓室没有空气，听力较差，生后 3~7 天听觉敏锐度提高
3~4 月龄	头耳协调，头可转向声源
7~9 月龄	听懂语气
10~12 月龄	叫到名字有应答
1~2 岁	听懂简单指令
4 岁	基本成熟，发育持续至少年期

如果婴儿对声音没有反应或不敏感，需考虑有听力异常的可能。由于出生后听觉器官一直暴露于环境中，感染（如中耳炎）、噪声、持续地听高强度或高音量的声音等，均可造成儿童听力损害。因此，保护听力、定期监测听力非常重要。听力损失儿童的语言发展取决于干预的时间，6 月龄前干预最有效，干预后其语言技能（手势或口语）可达到正常儿童水平。

（三）其他感知觉

除了视知觉和听知觉，人体还可通过其他感觉器官（如鼻、舌和皮肤等）的感受器来接收外界信息。人类体毛少、皮肤薄，因此触觉敏感性很高。这种敏锐的触觉与精细运动发育关系高度密切，是人类异于其他哺乳动物的重要特征之一。嗅知觉、味知觉、触觉的行为发育特点分别见表 1-3~表 1-5。

表 1-3　嗅知觉行为发育特点

年龄	嗅知觉行为
胎儿 24 周	嗅觉系统具有功能
新生儿	发育比较成熟，能通过嗅觉识别母亲乳汁的气味，从而找到乳房
7~8 月龄	逐渐灵敏，可分辨芳香的气味
2 岁	可很好地辨别各种气味

表 1-4　味知觉行为发育特点

年龄	味知觉行为
胎儿 17 周	味觉系统具有功能
新生儿	喜甜味，可区分酸味
3 月龄	可区分甜味和苦味
5 月龄	偏咸味

表 1-5　触觉、痛觉和温度觉行为发育特点

年龄	触觉、痛觉和温度觉行为
新生儿	眼、口周、口腔、舌尖、手掌和足底的触觉高度敏感；有痛觉，但较迟钝；温度觉灵敏，对“冷”的反应更敏感
2 月龄	痛觉逐渐灵敏
<6 月龄	多用口感触物品

第二节　运动发育

一、大运动发育

婴儿的原始反射会在发育过程中特定时间出现和消失，

如它们的缺失或持续超过一定时间，则提示可能存在中枢神经系统功能障碍。其中莫罗反射、握持反射、紧张性颈反射最具临床相关性（表1-6）。

表1-6 部分原始反射出现和消失的时间

原始反射	产生时间	发育完善时间	消失时间
握持反射	28周胎龄	32周胎龄	生后2~3个月
觅食反射	32周胎龄	36周胎龄	生后至少1个月
莫罗反射	28~32周胎龄	37周胎龄	生后5~6个月
紧张性颈反射	35周胎龄	生后1个月	生后6~7个月

大运动即大块肌肉参与活动的动作技能，比如走路。大运动的发展扩大了儿童与外界的联系。儿童大运动的发育呈现从上向下发展的规律，首先是头部控制，然后是躯干发育，最后是下肢的发育。具体表现为按照抬头、翻身、坐、爬、站、走、跑、跳的顺序发育（表1-7）。但是不同个体运动发展模式可能存在不同。

表1-7 0~5岁儿童大运动发育

达到的平均月龄	里程碑	发育异常警示
2	俯卧抬头	4月龄不能抬头
4	俯卧位翻到仰卧位	
6	独坐	8月龄不能独坐
8	爬行，爬到坐位转换	
10	独站片刻	13月龄不能独站
12	独自行走	15月龄不能独走
18	会跑	
24	双足跳	
36	单足跳	
48	过肩投球	
60	双足交替跳	

作为临床医生，应该关注整个动作发育的进程。如果儿童到了4月龄不能抬头，8月龄不能独坐，13月龄不能独站，15月龄不能独走，临床上则需要考虑大运动发育迟缓。可能的原因有脑性瘫痪、全面发育迟缓、原发性肌肉疾病等，需做进一步的评估和检查。

二、精细运动发育

精细动作指手和手指的动作以及手眼协调动作，手部精细动作遵循由内向外发展的规律，即从掌侧到拇、示指取物，精细运动的发育更需要视感知觉的协调，二者密切相关。0~5岁儿童精细运动发育里程碑见表1-8。

表1-8 0~5岁儿童精细运动发育

达到的平均月龄	里程碑	发育异常警示
3	手过身体中线，可玩手	
4	伸手触及物品	6月龄不能伸手抓物
5	换手	9月龄不能换手
9	用拇、示指捏起小的物品	12月龄不能用拇、示指捏起小的物品
13	乱画	
15	搭两层塔	
22	搭六层塔	
36	搭桥（3块积木）、画圆圈	
48	用剪刀剪出图片	
60	临摹三角形	

如果6月龄不能伸手抓物，9月龄不能换手，12月龄不能用拇、示指捏起小的物品，要考虑有精细运动发育迟缓。全面发育迟缓、视力异常、严重肌张力低下或增高（如脑性瘫痪）都

会导致精细运动发育迟缓或异常。

第三节 个人 - 社会能力发育

个人 - 社会能力是儿童在生长发育过程中获得的生活自理能力和人际交往基本能力，又称“社会适应性能力”。儿童个人 - 社会能力是神经、心理发育的综合表现，与儿童智力发育、独立生活能力及社交能力有关。0~5 岁儿童个人 - 社会能力发育里程碑见表 1-9。

表 1-9 0~5 岁儿童个人 - 社会能力发育

达到的平均月龄	里程碑	发育异常警示
2	逗笑	3 月龄不能逗笑
6	区分熟人和生人，回避陌生人	
8	躲猫猫	10 月龄不会躲猫猫
12	做再见、拍手动作等	12 月龄不模仿动作
15	用手指指示物体或需要，拥抱父母	15 月龄不能指物
18	自己进食，假扮吃东西等	2 岁无假扮游戏
24	能很好地使用勺子，经常直接讲述自己的经历，配合脱衣服，看图听故事	
30	帮助整理东西，玩过家家游戏	
36	玩幼儿园角色假扮游戏	
48	玩社会互动和复杂角色扮演游戏，独立上厕所	
60	脱衣和穿衣，询问单词意思，痴迷于角色扮演	

如果3月龄不能逗笑，15月龄不能用手指指示需要，要考虑个人-社会能力发育迟缓，需做进一步检查。个人-社会能力发展很重要，但容易受到人为因素的影响和限制，尤其是个人生活能力的发展。因此评估时需要了解家长的育儿态度和知识以及与儿童互动、带养的情况。

第四节　语言、认知发展与游戏

儿童语言、认知发展与游戏关联非常紧密，特别是儿童的游戏能力很大程度上反映了儿童的早期认知能力。同时，早期游戏能力也是儿童探索世界、把感知体验和语言符号形成联系的基础能力。

一、儿童的语言发展

（一）婴幼儿语言发展的三个阶段

按照语言发展的表现分为前语言阶段（1岁前）、单词短语阶段（1~3岁）、句子阶段（3岁后）。

1. 前语言阶段

（1）咿呀作语阶段（前半岁）：婴儿的沟通在这个阶段既需要表达基本生理需要，也需要建立与照养人的情感联结。在前语言阶段，婴儿在和照养人互动中可以开始用眼神、表情、手势动作等非语言的方式来进行沟通。一般说来，前语言阶段的基本社交沟通技能包括沟通欲望、共同注意和模仿技能三个方面。沟通欲望指婴幼儿从简单地要求物件、拒绝等，到要求动作、打招呼、回应和分享等。共同注意指两个人出于沟通的目的共同关注一件事或一个物品上的能力。模仿能力指婴幼儿的动作模仿和声音模仿。婴儿在4~5个月时开始学会控制自己的口腔发出元音和一些辅音。

(2)描话阶段(后半岁):6个月的婴儿开始对自己的名字有反应,10个月的婴儿在听到“不可以”时,会从在做的事中停顿一下。此时的婴儿也可以对简单指令做出反应,如听到“再见”时,会做出招手动作。从6个月开始进入牙牙学语期(可以不断重复辅音加元音的音节组合,比如“bababa”“mamama”,并有音量和音调的变化),但是婴儿发出这些声音不会特指某样物件或某个人。1岁以前的婴幼儿能通过非言语的方式如(点头或手势等)表达要求。

2. 单词短语阶段

(1)命名阶段:婴幼儿1岁左右时,语言理解能力发育到可以指认他人命名的各种常见物品和熟悉的人。在这个阶段,婴幼儿指物能力随着其沟通欲望的发展而逐渐提升,他们会用手势来表达和分享自己感兴趣的事物,这表明其基本沟通技能中的共同注意越来越多。在10~12个月时,婴幼儿的语言表达开始出现第一个真正有意义的词,比如“ma”代表“妈妈”。婴幼儿通常先开始使用的是名词,之后是动词。

(2)短语阶段:婴幼儿在18个月时可以理解约150个词,表达约50个词。当表达词汇量接近50个词的时候,他们开始组合词语,比如“妈妈”+“抱”,“要”+“泡泡”。同时,词汇量的增加速度明显加快,1岁半至3岁进入词汇爆发期。

3. 句子阶段 大约90%的儿童在2岁时都能使用上面提到的2个词的短语。到3岁时,大部分的儿童都可以使用含3个词的简单句子,比如“妈妈抱我”“我要果果”,并开始使用更长的句子。3岁的儿童也会遵循连续的2~3步简单指令，开始对“谁”“哪里”“什么”的问题做出应答，并且逐渐学会用方位词和代词。4~5 岁时，儿童掌握语法规则，能主动参与对话交流，会讲故事，遵循 3 步以上连续的指令，开始出现更复杂的语言形式，如条件句（如果……那么……）、连接词（因为……所以、但是……），能更为熟练地表达自己的意图和思想，在不同的情境下使用恰当的语言进行交流。

（二）婴幼儿语言发育迟缓预警征

儿童在 6 岁以前通过和成人的互动学习语言的语义、句法以及一些基本的语用技能。而在 6 岁以后，儿童需要使用这些掌握的语义、句法以及语用技能在学校学习其他知识和技能。

语言理解和表达均遵循一定的进程，若超过一定的月龄仍未具备该能力，提示可能存在语言发育迟缓，需要做进一步的发育评估和全面的语言评估。儿童保健问诊时需要特别留意下面几个语言发育迟缓预警征。

(1) 12 个月时对名字没有反应。

(2) 15~18 个月时不能说出第一个真正的词。

(3) 24 个月时没有达到 50 个表达性词汇，或者还没有开始把词和词组成短语，比如“妈妈抱”“要果果”。

(4) 3 岁时还不能使用 3 个词的句子，比如“我要果果”，不能自发交流或者说话的清晰度达不到 75%。

二、儿童的认知发展

（一）儿童认知发展的四个阶段

广义而言，认知发展是指儿童在感知觉、记忆、想象、学习和思维(判断、推理和问题解决)等方面的发展。皮亚杰认为儿童认知发展的过程可以划分为以下 4 个主要阶段。

1. 感知运动阶段(sensorimotor stage) 2 岁以下,靠感觉与动作认识周围世界的阶段。

2. 前运算阶段(pre-operational stage) 约 2~7 岁,可以运用符号表征事物并进行简单地思考的阶段。

3. 具体运算阶段(concrete operational stage) 约 7~11 岁,能够运用符号进行有逻辑地思考的阶段。

4. 形式运算阶段(formal operational stage) 11 岁以上,抽象思维得到发展和完善的阶段。

(二) 儿童认知发展里程碑

儿童认知能力发展详细的里程碑可以参照表 1-10。左边两列是 2023 年美国疾病控制与预防中心(Center for Disease Control and Prevention, CDC)发布的儿童 0~5 岁的认知功能里程碑,右边一列是部分技能反映的认知能力的发展。

表 1-10 儿童认知能力发展里程碑

<table>
<tr><th>年龄</th><th>功能里程碑</th><th>认知能力的发展</th></tr>
<tr><td rowspan="2">2 个月</td><td>注视会动的物体</td><td>对移动物体敏感</td></tr>
<tr><td>可以保持看一个玩具几秒钟</td><td>注意力可以持续几秒钟</td></tr>
<tr><td rowspan="2">4 个月</td><td>饿的时候,看到奶瓶或乳房会张口</td><td>对事物有了有限的预期</td></tr>
<tr><td>有兴趣地观察自己的手</td><td>对自己的动作有知觉</td></tr>
<tr><td rowspan="3">6 个月</td><td>把东西放在嘴里进行探索</td><td>用口的触觉感知探索世界</td></tr>
<tr><td>去够自己喜欢的玩具</td><td>可以有意识地控制自己的动作</td></tr>
<tr><td>闭紧嘴巴以示自己不想吃</td><td>懂得拒绝</td></tr>
</table>

续表

年龄	功能里程碑	认知能力的发展
9 个月	去看视野之外的物体	发现客体永久性——不在视野依然存在
	把两个物体撞到一起	积极实践探索两个物体之间的关系
1 岁	把某物体放到容器里（如把水果放到盆里）	积极实践探索两个物体之间的关系
	看到家长把东西藏起来的时候会去找（如把玩具藏在毯子下面）	知道物体恒常性，可以把两个场景联系起来
15 个月	尝试按照物品的功能来使用物品（如打电话）	了解物品的功能
	可以堆叠至少两个小的物体（如积木）	对空间形状的认识，对简单事物结果的正确推测
18 个月	学家长做家务（如扫地）	模仿家长的行为
	尝试用简单的方法来玩玩具（如推玩具小汽车）	了解玩具的象征性，及其所象征物的使用方法
2 岁	使用一只手时，用另一只手拿着东西（如一只手拿着小桶，另一只打开桶盖）	可以协调双手的动作并借此解决问题
	尝试使用玩具上的开关、旋钮、按键等	了解因果关系并进一步探索
	同时玩 2 个或以上玩具（如把玩具食物放到玩具盘子里）	了解两个以上玩具的象征性、所象征物的使用方法，并了解两个象征物的关系
30 个月	用东西玩假扮游戏（如把积木当作食物喂娃娃）	对物体的象征性有了更高级的了解
	表现出简单的解决问题技能（如站在凳子上够东西）	简单地解决问题技能
	跟随两步指令（如“放下玩具，把门关好”）	跟随两步指令
	知道至少 1 种颜色	

续表

年龄	功能里程碑	认知能力的发展
3 岁	经过示范后，可以画圈	手部精细动作能力的进步
	被警示后，会避免碰烫的东西	安全意识的进步
4 岁	能说出几种颜色	
	听熟悉的故事时，可以讲出后面的情节	对某认知图式的了解与记忆
	画人的时候，能画出 3 个以上身体部位	对人体部位的了解
5 岁	能数到十	初步的数学技能
	看到成人指向 1~5 之间的数字时，可以正确说出对应的数字	初步的数学技能
	会使用时间词（昨天，明天，早上，夜里）	了解并可以表述时间概念
	在活动中，注意力可以保持 5~10 分钟	注意力保持时间增加
	可以写名字里的一些字母	初步的识字技能
	看到成人指向字母时，可以正确说出一些字母	初步的识字技能

三、儿童的游戏发展

游戏能力不仅可以反映儿童的早期认知能力，而且与儿童语言发育密不可分。在游戏过程中，儿童通过自己的视觉、听觉、味觉、嗅觉和运动觉来认识和了解周围事物和动作的名称、特征与用途；同时，需要用语言及非语言与玩伴进行沟通，也需要通过使用语言沟通与玩伴交流与情绪有关的话题。从出生到逐渐步入学龄，儿童的游戏可以分为以下类型。

1. 探索性游戏（exploratory play） 当孩子还处于用

感知觉探索世界的认知阶段时，会用敲打、摇动、推拉的方式或者通过各种感知觉来探索物品并获得快乐，这种游戏或活动称为探索性游戏，例如敲击乐器，推车等。在这个阶段后期，孩子开始认识到因果关系，因此还喜欢玩有因果关系的玩具或物品，比如电视遥控器。

2. **功能性游戏（functional play）** 当儿童了解玩具或物品的功能和用途后，会按照它们本来的用途和功能来玩耍。比如用玩具杯子模仿喝水，用玩具电话模仿打电话等，这称为功能性游戏。这个阶段的儿童喜欢和父母反复地玩球或推小汽车，因为他们刚刚知道小汽车是用来推的，球是用来扔或者踢的，同时他们喜欢通过重复性动作来获得新的技能。

3. **建设性游戏（constructive play）** 当儿童对物体的性质产生进一步的了解，也对自己行动的后果产生一定的预期时，就可以玩搭建性的游戏，称为建设性游戏。例如把拼图板块放进拼板里，用积木、拼插玩具、黏土、沙子等各种材料搭建不同的东西，或用剪刀、胶水和不同质地的材料（如布、硬纸板等）做出不同的作品等，如用积木搭高高、搭桥。

4. **假扮性游戏（pretend play）** 当孩子的象征能力（即用一种物品代替另一种物品的能力）发展到一定程度，孩子开始用想象力来玩象征性的游戏，称为假扮性游戏。假扮性游戏分为以下两个阶段。

（1）初级阶段：该阶段表现为用具体的、有关联的物体代替另一种物体，儿童使用真实或仿真的物品或玩具代表熟悉的日常生活用品或活动。如用一个玩具电话来假装给妈妈打电话，或是假装喂玩具小兔子吃真的胡萝卜等。

（2）后期的假扮性游戏需要更高的认知能力，例如能够使用抽象的、非实体的符号——语言和想象。儿童可使用一个不是仿真的玩具或物品去替代另一个完全不同的东西，如用一块积木来代替一块蛋糕，或不用任何玩具和物品而是用手势加语言来代表一个物品或一个动作。例如一只手做成拿杯子的手势，另一只手假装拿着果汁瓶往杯子里倒果汁，然后假装自己喝。

5. 表演性游戏（dramatic play） 表演性游戏是指一种以故事情节为表演内容的游戏，儿童扮演故事中的各种人物，并以故事中人物的语言、动作和表情进行表演。比如扮演“三只小猪和大灰狼”的游戏。想要进行表演性游戏，首先需要儿童的记忆容量足够大，可以记得整个故事的情节；其次是儿童的模仿能力及想象能力需要达到一定水平；最后还需要儿童的语言能力达到一定水平。

6. 规则性游戏（rule-based play） 当儿童的抽象思维和推理能力发展到一定程度时，就可以玩规则性游戏。规则性游戏是指按一定的规则进行的游戏，比如各种棋类游戏和图片配对游戏等。

四、儿童语言、认知发展与游戏的关系

了解儿童游戏能力的发育进程非常重要。在儿童保健工作中，指导照养人在婴幼儿不同认知能力阶段进行适合儿童发育的游戏种类是回应性照护中的一个关键部分。

儿童的语言、认知和游戏能力的发育密不可分，在儿童语言能力发育的不同阶段，其认知能力和游戏能力也呈现出不同的发展水平。例如，刚出生的婴儿主要在与照养人的互动中学习语言。婴儿可以用不同音调及频度的声音以及眼神接触来与照养人进行互动。此时，需要婴儿能够注意到物体，并分辨不同的细节，例如照养人的表情变化等。7~8 个月的婴

儿可以在很大程度上控制自己的行为，能够意识到照养人是可以交流的对象，并通过发声、手势等方式表达沟通意图。这些语前技能的使用，激发了婴儿的沟通欲望，从最简单的要求食物开始发展到分享乐趣，即共同注意。语前技能的提升和沟通欲望的升级为10~12个月婴儿说出第一个有意义的词打下了基础。

儿童学习语言所需要的另一种认知能力，是象征化(representation)与符号化(symbolization)。象征化指用一种东西来代表另一种东西，而符号化指用任意符号(比如词语)来代表一种东西。假扮游戏能力反映了儿童的象征化能力，象征化能力的出现为符号化奠定了基础。而符号化代表语言开始出现，例如用"妈妈"这个词来代替平时关心照料自己的母亲。2岁时，幼儿可以把两个词连起来说，首先，这证明了幼儿知道更多词代表的概念；其次，这证明幼儿可以把两个物体结合起来。3岁时，幼儿可以说的句子变长了，首先，这证明幼儿的记忆容量有所扩张；其次，这证明幼儿学会了对句子的重构(reformulation)，即能在同一个句式中进行替换，形成无数新的句子。此外，儿童的抽象思维能力也有所加强，开始学会词序规则等语法。儿童的语言(包括语前社交沟通能力)、认知和游戏的能力在动态发育过程中互相关联影响。皮亚杰和维果茨基都认为儿童天生具有主动学习的特性。同时，维果茨基认为社会和文化背景会深刻地影响儿童认知能力和语言能力的发展。大量的研究也发现照养人在高质量互动中的有效语言输出对儿童早期的语言发育非常重要。因此，在儿童保健临床工作中指导家长从早期认知、语前沟通、游戏玩耍、语言理解和语言表达多方面和儿童进行有效互动对儿童早期发育至关重要。

第五节　注意的发展

儿童注意（attention）的发展水平与其神经系统的发展密切相关，同时受主导活动的制约，与具体的对象、活动、兴趣等因素有关，表现为对感兴趣的对象可保持更久的集中注意的时间。注意的发展主要体现在以下几个方面：注意稳定性和随意性的发展，注意范围的扩大，注意分配和转移能力的增强，以及注意更加细致和深入。

1. 不同年龄儿童的注意具有不同的特点　见表 1-11。

表 1-11　不同年龄儿童注意的特点

年龄	特点
新生儿	刚出生的新生儿就有注意，这是通过先天的定向反射体现出来的，新异的刺激会引起新生儿相应的生理反应，如心率、脑电活动的改变，并表现出外在的躯体活动。1 个月以内的新生儿对物体的注意时间约为十几秒
3 个月	3 个月后的婴儿明显表现出更喜欢看人脸，偏爱注视复杂和有意义的形状，物体越复杂，注视时间越长，更喜欢看对比鲜明的图形
6 个月	6 个月前婴儿的注意主要表现在视觉方面
3 岁	3 岁前婴幼儿的注意是无意注意，受事物外部特征的影响较大，一般只注意事物外部较鲜明的特征，近 3 岁时开始出现有意注意
4 岁	4 岁开始注意到事物不明显的特征、事物间的关系
5 岁	5 岁左右开始有意识地独立控制自己的注意
5 岁后	5 岁后能够注意事物的内部状况、因果关系等

学龄前儿童一般仍是无意注意占优势，注意时间短、容易分散，注意的范围小，并且经常带有情绪色彩，任何新奇的刺激都会分散他们的注意。但如果重视学前教育和培养，有意注意可提前迅速发展起来。

学龄儿童更能控制自己的注意，注意具有更高的选择性和目的性。低年级儿童对于具体的、活动的事物以及操作性的工作，注意容易集中和稳定，中、高年级的儿童对一些抽象或引起思考的事物的注意更容易集中、稳定。

2. 不同年龄儿童注意维持时间不同 见表 1-12。

表 1-12 不同年龄儿童注意维持时间

年龄	注意维持时间
1 岁以内	一般为 5~10 分钟
3 岁	一般为 15 分钟左右
5~7 岁	有意集中注意的平均时间为 15 分钟
7~10 岁	有意集中注意的平均时间为 20 分钟
10~12 岁	有意集中注意的平均时间为 25 分钟
12 岁以后	有意集中注意的平均时间为 30 分钟

青少年注意的稳定性一般保持在 40 分钟左右。与小学阶段相比，能较快地主动将注意从一个任务转移到另一个任务中。

儿童的注意范围比较小，因此学习时不能同时让儿童注意太多的东西。学前儿童的注意分配能力很差，学龄期儿童可以通过训练获得提高，小学低年级儿童不能一边听讲一边记笔记，到高年级甚至初中才逐渐学会。

培养儿童的注意力可以从以下几方面入手：①加强注意的目的性；②排除外来干扰，力求使儿童保持镇静；③要不断说明事实的真相或发展的新内容，以引起兴趣；④有意注意和无意注意二者应交叉进行。

对学龄儿童的注意培养应考虑以下几方面：①利用无意注意的特点，教学要新颖、直观、生动；②加强学习的目的性，发展有意注意；③考虑个别差异，区别对待。

第六节　情绪情感的发展

刚出生的新生儿就有愉快和不愉快的情绪（emotion）反应，与生理需要是否得到满足直接相关，是初级的情绪。随着发展，在社会交往过程逐渐分化发展出与社会性有关的情绪，这是高级的情绪，即情感（feeling）。

一、婴幼儿情绪的发展

1. 婴幼儿情绪的发展历程　见表 1-13。

表 1-13　婴幼儿情绪的发展历程

年龄	特点
新生儿	可以被躯体刺激引出感兴趣、痛苦、厌恶和自发性微笑
2 个月	婴儿对人的声音尤其熟悉的声音、人脸发出更多的微笑，这是社会性微笑。随后，见到母亲或熟人面孔时会注视着看或微笑更长时间，此现象标志着婴儿情绪社会化的开始
3~4 个月	喜欢与人逗着玩，开始表现出快乐、惊奇、愤怒、悲伤；能识别并对照养人的情绪做出反应，当父母的表情转换为面无表情时会变得焦虑、沮丧

续表

年龄	特点
5~7 个月	出现明显的惧怕，如害怕大声和从高处摔下
6~8 个月	开始认生，出现害羞、对陌生人的焦虑，形成对主要抚养者的依恋，产生分离时的悲伤情绪，即分离焦虑
9 个月	对陌生人的恐惧更明显，主动寻求家长与之玩、安抚和帮助
8~10 个月	开始能根据他人的情绪线索（如面部表情）做出相应的反应，调控自己的行为，这种现象被称为社会性参照。例如，看见母亲微笑，婴儿也保持着平静的微笑，可很快被安抚
12 个月	对家长和主要照养人表现出强烈的依恋，分离时显得不安。见到新奇物体时表现出惊奇
18 个月	进一步发展出不安、羞愧、内疚、嫉妒、自豪、操作性焦虑等
2 岁左右	各种基本情绪、情感已经陆续出现，婴儿能清楚地表达骄傲和同情，喜欢与家长分享自己感兴趣的东西

2. 依恋的发展 依恋是婴儿寻求并企图保持在躯体上与另一人亲密联系的一种倾向，依恋的对象主要是母亲或其他亲近的照养人，主要表现为微笑、啼哭、咿咿呀呀、依偎、追随等。依恋也是逐渐发展起来的，婴儿在 6 个月之前社会性微笑的增加、更喜欢与父母对视、看父母的脸、容易被照养人安抚等现象都是依恋的表现，6~7 个月开始对熟悉照养人的依恋更加明显，同时，见到陌生人会产生焦虑不安；一直到 3 岁，婴幼儿都是积极地寻求与照养人的接近，婴幼儿与依恋者在一起时会感到最大的舒适、愉快和安全，有了这种感受，他们就能安心地玩耍，在陌生的环境中也能最大程度地克服焦虑和恐惧，从而去探索周围的新鲜事物，并尝试与陌生人接近。

儿童的依恋分为安全型、回避型和反抗型三种主要类型，还有极少数的紊乱型，65%~70% 的儿童属于安全型依恋。亲子间的依恋是一种相互的、积极的关系，可以加强照养人对孩子的照养，与父母尤其是与母亲的依恋也是一种长期稳定和深厚的情感。如果母亲对婴儿充满感情、善解其意，并有效地满足婴儿躯体和情感的需求，那么婴儿就发展为安全型依恋；反之，如果母亲对婴儿不敏感、缺乏关爱，婴儿则不易形成安全型依恋。照养人对婴儿需要的反应不一致、不恰当或使用惩罚性的方式，也会妨碍安全型依恋的建立。婴儿若长时间离开父母生活，不仅在儿童期不能很好地与人相处、怕做游戏、怕冒险、怕探索，甚至还可能影响成人后的行为。总之，安全型依恋有助于培养儿童的信任感和积极的探索能力，为儿童个性的健康发展奠定良好的基础。

如果儿童持续表现回避、拒绝照养人，或对照养人与陌生人无区别地依恋，则属于非安全型依恋。对于非安全型依恋的婴幼儿，建议进行心理咨询，检查是否存在抚养和神经发育问题。例如，儿童表现出对熟悉的抚养者和不熟悉人的依恋没有区别，尤其是面对应激却不会寻求照养人时，应考虑是否存在神经发育迟缓、长期与家长分离、忽视、虐待以及严重的家庭功能问题。对于非安全型依恋的儿童，需要指导家长给予更多的关爱、采取正确的养育方式。

3. 分离和分离焦虑 6~8 个月的婴儿，当与依恋者分离时，就开始表现出伤心、痛苦并拒绝分离，产生了“分离焦虑”。14~18 个月是分离焦虑的高峰期，以后随着独立性的发展，出现的次数和强度都逐渐降低。学龄期的儿童，与家长分离时仍然会有一些程度较轻的焦虑不安表现。婴儿与母亲分离痛苦的强度与母婴关系有关，关系越密切，焦虑反应越强烈。能否妥善地处理分离取决于分离时间的长短、所处环境以及亲子双方的心理准备。例如，对刚入园或住院的儿童，与家长的分离会使他们产生不安全感，所以应尽可能提前做好准备，如让家长陪同熟悉新环境，增加新环境的亲和性，并给予特别的关照，从而帮助他们在陌生环境中建立内心的安全感。

二、学龄前儿童情绪情感发展

3~6 岁或 7 岁儿童的情绪体验日益丰富，已具备各种主要的情绪和情感，一般成人体验到的情绪、情感大都已被体验，包括发怒、焦虑、羞怯、嫉妒、兴奋、愉快、挫折、悲伤和快乐等情绪，同时发展出信任、同情、美感、道德等较高级的情感。这阶段儿童的情绪持续时间比婴儿要长，但仍以不稳定、多变为主要特点。在幼儿期，常见的恐惧和焦虑主要来源于想象中的事物，以及动物、黑暗、嘲笑、有伤害性的威胁等。

情绪调控是学龄前儿童发展的主要任务之一，需要开始学习控制和用策略调控自己的情绪。

三、学龄儿童的情绪发展

儿童入小学后，情感在倾向性、深度、稳定性各方面都得到了显著发展。小学低年级也能开始体会到幽默感，理解简单的幽默，高年级儿童对幽默的感受更细致，甚至有些儿童自己也会讲笑话和制造幽默。集体责任感、义务感以及友谊感也相应地发展起来。求知欲明显增强，具有学习的原动力，恰当的教育可以激发他们积极学习的动力，而乏味的说教和压力也很容易挫伤他们的学习积极性。

在学校生活中，儿童与学习、同学和老师相关的各种情感体验逐渐占据主要地位。对于引起害怕的事件，与学校和社会有关的害怕则明显增加,如害怕学业失败、被指责、受到同学和老师的嘲笑、被同学拒绝等。此外,对自豪与挫折的体会也变得更加深刻。

低年级儿童的情感仍比较外露,到了中、高年级,开始因各种原因而掩饰自己的真实情感。低年级儿童的情绪容易波动和激动,到了中、高年级才变得比较稳定。随着情绪调控能力的增强,情绪的反应强度降低,冲动行为减少。

总体而言,学龄儿童情感的特点有:①情感的内容不断丰富,如美感、挫折感、幽默感、集体感得到发展;②情感体验不断深刻,情绪表达内向化;③与学习、人际关系相关的社会性情感增多;④情绪的稳定性和调控能力逐渐增强。

四、青少年情绪情感的发展

在青春期,高级情感继续发展,身体迅速发育、性激素分泌增加以及学习、升学和就业中的问题凸显,这些因素均对情绪、情感造成很大的影响。

身体外形的成人化以及自主性的增强,促使青少年在心理上产生"成人感",渴望被当作成人看待、得到成人式的信任和尊重。但是青少年心理发育水平慢于生理的发展,同时成人还仍习惯将他们视为不懂事的儿童,约束较多,使他们常陷入与成人管教相抵触的情绪状态中。

青少年的情爱更加深刻且内容广泛,包括爱父母和家人、爱同伴、爱集体、爱祖国等,与家人、其他成人之间形成相互关心、支持性的关系,以及随着性成熟而产生的性爱,而且爱憎鲜明。

青少年充满理想,喜欢憧憬未来并持有信心,但情绪容易波动、极端。随着来自学业、同伴关系、职业和社会压力的明显增多,青少年会比原来更多地体验到消极情绪、矛盾与茫然,内心冲突更为激烈。当愿望不能实现容易形成挫折感,当理想在现实中失败时,容易感到失落与困惑,甚至绝望。

总体上,青少年的情绪、情感具有以下特点:①情绪反应强烈,富有激情与热情。会为目标和理想而不惜一切代价,也常会因为小矛盾而冲动、伤人。②情绪比较脆弱,容易波动,常显现出两极性,容易从一个极端走向另一个极端。③内心体验更加深刻。有时会陶醉于憧憬和幻想之中,但若是陷于消极情绪中不能自拔,则会产生心理失衡、精神障碍。④情绪更加内隐,不愿外露。

第七节　意志行为的发展

意志行为是为了达到目标而有意识地决定行动并执行行动,需要抑制本能的愿望、冲动、内心冲突,需要具有坚持性和自制力。意志行为发展的核心是自我控制和调控的发展。

学龄前期儿童的行为是冲动性占主要地位,但对外部行动的自我控制和调控的能力迅速地发展。儿童进入幼儿园后开始学习遵守集体规则、游戏规则,学习与其他儿童和睦相处、建立平等的伙伴关系,逐渐获得忍耐、自制、坚持等品质。由于自主性的迅速发展,3~4 岁的儿童很喜欢简单地说“不”来违抗成人的要求,而 5~6 岁的儿童在不愿服从成人的要求时会与之协商,能在要求下做一些并非自愿和有兴趣的事情,对强烈情绪的控制能力也有了很大的进步。

小学儿童的自控能力进一步增强,对行动的调节作用由对外部行为动作的控制为主,逐渐转为对内部心理过程的控制。能在行动前进行思考，计划自己的行动，使冲动性行动变为经过思考的行动，从而加强意志对行为的控制。

要发展儿童的独立性就要从小进行行为习惯的训练，允许儿童在活动中遇到困难，鼓励儿童多活动、多实践，逐步提高对其独立性的要求。

家长的教养行为对儿童的自我控制能力发展具有重要影响，控制过多会影响儿童的探索性，控制不足则会导致儿童缺乏自我管理能力和交往所需的社会技能。当家长能够对儿童解释行为规范的原因时，儿童会表现出较好的自我控制能力；如果家长不解释，而是对儿童采取发怒、限制等行为，则容易引发儿童的对立和攻击。学龄儿童的自主性进一步增强，开始具备独立决策的能力，此时过多的限制就会引起反抗，当儿童自主的愿望与家长和学校的要求冲突时，他们可能通过说谎逃避惩罚。因此，在发展自主性的同时，需要积极的行为引导，并帮助其学习行为规范。

坚持性的发展与脑神经的生物学特点、兴趣、责任感和自信有较大关系。低年级儿童的坚持性较差，对感兴趣的事情容易坚持。中、高年级以后，即使对于某些兴趣不高但被要求做的任务，也知道有责任坚持，而且自觉性提高。

青少年的意志行动是一个更复杂的并伴随更多内心冲突的过程，这一过程中，青少年需要不断调节不同的甚至是相互对立的目的和动机之间的矛盾，运用意志力来协调决策时的各种考量与内心冲突。青少年能更有效地调控心理状态和心理过程，越来越会计划自己的行动，独立性和自觉性显著增强，在采取决定的阶段能服从于一个长远的目标，在执行阶段则表现出更高水平的坚持性和自制力。这一时期意志培养的中心任务是提高自觉性，促进独立性、果断性、坚持、自制等意志品质的高度发展。在教养中应注意鼓励青少年的独立和自制，培养不怕困难的坚毅品质，提高自我培养意志品质的自觉性。

第八节　个性和性格发展

个性（personality）是个人处理环境关系与他人不同的习惯行为方式和倾向性，是具有一定倾向性的各种心理特点或品质的独特结合，包括一个人的气质、性格、能力、动机、兴趣、自我和信念等。个性中最重要的心理特征是性格，其次是能力。个性品质在个人成就中起主导和决定作用。

性格（character）是后天生活环境中形成的心理特征，是指对自己、对他人、对事情比较稳定的态度。性格一旦形成便具有稳定性。

气质是个性形成的基础，2 岁时个性逐渐萌芽，3~6 岁个性开始形成，这个时期形成的个性倾向性往往成为日后个性发展的核心部分，个性倾向性随年龄的增长越来越鲜明，大约在 18 岁个性才基本定型。

影响个性形成的因素主要有三个方面：①生物学因素，包括遗传、先天素质和气质、体貌特征和成熟速率；②社会化因素，主要有家庭、学校、同伴、社会团体组织和机构，媒体宣传等；③个体的自我意识。

一、个性发展的理论

埃里克森的社会心理发展理论将 18 岁以下的儿童分为以下 5 个时期（表 1-14）。

表 1-14　埃里克森的社会心理发展理论

年龄	分期	特点
0~1 岁	基本信任对基本不信任时期	在这个时期，如果照养人能以慈爱和一贯的方式来满足儿童的需要，他们就会对照养人（主要是母亲）形成基本的信任感，如果要求不能得到正常的满足就会形成不信任感。信任感占优势的儿童有敢于冒险的勇气，不会被绝望和挫折压垮
1~3 岁	自主性对羞怯（羞耻）和疑虑时期	这个阶段发展的任务是自主性，随着能力的发展，儿童有了自己独立做事的愿望，自己的意愿经常会与父母意愿发生冲突。若被父母过分地溺爱或不公正地体罚，儿童就会感到羞怯和疑虑。父母既要控制儿童的行为，也要注意不伤害儿童的自我控制感和自主性，这样儿童才能既学会独立又能服从一定的规定与要求
4~6 岁	主动性对内疚时期	如果父母鼓励儿童的独创性行为和想象力，支持儿童的游戏和智力活动，那么儿童会以一种健康的独创性意识通过这个阶段。相反，若父母讥笑儿童，那么儿童就会对自己的活动缺乏信心和自主性，继而容易感到内疚。一直受到周围人积极评价的儿童往往会形成自信和良好的自尊，而经常受到否定评价的儿童则易产生自卑感和孤独感，这个时期形成的个性倾向性常常是一个人个性的核心部分
6~11 岁	勤奋对自卑时期	儿童在这一阶段体验以稳定的注意和勤奋完成任务的乐趣。如果学习上不断取得成就，在其他活动中也经常受到表扬和奖励，就会越来越勤奋。如果学习落后，在日常活动中又常遭批评，就容易形成自卑感。如果儿童获得的勤奋感胜过自卑感，在他们离开这个阶段时就会感到自己是有能力的。能力感也是基于积极关注与鼓励而形成的，自卑感则是由于儿童被重要的人嘲笑或漠不关心造成的

续表

年龄	分期	特点
12~18 岁	自我认同感对角色混乱时期	这个阶段的青少年追求自主性、个性化、隐私以及与家人的分离，他们受到家庭以外的社会需要越来越多，对家庭的依赖越来越少。他们要应对生活中的重要问题，努力解决自己的角色定位，获得自我认同感。当青少年获得了积极的认同感，就能够对个人价值和信仰独立地做出决定，接受并欣赏自己，顺利离开这个阶段并长大成人。如果未获得认同感，就会产生角色混乱，以消极的认同感离开这一阶段。在对认同感的寻求中，会做出各种选择和尝试，如变换兴趣爱好、变换朋友、学校和工作等。一般来说，性别认同和性取向在青少年晚期基本定型

二、个性发展的年龄特点

自我包括自我概念、自我认识、自我意识、自尊、自我评价、自我调控、性意识等方面。

1. 自我概念和自我认识 6 月龄的婴儿开始有主观的自我感觉，可以意识到自己的需求并表达出来；接近 1 岁的婴儿可以指出自己身体的几个部位；1 岁以后能用词表达自己身体的各部位，也知道自己名字；2~3 岁开始把自己当作主体来认识，从称呼自己名字转变为称“我”，这是自我意识发展的一个重要转折。

动作的发展是婴幼儿产生对自我行动认识的前提，随着对自我行动调控的发展，婴幼儿逐渐获得了行为的独立性，即自主性。婴儿在 1 岁左右出现最初的独立性，表现为开始在许多场合中拒绝他人的直接帮助，如吃饭时坚持要自己吃。

随着对自主性的追求,2~3 岁的婴儿不再那么顺从,出现与成人违拗的行为,一般在 3~4 岁时达到高峰,心理学上称“第一反抗期”。

学龄儿童的自我概念逐渐从对外部特点的关注转向内在的特征。青少年的自我概念更加分化,能够以不同身份看待和评价自己。自我的概念更为灵活,可以根据不同的场合来主动调整自己的角色,使自己被他人接受。

2. 自我意识 儿童自我意识的发展表现在能够独立意识到自己的外部行为和内心活动,并能恰当地评价和支配自己的认识活动、情感态度和动作行为,由此逐渐形成自尊、自我效能、自信等性格特征。

儿童良好的自我意识受多方面的影响,如父母与婴儿的积极互动、对婴儿需求的恰当回应会促进婴儿的自我意识,家长尊重、鼓励、支持的态度能助长儿童的自信心,而对儿童过分保护、严加控制或忽视、冷漠都会促使他们形成不好的自我意识,如消极和自卑。

儿童在 3 岁左右开始自我评价,此时的自我评价依赖于成人对他们的评价,所以成人对儿童的评价是否恰当,对儿童自我评价的发展有重要影响。

3~6 岁的幼儿在与成人和同伴的交往中逐渐对自己形成一定的看法,一直受到周围人积极评价的儿童往往会形成自信感,而经常受到否定评价的儿童则易产生自卑感和孤独感。

小学时期是儿童获得自我意识的时期,开始了解自己的内在特征,如分析自己的优点和缺点、长处和短处。学习成绩、老师和同学的态度对儿童的自我意识发展十分重要,外貌所带来的影响也较幼儿时期增加,这些因素影响着儿童自信或自卑的形成。

青春初期因身体和生理的迅速成熟，自我意识更为强烈，同时性意识增强。青少年开始思考价值观和人生态度的问题，会出现反传统价值观的现象，尤其不愿接受家长的观点和要求，力求摆脱对成人的依赖。若青少年追求独立自主的要求得不到满足便易引起他们的反抗，再次出现明显的违拗，尤其在 15~16 岁时，故又被称为“第二反抗期”。由于思维受到经验的限制，仍表现出明显的片面性和表面性，显得思想偏激、极端。

青少年也开始思考要成为什么样的人，努力修饰和塑造自己，使自己日益成熟起来。外在方面，他们更加注意自己的容貌、体态以及举止、言行。内在方面，越来越关注自己的个性特点、观念、道德、信仰等，寻找自己的榜样或偶像，设计自我的标准，并经常进行自我反省和调整。

到青少年后期，开始关心自己的未来发展，在选择职业上会考虑自己的能力、特点、兴趣。

3. 自尊和自我评价 自尊是对自我的情绪体验。4 岁左右的儿童已经建立起有意义的自尊感，例如评价“我是个好 / 坏孩子”时便会产生积极或消极的感受。家长的教育方式在孩子自尊的形成中至关重要，如果家长对孩子是温暖、支持、民主的，则孩子的自尊比较高，家长对孩子需求的及时回应和敏感关注也有利于自尊的形成。

儿童 5~6 岁时能有意识地把自己同其他孩子比较，开始进行自我评价和评价他人，但此时的评价往往从情绪出发。随着年龄的增长，儿童的自我评价会逐渐客观。如果成人经常将儿童与他人比较并强调“别人更好”，则会导致儿童形成自己不如他人的消极认知。

学龄儿童自我评价的发展呈以下趋势：从顺从别人的评价到有一定独立见解的评价，从比较笼统到细致的或多方面的评价，高年级开始出现抽象的和对内心世界的评价。学龄儿童的自我评价与学业成绩和社会交往的关系密切，成绩好则自我评价高，否则会损伤自尊。

自尊在青春期的发展总体上趋于稳步上升的趋势。在青春早期，约12~14岁的初中阶段，尤其是初中一年级，一些少年的自尊呈现明显的下降，这与青春期的转换过程有关，青春发育刚开始以及学习环境发生的很大变化，对于青少年来说都是应激的原因，但多数青少年能顺利地度过这个转变期，15岁以后自尊增强。成人应注意尊重青少年的独立性和自尊，不宜干涉过多、过细。

青少年对别人评价自己很敏感，也从在乎别人评价到更在乎自我认可(或确认)，即对自我的肯定。随着对自身特点的意识越来越强，也产生了自己“独特”的感觉，例如自己身材、外表或某方面能力有与众不同之处。过多地与别人比较容易损伤儿童的自尊心，产生自卑情绪。发展独特感也需正确地引导，以免将坚持消极的东西作为追求独特，并且避免陷入自恋的倾向。

4. 自我调控 是自我调整对刺激的反应、唤醒水平以达到良好的状态，受到脑神经系统发展的影响。3月龄婴儿的自我调控主要表现为对身体动作、生理节律和情绪反应程度的调控，如开始有规律的睡眠模式、自我安抚等。自我调控是神经心理不断成熟以及与环境相互作用的结果，认知和语言的发展可进一步促进自我调控，例如2岁的幼儿可以用言语表达而非只是用哭或动作表达需要。

获得自我调控能力是幼儿期发展主要任务之一，随着大脑的发育，幼儿的自我调控能力得到快速发展，越来越会用调控策略调控自己，从依赖家长的安抚到会自我安抚(如吸吮手指、依恋物、注意转移等)，但仍需家长予以很多帮助。幼儿自我调控的表现包括：自我安慰，延迟满足，抑制情绪冲动和攻击性行为，了解他人的愿望和情感，用语言调节自身行为和人际冲动。学龄前的幼儿开始用策略解决问题而非哭闹，逐渐内化自己的情绪。学龄儿童为了达到目的，能有意识地克制自己，如控制玩耍的愿望而将注意转向学习，更能理解集体要求、社会规则并遵守。到了青春期后，会用逻辑思维、多方面看待问题，并运用更多的适应性策略进行自我调控。

家长的支持对儿童自我调控的发展很重要，如对儿童不当行为的限制有助于其自我限制的发展，对儿童的情绪支持有助于其情绪调控的发展。

5. 性意识 青春期开始，青少年随着身心的不断发育，对性的发育产生了好奇、不安，甚至恐惧，由于缺乏性知识，便产生一种神秘感，表现出对性知识的渴求和兴趣。如果青少年缺乏正确、科学的性知识，就容易形成一些不健康的观念和性行为，例如对手淫的错误认知会导致过分焦虑或过度手淫。因此，要对青少年进行适当的性教育，促进性心理的健康发展。

第九节　气质特点

气质（tempcrament）是个性特征之一，体现为儿童的行为表现方式，对儿童良好个性的形成及身心健康发展有不可忽视的作用。婴儿自一出生起就显示出独特的气质特点。美国的儿童精神科医生托马斯和切斯认为，儿童气质由九个维度构成，即活动水平、节律性、趋避性、适应性、反应强度、情绪本质、坚持性、注意分散度和反应阈。这些维度的特点从低端到高端无好坏之分，只是各有长处和短处。例如，活动水平高的特点是活泼好动，长处是精力旺盛、喜欢探究，短处是难以安静地做事情、干扰别人；节律性强的特点是生理功能和生活作息（如大便、进食、睡眠）的时间较为固定，长处是容易抚养，大人能较容易地预见孩子的活动并事先做好准备，长大后做事情有计划性，短处是难接受变化，显得刻板，遇到变化就会烦躁不安、容易出现适应困难。

根据以上九个维度中几个对养育关系较大维度的特点，又可将儿童分为易养型、难养型和启动缓慢型三个典型类型，特点介于其间的为中间型。各型儿童具有不同的特点（表 1-15）。

表 1-15　典型气质类型的特点

分型	特点
易养型	儿童表现为生活有规律、容易接近陌生人或新事物、容易适应新事物和新环境、情绪积极且反应适度，这类儿童容易照养
难养型	儿童表现为生活规律性差、见到陌生人和对新事物或新环境较为退缩、难适应新事物和新环境、情绪常显得消极且反应强烈，这些特征容易给照养带来麻烦
启动缓慢型	俗称慢吞吞的孩子，他们见到陌生人和对新事物或新环境较为退缩、难适应新事物和新环境、情绪常显得消极，但情绪反应较微弱

气质的特点不仅影响儿童早期处理情绪的方法和经历，也影响照养人的教养方式。情绪消极且反应强烈的儿童在遇到分离或挫折时的反应可能很极端，难管教，容易发生情绪问题，以及攻击、对立违抗的行为问题。退缩、适应性慢的儿童容易发生适应障碍。主动、乐观、适应性强的儿童易与人建立良好的关系。

儿童是否容易出现情绪和行为问题还与环境和教养方式有密切的关系。如果家长对孩子关爱、支持性好，养育方法恰当，难养型的儿童也可能不会出现这些问题。

运用气质的知识可以辅助家长和儿童工作者采取适合儿童气质的教养方式，预防和干预行为问题，当教养方式能与儿童的气质特点"调适良好"时，儿童可获得最佳发展。反之，如果"调适不良"，则儿童与外界容易起冲突，甚至发生行为问题。所以，在对家长教养的实践指导中，应帮助家长了解什么是儿童气质，分析并接受自己孩子的气质特点，然后指导家长针对儿童的气质特点采取相应的教养措施，预防和干预与气质相关的适应不良、情绪问题、轻度的行为问题。

（程 茜 刘雪曼 张劲松）

自我测试

一、单项选择题

1. 婴儿开始独走的年龄为

A. 3~4 月龄 B. 5~6 月龄

C. 12 月龄左右 D. 9~10 月龄

2. 婴儿听到声音能转头的年龄为

A. 0~1 月龄 B. 1~2 月龄

C. 3~4 月龄 D. 5~6 月龄

E. 7~9 月龄

3. 下列提示婴儿大运动发育迟缓的是

A. 2 月龄不能抬头 B. 4 月龄不能翻身

C. 8月龄不能独坐　　　　　　D. 10月龄不能独站

E. 12月龄不能独走

4. 下列提示婴儿精细运动发育迟缓的是

A. 1月龄不能握物

B. 5月龄不能抓物

C. 12月龄不能用拇、示指捏起小的物品

D. 9月龄不能撕纸

5. 属于24月龄儿童语言发育迟缓预警征的是

A. 对名字还没有反应

B. 还不能说出第一个真正的词

C. 还没有50个表达性词汇，或者还没有开始把词和词组成短语，比如"妈妈抱""要果果"

D. 还没有3个词的句子，比如"我要果果"，不能自发交流或者说话的清晰度达不到75%

6. 当儿童看到你把东西藏起来的时候会去找(如把玩具藏在毯子下面)，他的认知发展阶段是

A. 对事物有了有限的预期

B. 知道物体恒常性，可以把两个场景联系起来

C. 可以协调双手的动作并借此解决问题

D. 了解因果关系并进一步探索

7. 关于注意维持时间的描述，以下错误的是

A. 1岁婴儿的注意时间一般为5~10分钟

B. 3岁婴幼儿的注意时间一般为15分钟左右

C. 7~10岁的儿童能有意集中注意的平均时间为20分钟

D. 5~7岁的儿童能有意集中注意的平均时间为20分钟

8. 关于婴幼儿情绪发展的描述，以下错误的是

A. 新生儿期可以被躯体刺激引出兴趣、痛苦、厌恶和自发性微笑

B. 1 个月婴儿可以社会性微笑

C. 3~4 个月婴儿喜欢与人逗着玩，开始表现出快乐、惊奇、愤怒、悲伤

D. 5~7 个月婴儿出现明显的惧怕，如害怕大声和从高处摔下

9. 关于“第一反抗期”，以下正确的是

A. 3~4 岁时达“第一反抗期”

B. 2~3 岁时达“第一反抗期”

C. 7~8 岁时达“第一反抗期”

D. 6~7 岁时达“第一反抗期”

10. 最常见的儿童依赖类型为

A. 安全型　　B. 回避型

C. 反抗型　　D. 紊乱型

二、多项选择题

1. 提示大运动发育迟缓的有

A. 4 个月不能抬头

B. 6 个月不能翻身

C. 13 个月不能独站

D. 15 个月不能独走

E. 18 个月不能双足跳

2. 6 月龄婴儿应该具备

A. 抬头　　B. 抓物

C. 支撑坐　　D. 换手

E. 认生

3. 10 月龄婴儿应该具备

A. 能看到落下的木块

B. 听懂语气

C. 独坐稳

D. 拇、示指捏起小的物品

E. 独站

4. 1 岁儿童应该具备

A. 听懂简单指令

B. 用手指指示需要

C. 独走

D. 跑

E. 搭积木

5. 2 岁儿童应该具备

A. 双足跳

B. 搭六层塔

C. 穿 T 恤

D. 自己用勺进食

E. 画圆圈

6. 皮亚杰儿童认知发展理论中，认知发展过程包括

A. 感知运动阶段

B. 探索阶段

C. 前运算阶段

D. 具体运算阶段

E. 形式运算阶段

7. 游戏和认知发展关系密切，下列描述游戏和认知发展关系正确的包括

A. 探索性游戏在认知的感知运动阶段出现

B. 探索性游戏在认知的前运算阶段出现

C. 探索性游戏在认知的具体运算阶段出现

D. 规则性游戏在具体运算阶段出现

E. 假扮性游戏出现在前运算阶段

8. 关于分离焦虑描述正确的有

A. 6~8 个月的婴儿即可产生“分离焦虑”

B. 14~18 个月是分离焦虑的高峰期

C. 3~4 个月的婴儿即可产生“分离焦虑”

D. 11~12 个月是分离焦虑的高峰期

9. 典型的气质类型分为

A. 易养型　　　　B. 难养型

C. 启动缓慢型　　　　D. 中间型

10. 关于自我概念和自我认识描述正确的为

A. 6月龄的婴儿开始有主观的自我感觉,意识到自己的需求并表达出来

B. 接近1岁的婴儿可以指出自己身体的几个部分

C. 1岁以后能用词表达自己身体的各部位,也知道自己名字

D. 2~3岁开始把自己当作主体来认识,从称呼自己的名字转变为称“我”

三、病例分析题

1. 王某,男,1岁3个月,因“不能独走”就诊。

G_1P_1,母亲孕期体健,足月顺产,8~9月龄抬头,现坐位时前倾,欠稳,靠物扶站,不独站;可伸手够物,不能换手;发元音,尖叫;认生,不能躲猫猫。7月龄曾在当地做MRI、脑电图未见异常,未行特殊处理。无惊厥发作,否认产伤窒息和脑损伤病史,否认有神经发育障碍疾病家族史。

查体:体重10.75kg,身长77.9cm,头围44.5cm,表情较幼稚,前额较窄,四肢肌张力高。

问题:请分析该儿童的神经发育水平,给出最可能的诊断及进一步处理建议。

2. 李某,女,6岁,小学1年级,因“上课注意力差”就诊。语文、数学老师均反映注意力时间短,约10分钟,家长述成绩尚可,无明显阅读、书写和计算困难表现,与同学交流良好。

G_1P_1,母亲孕期体健,足月顺产,出生史、生长发育史无异常。无抽搐史。无神经系统相关疾病家族史。

查体：一般状态良好，社交互动好，回答问题逻辑性好，神经系统查体未见阳性体征。

问题：请根据临床资料，给出最可能的临床诊断。

参考文献

[1] KLIEGMAN R, ST GEME Ⅲ J W. Nelson textbook of pediatrics. 21st ed. Amsterdam: Elsevier, 2019.

[2] FELDMAN H M, ELIAS E R, BLUM N J, et al. Developmental-behavioral pediatrics. 5th ed. Amsterdam: Elsevier, 2022.

[3] LISSAUER T, CARROLL W. Illustrated textbook of pediatrics. 6th ed. Amsterdam: Elsevier, 2021.

[4] 毛萌, 江帆. 儿童保健学. 4 版. 北京: 人民卫生出版社, 2020.

[5] RUDOLPH C, RUDOLPH A, LISTER G, et al. Rudolph's pediatrics. 22nd ed. 北京: 联合出版公司, 2017.

[6] 姚利群, 赵晶, 刘雪曼. 爸妈带我学说话: 儿童语言发展家长指导手册. 北京: 人民卫生出版社, 2018.

[7] LYYTINEN P, LAAKSO M L, POIKKEUS A M, et al. The development and predictive relations of play and language across the second year. Scandi navian journal of psychology, 1999, 40 (3): 177-186.

[8] TANG L, ZHAO J, HE T, et al. Effect of online parent training in promoting language development of children with language delay in Hubei province, China. Int J Lang Commun Disord, 2024, 59 (4): 1322-1335.

[9] LIU X L, LEE W, ROLFHUS E, et al. The development of a parent report instrument of early communication and language skills of infants and toddlers in mainland China. International Journal of Language & Communication Disorders, 2023, 58 (6): 1887-1902.

[10] CAREY W B, CROCKER A C, COLEMAN W L, et al. Developmental-behavioral pediatrics. 4th ed. Philadelphia: W B Saunders Co, 2009.

[11] DAVIES D, TROY M F. Child development: A practitioner's Guide.

4th ed. New York: The Guilford Press, 2020.
[12] 金星明, 静进. 发育与行为儿科学. 2 版. 北京: 人民卫生出版社, 2022.
[13] HOPFINGER J B, SLOTNICK S D. Attentional control and executive function. Cogn Neurosci, 2020, 11 (1-2): 1-4.
[14] KRAYBILL J H, KIM-SPOON J, BELL M A. Infant attention and age 3 executive function. Yale J Biol Med, 2019, 92 (1): 3-11.

第二章 神经心理发育异常风险因素

第一节 遗传因素及遗传检查报告解读

神经发育障碍（neurodevelopmental disorders，NDDs）是一组以认知、语言、社交和运动发育缺陷为特征的疾病，包括智力发育障碍（intellectual developmental disorder，ID）、发育性语言障碍（developmental language disorder）、孤独症谱系障碍（autism spectrum disorder，ASD）、注意缺陷多动障碍（attention deficit hyperactivity disorder，ADHD）、发育性学习障碍（developmental learning disorder）、发育性运动协调障碍、原发性抽动或抽动障碍（primary tics or tic disorders，TD）等。

NDDs 的临床表型异质性和遗传异质性很强，病因极其复杂，由遗传因素和环境因素异常引起。目前已明确，遗传因素具有很重要的作用，能解释 25%~40%NDDs 患儿的病因。在不同的 NDDs 疾病中，遗传因素所起的作用不尽相同，部分发病主要由遗传因素决定，大多数是由遗传因素和环境因素共同决定发病。NDDs 的遗传病因包括染色体畸变（染色体数目和结构异常）、基因组拷贝数变异（染色体微重复和微缺失）、单基因突变、多基因变异和线粒体基因组变异等。认识遗传因素在 NDDs 发生发展中的作用及机制，是实现临床精准诊断、治疗和预防的关键。

一、儿童神经发育障碍的遗传病因

（一）染色体畸变

人类正常体细胞具有二倍体46条染色体。在配子发生的过程中，如果发生减数分裂不分离（meiotic non-disjunction），可使染色体数目比二倍体少或多，称为非整倍体（aneuploid）。如果在减数分裂过程中发生异常同源重组，可导致染色体区域发生缺失、重复或易位等结构变异。染色体数目异常和结构异常均可导致染色体病（chromosome disease）。

在NDDs患儿中，2%~5%有染色体异常。染色体异常所致NDDs往往表现为多器官系统障碍、生长发育迟缓、智力障碍等复杂的综合征。常见的数目异常有Down综合征、Turner综合征和Klinefelter综合征等。染色体结构异常有4号染色体短臂末端缺失导致的Wolf-Hirschhorn综合征，7q11.23区域缺失所致的Williams综合征，15q11.2-q13区带缺失导致的Angelman/Prader-Will综合征，22q11.2片段缺失导致的DiGeorge综合征等。

（二）基因组拷贝数变异

基因组拷贝数变异（copy number variations，CNVs）是指与基因组参考序列相比，基因组中>1kb的DNA片段插入、缺失、扩增，及其互相组合衍生出的复杂结构变异。基因组变异范围<5Mb，主要表现为亚显微水平的缺失和重复，用常规染色体核型分析无法识别，也称为基因组病（genomic disorders）。临床采用基因组检测技术可发现多种CNVs异常导致的染色体微缺失和微重复疾病。

如在 ASD 中，5.8%~8.4% 的散发患儿有罕见新发 CNVs，是 ASD 的高风险因素。最常见的是 15q11.2-11.3 重复，该区域含有 *GABRA5*、*UBE3A*、*SNRPN* 等大脑功能所需的重要基因。约 1% 的 ASD 患儿存在 16p11.2 区域的微缺失和微重复。常见的 NDDs 相关的致病性 CNVs 会导致多种微缺失和微重复综合征，包括 Williams 综合征、Angelman/Prader-Will 综合征、Smith-Magenis 综合征和 Mowat-Wilson 综合征等。此外还有 2q33.1 微缺失、3p 缺失、9p 缺失、22q11.2 缺失 / 重复、18p 缺失综合征等罕见的微缺失微重复综合征。特别需要指出的是，新发 CNVs 是 NDDs 的高风险因素，由于 CNVs 含有多个基因，相同的 CNVs 也会引起不同的 NDDs，如 15q13.3 微缺失可出现 DID、ASD、ADHD 等表型。

（三）单基因突变

与神经发育相关的主要基因（major gene）突变可导致 NDDs，表现为孟德尔遗传特征的单基因病（monogenic disease），包括常染色体显性遗传、常染色体隐性遗传、X 连锁显性遗传、X 连锁隐性遗传和 Y 连锁遗传。NDDs 致病基因可以由亲代传递到生殖细胞，也可以是生殖细胞或受精卵内的新发突变。目前发现的 NDDs 致病基因多数是新发突变，有不同的外显率，不简单地呈现出孟德尔遗传方式。

NDDs 致病基因中，最常见的是 X 染色体上的 *FMR1* 基因 5′ 端（CGG）n 重复序列的动态突变导致的脆性 X 综合征，为 X 连锁隐性遗传。临床表型主要是 ASD、ID，占 ASD 的 1.5%~3%。以不同程度的 ID 为主，男性患儿多见。另一常见的致病基因是 X 染色体上的 *MECP2* 基因，引起 Rett 综合征。以女性发病为主，约占女性 ASD 患儿的 1%，可表现为重度 ID。

NDDs致病基因的变异形式有单核苷酸变异(single-nucleotide variant,SNV)、小插入/缺失(small insertion/deletion,Indel)及动态突变(dynamic mutation)等。按照SNV是否引起氨基酸密码子改变及其遗传学效应的不同,可分为同义突变(synonymous mutation)、错义突变(missense mutation)、无义突变(nonsense mutation)、移码突变(frameshift mutation)、终止密码突变(termination codon mutation)等。已知的ID相关致病基因有1 700多个,与ASD相关的致病基因有600多个,与ADHD相关的致病基因300多个,与TD相关的致病基因近20个。需要特别关注的是,NDDs存在共同的致病基因,如ASD相关基因突变中约有60%~70%与DID重叠,部分基因突变则与ASD、ID、ADHD密切相关。

(四)多基因变异

多数NDDs是由遗传因素和环境因素共同作用导致的复杂疾病,也称为多基因病(polygenic disease)。其遗传因素涉及多个基因,它们对该疾病形成的作用是微小的,称为微效基因(minor gene)或易感基因。环境因素和遗传因素共同决定个体是否易于患病,称为易患性(liability),其中遗传基础所起作用的大小用遗传度(heritability)来衡量,一般用百分率(%)来表示。通过对NDDs的亲属发病率和双生子患病一致性的研究分析,显示ASD的遗传度为70%~90%,ADHD的遗传度为76%,特定性学习障碍的遗传度在60%以上,说明多基因遗传因素在其发病中具有重要的作用。

以单核苷酸多态性(single nucleotide polymorphism,SNP)为标记进行病例对照研究,是分析评估多基因病遗传风险因素的方法。目前已经开展了多项针对NDDs的大样本全基因组关联研究(genome-wide association study,GWAS),鉴定了数百个相关的易感基因和位点。例如与ASD关联的重要SNP位点包括rs4307059、rs910805、rs10099100、rs201910565、rs71190156、rs325506、rs1452075和rs111931861等，这些SNPs对ASD的易感性有一定的影响，但单独的SNP位点的功能作用较弱，用于临床评估NDDs发病风险的应用价值还需进一步研究。

（五）线粒体基因组变异

由于线粒体基因组（mtDNA）基因突变或片段缺失等变异引起呼吸链功能异常，导致ATP合成障碍、能量来源不足的疾病称为线粒体遗传病，主要表现为母系遗传特征。这是由于母亲通过卵细胞的胞质将线粒体DNA传递给后代，而父亲精子所含的线粒体在通常情况下无法进入受精卵，故不能由父亲传递给后代。需要注意的是，除了线粒体基因突变外，线粒体遗传病也可由核基因组异常引起的线粒体蛋白异常所致。SH3和SHANK蛋白结构改变和功能丧失导致的线粒体功能障碍与ASD和ID相关。

二、神经发育障碍的遗传学检测技术

（一）染色体分析

G显带核型分析（karyotype analysis）是临床上常用的染色体检测技术，可识别>5Mb的染色体结构异常。对临床表型以综合征为主的NDDs患儿（如21-三体综合征等），可先使用核型分析检测染色体数目异常。对染色体缺失或重复结构综合征，需进一步联合采用染色体微阵列、荧光原位杂交技术、多重连接探针扩增技术、全基因组测序等方法进行确认。

（二）染色体微阵列分析技术

染色体微阵列分析（chromosome microarray analysis，CMA）又称染色体基因芯片分析技术，包括微阵列比较基因组杂交（micro-array based comparative genomic hybridization，aCGH）技术和单核苷酸多态性基因芯片（single nucleotide polymorphism array，SNP array）。该技术基于核酸互补杂交原理对全基因组进行检测，可检测染色体拷贝数变异（CNV）、微缺失和微重复。CMA 具有高通量、多样化、自动化等优点，目前已在 DID、ASD 等疾病的临床诊断中得到广泛应用。其局限性在于不能检测染色体平衡易位及单碱基突变等，应用时需要进一步结合其他的遗传检测技术进行综合分析。

（三）高通量测序技术

高通量测序技术包括二代测序技术（next generation sequencing，NGS）和三代测序技术（third-generation sequencing，TGS）。二代测序技术主要有全外显子组测序（whole exome sequencing，WES）、目标区域测序（target region sequencing，TRS）和全基因组测序（whole genome sequencing，WGS）。

1. 全外显子组测序（WES） 是将全基因组外显子区域 DNA 捕获富集后进行高通量测序的技术，可直接识别与蛋白质功能变异相关的基因 SNV 或 Indel，提示外显子缺失和重复 CNV，可用于鉴定新发突变和确定候选基因筛查，目前已被广泛应用于 NDDs 患儿的临床遗传诊断。

2. 目标区域测序（TRS） 通过定制捕获芯片，对目标基因组区域进行高深度测序，可以对某一致病基因定位区间内编码基因、某一高度遗传异质性疾病已知致病基因或某一表型相关致病基因，形成基因 panel 并进行一定范围的检测。例如针对神经系统疾病的特异性捕获芯片，可用于临床多种神经系统疾病的相关基因检测。

3. 全基因组测序（WGS） 检测范围最全，除完全覆盖所有 WES 测序范围外，还包含 UTR 区域、内含子区及基因间区非编码序列等，能检测拷贝数变异（CNV）及动态突变、线粒体基因组等，可提供完整的基因组信息，更全面地反映基因组遗传变异。临床表明，其对基因变异的检出率高于 WES，可以提高基因变异的诊断率。

4. 三代测序技术（TGS） 是近年发展起来的新的测序技术，弥补了二代测序的读长较短的主要缺陷，可以实现长序列读取，在检测单个外显子缺失、重复序列、复杂结构变异（structure variation，SV）等方面具有显著优势，在临床上起到了很好的补充作用。

（四）其他常用基因检测技术

1. FISH 技术 是利用荧光标记的特异性 DNA 或 RNA 探针，与靶细胞染色体上特定位点或区段进行原位杂交，然后通过荧光显微镜对荧光标记染色体进行检测，以鉴别待检核酸片段在染色体上的相对位置及数目是否发生异常改变。多色荧光原位杂交通过探针的设计可以增加检测范围，识别染色体微小易位和复杂易位。在临床上，FISH 技术主要用于发现染色体异常后的进一步验证。

2. 基于 PCR 相关技术 PCR 是一种灵敏的分子诊断技术，主要用于基因已知序列的检测。在早期研究中，PCR 常常与其他技术如限制性内切酶片段长度多态性、单链构象多态性分析等联用。PCR 联合变性高效液相色谱分析法、毛细管电泳分析法具有通量高、自动化等优点，能够在大样本突变筛查中较好地运用。此外，实时荧光定量 PCR、多重

PCR 和多重连接探针扩增(multiplex ligation-dependent probe amplification,MLPA)等 PCR 衍生的技术,目前也被广泛用于临床遗传学分析。

三、神经发育障碍的遗传分析

(一)详细疾病表型的采集和分析

NDDs 患儿的诊断参照《精神障碍诊疗规范(2020 年版)》进行。详细、准确的临床资料收集是临床基因诊断的基础,临床资料包括主诉、现病史、家族史、近亲结婚史、体格检查、生化检验、影像学分析、量表分析等方面。完善的临床资料可有效降低误诊率,有助于变异解析和后续分析。

(二)疾病遗传因素评估

根据临床资料、家族史等判断疾病是综合型还是单纯型,评估呈现的遗传方式有染色体变异、单基因遗传、多基因遗传方式等,可以有效对遗传因素导致的疾病进行鉴别,进一步选择合理的基因诊断技术路径。

(三)基因诊断技术路径选择

1. 对于综合征型 NDDs,需考虑是否是染色体病或基因组病。建议优先采用以下检测方案:染色体核型分析、染色体微阵列分析(CMA)及拷贝数变异测序(CNV-seq)技术等,用于检测是否有染色体数目异常,或染色体微缺失 / 微重复结构变异等相关遗传性疾病。在此基础上,可考虑通过全外显子组测序或全基因组测序在基因组层面进一步分析。

2. 外显子区域的 SNV、Indel 等变异可优先采用 WES 检测技术，对于基因组 SNV、Indel、CNV 等变异可以采用 WGS 检测技术，对于短串联重复序列（short tandem repeat，STR）等变异，可采用三代测序检测技术。对于一些临床表型典型、临床诊断比较明确的神经发育障碍疾病，可以直接对致病基因或区域进行分析，例如有特异性的 MLPA 试剂盒可以对脆性 X 综合征、Beckwith-Wiedemann 综合征、Angelman 综合征、MECP2 综合征等直接进行分析。

（四）数据解读与分析

遗传分析报告（基因检测分析报告）是临床医生对疾病进行明确诊断和治疗的重要参考。遗传分析报告是对所检测个体基因组变异的分析和描述，基因变异的分类、命名、致病性评估是其中的重要组成内容。

1. 变异的分类、命名 人类遗传变异的准确命名是临床应用和学术交流的重要部分。目前主要依据人类基因组变异学会（Human Genome Variation Society，HGVS）推荐的基因变异命名指南进行（该指南根据需求不断更新）。在描述基因突变前，首先要了解基因的参考序列。基因组坐标应根据标准基因组版本（如 hg19）或覆盖整个基因（包括 5′ 和 3′ 非翻译区以及启动子）的基因组参考序列来界定。当描述某一序列改变时，其前缀表明其参考序列类型。例如 “g.” 表示基因组序列，“c.” 表示 cDNA 序列，“m.” 表示线粒体 DNA 序列，“r.” 表示 RNA 序列，“p.” 表示蛋白质序列。

2. 变异的评级 变异的评级主要根据美国医学遗传学与基因组学学会（American College of Medical Genetics and Genomics，ACMG）的《遗传变异分类标准与指南》进行（该指南不断更新）。适用于所有孟德尔基因变异，包括单基因、多基因、外显子组和基因组测序发现的非编码区变异。指南提供了两套标准：一个用于对致病或可能致病的变异进行分类，另一个用于对良性或可能良性的变异进行分类。致病变异标准可分为非常强（pathogenic very strong，PVS1），强（pathogenic strong，PS1~4），中等（pathogenic moderate，PM1~6），或辅助证据（pathogenic supporting，PP1~5）。良性变异证据可分为独立（benign stand-alone，BA1），强（benign strong，BS1~4），或辅助证据（benign supporting，BP1~7）。2018 年，中国遗传学会遗传咨询分会也发布了中文版的《遗传变异分类标准与指南》，是解读遗传报告的重要参考。

3. 变异的分析与解读 CMA 数据、WES、WGS 等测序数据经过严格规范的质控管理及标准的生物信息学分析，获取变异数据，进行变异的分析和注释。根据《遗传变异分类标准与指南》，综合致病性证据、疾病的临床表型和遗传模式，按序列变异解析的基本规则进行变异解读，必要时需要对数据进行反复分析。对筛选出的候选致病变异，还需要在家系中进行共分离的验证等。对已知致病基因的一些新生变异，还可通过功能学实验作为证据，提供更全面的信息。总之，变异的解读实质上是临床医生和遗传工作者对现有研究数据的总结、归纳以及证据的补充，是一个系统性的遗传分析过程。常用的数据库包括：GATK、ANNOVAR Documentation、1 000 Genomes Project、dbSNP、SIFT、MutationAssessor、OMIM、ClinVar、HPO、HGMD。

四、病例解析

（一）如何进行遗传学检测？

某 3 岁儿童因“社交发育迟缓和智力发育落后”到医院就诊，儿科医生建议行遗传学检测。

"社交发育迟缓和智力发育落后"类似主诉的疾病在神经发育障碍疾病中是一类表型相似但遗传异质性强的疾病。常见的遗传学原因包括染色体病、基因组病和基因病。由于有多个致病区域和致病基因,很难通过单个基因的分析加以确诊。因此,需要结合实际情况逐步进行遗传学病因排除,本部分根据遗传学检测结果对临床常见情况进行分类解析。

1. 通过染色体核型分析明确遗传学病因的情况 部分类似神经发育障碍疾病是由染色体异常引起,临床表现结合核型分析结果可明确遗传学病因。

2. 需进一步通过 CMA 分析明确遗传学病因的情况 部分类似病例染色体检查结果显示为正常,通过 CMA 等技术发现有染色体微缺失或微重复,而这些区域正好是疾病相关的区域,因此在基因组病层面确定遗传学病因。此外,CMA 技术及类似的 CNV 测序技术可以很好地识别非整倍体的染色体,但难以对易位情况进行判断。

3. 需进一步通过二代测序明确遗传学病因的情况 当染色体核型分析和 CMA 检测均未明确遗传学病因时,需要进一步分析是否由基因病导致。通过全外显子测序或者全基因组测序进行检测。

4. 需进一步通过表观遗传学检测等技术明确遗传学病因的情况 在神经发育障碍类疾病中,还有一类表观遗传疾病采用染色体核型分析、CMA 和全外显子测序均呈现阴性结果,此时需要采用 MS-MLPA 等技术对疾病区域甲基化状态进行识别和检测。

(二) CMA 检测阳性结果如何解读?——*MECP2* 拷贝数变异举例

某男性患儿核型结果正常,检测结果为 arr [hg19]Xq28

(153,005,690-153,438,781)x2,443kb 大小,该区域重复会导致 MECP2 重复综合征。

在 CMA 结果中,关键的信息主要包括参考基因组版本、染色体区带位置、详细的物理范围、剂量情况和相关疾病类型等信息。如该例子中参考基因组的版本为 hg19;染色体区带的位置为 Xq28;区域范围为 153,005,690-153,438,781;"x2"代表该区域剂量为两份,因为男性个体只有一条 X 染色体,因此该区域的剂量是过载的,大小为 443kb,是明确的 MECP2 重复综合征。

(三)二代测序检测阳性结果如何解读?——*MECP2* 基因突变举例

某患儿染色体病和基因组病的分析,采用核型分析技术和染色体芯片技术,检测结果为阴性。为明确诊断,随后进行了家系 trio 全外显子组测序,最后检测出 *MECP2* 基因的致病变异,该致病变异属于新发突变,并在多名患者中均有报道,最终进行了确诊。

二代测序检测是近年来临床常见的检测技术,同时也比染色体芯片数据复杂。报告通常由送检信息、检测结果及检测局限等内容组成,每部分会有较详细的说明,涉及较多遗传学专业词汇,以下对该病例的检测结果举例说明。

1. 基本信息 受检人的个人信息和送检信息,包括姓名、年龄、性别、简要病史和临床表型、送检科室、送检医师、检测项目、送检时间、样本类型、样本编号等内容。随着人类表型本体(Human Phenotype Ontology,HPO)的推广和运用,在遗传病分析时常会对临床表型进行标准化命名。例如,该病例标准化后的 HPO 表型词为孤独症(HP:0000717)、社交障碍(HP:0000735)、注意力短暂(HP:0000736)、全面性发育迟缓(HP:

0001263)、语言障碍(HP：0002357)、认知障碍(HP：0100543)。

2. 检测结果 结果通常会以基因列表的方式列出检测到的基因变异相关信息。通常会包含两类变异，一类是致病可能性较高的阳性结果；另一类是致病性证据不充分，但不排除致病可能的变异结果。

基因列表给出的信息有基因名称、染色体位置、变异信息、变异致病评级、频率、受检者及其父母的合子类型、对应疾病、遗传方式。以本患儿检测结果为例进行介绍，并逐条进行解读(表 2-1)。

(1)基因：发生变异的基因名称，基因是带有遗传信息的 DNA 片段，人类的基本病例中 *MECP2* 基因以大写字母斜体表示。

(2)序号：列表列举的变异的序号。

(3)染色体位置：根据参考基因组版本(本案例为 GRCh37/hg19)的变异位置编号，也是变异的绝对位置。具体写法为"chr 染色体号：位置"，如"chrX：153296363"代表变异的染色体位置。

(4)核酸改变：根据变异的命名规则进行描述，c. 952C>T，代表 *MECP2* 基因编码区第 952 位碱基发生了 C 到 T 的突变，该突变位于第 3 外显子，exon 代表外显子。有时变异会位于内含子区，采用 IVS 代表内含子。

(5)氨基酸改变：根据变异命名规则进行描述，核酸层面的变异导致蛋白氨基酸发生改变，p. R318C(p. Arg318Cys)代表第 318 位密码子发生了氨基酸的错义突变，由 Arg 突变为了 Cys。

(6)转录本信息：基因通常存在多个转录本，即一个基因通过转录可形成一种或多种可供编码蛋白质的成熟 mRNA。由于不同转录本中对同一个位点的描述(包括核苷酸、氨基酸的位置)是不同的，所以在报告中会标注核苷酸、氨基酸位置对应的具体转录本，以便准确查找和核对变异位点。如本案例中参照的是 NM_001110768092 转录本。

表 2-1　基因检测结果案例

基因	序号	染色体位置	核酸改变(外显子号)	氨基酸改变(变体号)	rs 号	MAF	ACMG 致病等级	父*(正常)	母*(正常)	相关疾病(OMIM 号),遗传方式#
MECP2	1	chrX:153296363	c. 952(exon3)C>T	p. R318C(p. Arg318Cys)(NM_001110768092)	rs28935468	未收录	致病	野生型 0/355	野生型 2/694	Rett 综合征(OMIM:312750),XD;X-连锁孤独症易感3 型(OMIM:300496),X-linked;新生儿重症脑病 *MECP2* 突变所致(OMIM:300673),XR:X-连锁智力发育障碍综合征 13 型;MRXS13(OMIM:300055),XR:X-连锁智力发育障碍综合征,LUBS 型;MRXSL(OMIM:300260),XR

注:* 表示该变异位点的携带状态和变异深度与总深度的比值;# 相关疾病的排序无意义。

(7)rs 号：该变异在 dbSNP 数据库中的编号，多数时候 rs 编号代表的是 SNP。一个突变有无 rs 号与该突变是否致病没有直接关系，有时候报道过的变异会有特定的 rs 编号，如果无 rs 编号提示可能是新发现的突变位点。

(8)最小等位基因频率：最小等位基因频率（minor allele frequency，MAF），主要反映某一位点上，频率较低的等位基因出现在正常人群中的频率。通俗来说，正常人携带的基因频率越高，其致病的可能性就越小。MAF 数据可以用于区分普通变异和罕见变异。MAF 越小，说明群体中突变概率越低，突变越罕见；一般以 1% 作为与疾病相关性判断的边界线，即 MAF>1% 时，一般认为不属于罕见疾病的致病突变。但这也不是绝对的，一方面，随着人类基因组数据库的不断扩充，很多变异的 MAF 值都在被不断修正；另一方面，还要结合具体情况分析，比如对于 MAF 为 2% 的纯合变异，其纯合型在人群中出现的概率为 0.04%，比杂合型罕见，此时不能简单判定为无意义的 SNP，而需要根据实际情况进行分析和判断。

(9)致病性分析：主要反映变异根据 ACMG 指南评级以后的致病性等级。通常，临床上主要关注结果是 Pathogenic 或 Likely Pathogenic 等级的变异，因为该类变异是致病性的可能性比较大，而且往往也有较多的临床证据。Likely Benign 或 Benign 的位点一般不会放到报告中。需要注意的是，有些变异评估为 Uncertain，尽管目前来看致病性证据不足，但是不能排除，需要根据临床进一步核实。此外，指南是多学科专家基于大量临床案例和丰富经验建立的，可以为分析受检者位点的致病性提供一定参考，但考虑到每个检测者的情况不同，不能作为最终临床判定致病性的结论，需要同时结合受检者的临床症状、遗传方式、家族史等方面综合判断。

(10)合子类型：合子类型通常包括纯合、杂合、复合杂合。由于人类染色体成对存在，染色体上的基因也成对存在，彼此称为等位基因。如果两个等位基因相同位置存在相同变异，称为纯合；如果两个等位基因都发生了变异但位置不同，称为复合杂合。复合杂合可表现为点突变加点突变、缺失加点突变等形式。如果两个等位基因只有一个发生了变异，则称为杂合。半合子是一种特殊情况，如男性的 X 染色体没有等位基因，其上的基因变异称为半合子变异。野生型即为无基因变异的正常基因型。

(11)相关疾病及遗传方式：检测到基因对应相关的疾病，以 OMIM(在线人类孟德尔遗传数据库)作为注释参考。在遗传病中，表型异质性和遗传异质性的情况比较常见，常常会出现一个基因对应数种疾病，或一种疾病关联不同基因的情况。需要根据 OMIM 编号查询更多的疾病信息，根据遗传变异的特点对疾病遗传方式进行描述，如常染色体显性遗传、常染色体隐性遗传、X 连锁显性遗传和 X 连锁隐性遗传等。

(12)其他检测说明及附录等：遗传分析报告的内容还会涉及很多方面的内容，如蛋白预测结果会通过人类基因组变异软件 Provean、SIFT 预测基因变异对蛋白结构影响的结果，随着人工智能的发展，这些机器预测结果的可信度也越来越高；变异位点相关 PubMed 文献号可供在 PubMcd 数据库中查找相应的文献；基因检测附录通常会对主要的基因检测进行说明，包括检测方法的介绍、检测范围、局限性和实验室声明等。

第二节　环境因素

一、概述

如本章第一节所述，遗传因素在儿童神经发育障碍发病因素中占有重要地位，但生命早期的不良环境暴露因素与遗传因素发生交互作用，对疾病的发病起着修饰作用。本节将对常见的三大不良环境暴露因素（理化因素、疾病因素及家庭社会环境因素）作进一步阐述。

二、理化因素

（一）重金属污染物

重金属是人类普遍暴露的一类环境污染物，其化学性质稳定，难以代谢消除，可随食物链富集。重金属已被证实具有神经毒性，其暴露会导致儿童认知能力下降、行为异常，与儿童神经发育障碍有直接关系。

在众多重金属污染物中，以铅的神经毒性研究最为广泛。出生前后的铅暴露均会损害儿童神经发育，且存在剂量 - 效应关系，即损害程度与暴露时长、暴露剂量有关。多个国家（美国、墨西哥、澳大利亚等）数据的汇总研究发现，10 岁以下儿童的血铅浓度与智商呈负相关，且儿童血铅水平每上升 10μg/dl，其智商下降 1~4 分。学龄期儿童的血铅浓度对预测其 11~12 岁时孤独症样行为有一定价值。其他研究还发现，儿童血铅水平高与注意缺陷多动障碍（attention deficit and hyperactive disorder，ADHD）、学习困难、情绪问题、焦虑及广泛性发育问题密切相关；母亲孕期血铅升高也与子代 ADHD 风险增加有关。

近年研究发现，汞、铝、锰、镉等重金属的神经毒性，且不同金属间存在复杂的相互作用，如拮抗、协同效应。因此，金属混合物的组分在不同的暴露水平下也可能具有不同的效应。一项纳入 458 对母子的前瞻性队列研究表明，母亲孕晚期及 3 岁以下儿童汞暴露与孤独症样行为有关。另一项来自广西的前瞻性出生队列研究发现，镉、铅、锑、锶等多种重金属在孕期、出生后暴露与多种婴儿神经发育结局有关，包括运动、适应性、语言和社交发育商等，且不同性别的婴儿对金属暴露的敏感性不同。还有一些研究发现，母亲孕期低剂量铅、锰暴露与 2 岁儿童的认知水平和语言能力较差存在相关性，且具有协同作用；儿童、青少年时期铅暴露会增加其冲动性行为风险，与汞共同暴露则会增强铅的这种负面效应。

（二）杀虫剂

除草剂、杀虫剂、动物驱避剂、消毒剂和杀菌剂等统称为杀虫剂，其中最常见的是有机磷、有机氯、拟除虫菊酯类杀虫剂等。这些产品的活性成分通过神经系统，抑制大脑乙酰胆碱酯酶，干扰 γ- 氨基丁酸（gamma-aminobutyric acid，GABA）能神经传导，进而可能影响神经发育。妊娠中期孕妇血清中有机氯农药（多氯联苯）的含量越高，其子代发生孤独症谱系障碍（autism spectrum disorder，ASD）的风险也越高。母亲孕期高剂量多氯联苯暴露与 3 岁儿童语言发育迟缓和语言技能降低有关。美国一项出生队列研究发现，母亲孕期低剂量有机磷暴露与儿童 5 岁时的注意缺陷，7 岁时的工作记忆、处理速度、言语理解、知觉推理和智商得分较低，以及 14 岁的不良社交行为有关。另一项针对 ASD 儿童的大规模病例对照研究表明，母亲孕期暴露于草甘膦、氯吡硫磷、二嗪农、马拉硫磷、阿维菌素和氯菊酯等杀虫剂均与儿童 ASD 患病风险高有关，并且儿童 1 岁内暴露风险更高。

（三）酚类

邻苯二甲酸酯、双酚 A（bisphenol A，BPA）、三氯生等是常见的酚类内分泌干扰物（endocrine disrupting chemicals，EDCs），目前被广泛应用于工业生产、建筑材料和化妆品等，EDCs 可以通过改变内源性激素或其他内分泌信号分子的体内平衡增加疾病风险。值得关注的是，婴幼儿和儿童的酚类物质暴露水平高于成年人，这可能与儿童手 - 口动作较多、换气率高、单位体重对食物和水的需求量较大等有关。此外，儿童、青少年是 EDCs 的易感和易损人群，因为此阶段脑发育尚未成熟，酚类物质可能通过髓鞘受损、突触修剪改变等神经机制增加行为障碍和认知缺陷的风险。有研究表明，母亲孕期尿液中的邻苯二甲酸酯代谢产物浓度越高，12 岁以下儿童的认知和行为问题越严重，具体表现为智商和运动技能降低，以及 ASD、ADHD 患病风险升高。学龄期儿童尿液中的邻苯二甲酸酯代谢产物浓度与注意力问题和词汇能力较低有关。除此以外，一些研究发现母亲孕期 BPA 暴露与儿童的内化和外化行为密切相关；BPA 可能通过破坏儿茶酚胺能和血清素能信号系统，导致 ADHD 行为的出现；儿童期 BPA 暴露与焦虑、抑郁、攻击性行为以及学业问题均存在关联。

（四）全氟、多氟烷基化合物

全氟或多氟烷基化合物（per-and polyfluoroalkyl substances，

PFAS）是在工业和商品生产中被广泛应用的化学物质。PFAS在环境中难以降解，能够在生物体和食物链中不断积累，其中鱼类和海产品是人类最主要的接触源。PFAS能够通过胎盘屏障，干扰对神经发育至关重要的甲状腺和类固醇激素信号通路，还能从未发育的血脑屏障进入胎儿大脑，影响多种神经化学靶点，对胎儿神经系统和大脑的正常发育造成不良影响。针对美国10项队列研究的数据发现，母亲孕期血液中的全氟壬酸浓度与儿童ASD特质程度呈正相关。还有一系列前瞻性队列研究发现，母亲孕期PFAS暴露与儿童认知能力、行为和执行功能、精神运动发展、学业成就和ADHD之间有相关性。

（五）空气污染物

目前主要的空气污染物包括总悬浮颗粒物（total suspended particulate，TSP）（包含PM_{10}、$PM_{2.5}$等）、氮氧化物（NO_x）、硫氧化物（SO_x）、一氧化碳（CO）、臭氧（O_3）、铅、汞等。空气污染可能导致神经发育障碍疾病的机制包括神经炎症反应和氧化应激等。包含胎儿期在内的生命早期是空气污染所致神经发育迟缓的敏感期。儿童由于中枢神经系统发育不完全、呼吸频率快、户外运动多等因素，比成人更容易受到空气污染的损害。目前研究表明，母亲孕期PM_{10}和$PM_{2.5}$暴露是儿童ASD的潜在危险因素。

三、疾病因素

生命早期疾病暴露可对脑发育产生全面且持久的影响，是神经发育障碍疾病的重要病因，其中宫内暴露窗口期是影响胎儿脑发育的关键时期。近期一项系统综述对孕期母体炎症状态相关的疾病（包括孕期肥胖、妊娠糖尿病、先兆子痫、抑郁、应激、自身免疫性疾病、哮喘、感染等）与子代神经发育障碍相关疾病（ASD、ADHD及抽动秽语综合征）的相关性做了总结性研究，发现这些孕期疾病使子代神经发育障碍疾病发病风险增加了30%~80%。孕期营养因素对胎儿脑发育也起着至关重要的作用。一项基于瑞典斯德哥尔摩青少年队列的大样本（n=532 232）队列研究显示，孕30周前贫血会增加子代常见神经发育障碍疾病ASD、ADHD和智力障碍（intellectual disability，ID）的发生风险，尤其是对ID的影响尤为显著。此外，出生疾病因素（如早产、低体重、缺氧窒息等）与神经发育障碍的关系，既往研究较多，结果也较为确定。下文将针对常见的神经发育障碍疾病，包括ADHD、ASD、发育迟缓（developmental delay，DD）/ID，进行详细阐述。

（一）注意缺陷多动障碍

随着免疫精神病学的逐渐兴起，不同暴露窗口期（包括产前及生后）的免疫失衡状态在ADHD发病机制中的作用日益受到关注。纵向队列研究发现，母亲患有1型糖尿病、风湿热/风湿性心脏病、银屑病可分别使子代ADHD风险增加123%、75%、66%。纳入高质量文献的meta分析也发现，1型糖尿病、甲状腺功能亢进、银屑病可分别使子代ADHD发病风险增加53%、15%、31%。母体免疫活化可能参与了子代ADHD的发病机制。而生后免疫失衡相关疾病与ADHD的相关性亦有大量报道。有过敏性疾病的儿童患ADHD的风险增加，提示过敏性疾病及相关机体稳态变化可能是ADHD的潜在病因。过敏性疾病（包括哮喘、变应性皮炎、湿疹、食物过敏、过敏性鼻炎等）常于生命早期首次发病，儿童患病率高达30%左右。

（二）孤独症谱系障碍

精神病学期刊 *The Lancet Psychiatry* 刊登的一篇伞形综述系统和定量地评估了 ASD 的环境风险因素。母亲代谢综合征（如慢性高血压、妊娠高血压、先兆子痫和超重）与子代 ASD 风险增加相关，被列为令人信服的证据。母亲高龄是另一个高危因素，35 岁及以上高龄产妇与 25~29 岁适龄孕产妇相比，其子代 ASD 的发病风险增加，这也被列为令人信服的证据。孕前或孕期母亲超重和孕期使用 5- 羟色胺选择性再摄取抑制剂是令人信服的或高度提示性的证据。母亲自身免疫性疾病是另一个风险因素，对子代 ASD 的发病风险具有高度提示作用。此外，父亲生育年龄越大，子代 ASD 的发病率越高。

（三）发育迟缓 / 智力障碍

DD/ID 相关的致病因素研究较早，相关文献报道很多，包括产前、围产期及产后相关疾病。

1. 产前因素 包括以 TORCH 感染为主的孕期感染，宫内营养不良，孕期罹患严重躯体疾病（如高血压、心脏病、糖尿病、严重贫血、缺碘等）均可能影响胎儿发育。母亲孕期情绪因素，如长期焦虑、抑郁或遭受急性精神创伤，均有可能对胎儿中枢神经系统发育产生不良影响。

2. 围产期因素 包括异常分娩（如早产、产伤），窒息，缺氧缺血性脑病，新生儿低血糖，高胆红素血症；新生儿营养不良，如蛋白质的严重缺乏；新生儿颅脑损伤、脑血管意外、中毒性脑病等。

3. 产后因素 包括中枢神经系统严重感染，如各种致病菌引起的脑炎和脑膜炎；严重颅脑外伤，如脑震荡、颅内出血；

各种原因引起的脑缺氧；代谢性疾病，如甲状腺功能减退；严重营养不良等。

四、家庭、社会因素

儿童的神经心理行为与家庭环境密切相关，不良的家庭环境对儿童的不良行为起示范和强化作用，主要的家庭、社会环境因素包括以下几个方面。

（一）家庭社会经济因素

家庭社会经济地位是一个综合性的概念，用来描述家庭在社会层级中的地位和经济状况，通常涵盖多个因素，如父母收入、教育水平、职业、家庭住房条件等，是影响儿童神经心理行为结局的重要因素。研究表明，低家庭社会经济地位对儿童神经心理行为的不良影响体现在多个方面，包括整体认知（如智商、学业成就）和特定行为表现（如语言信息处理、工作记忆、认知控制等）；同时与更多外化疾病（如 ADHD、破坏性行为障碍）和内化症状（如焦虑、抑郁）的发生有关。

（二）家庭关系和教育方式

与正常儿童的父母相比，神经心理发育异常儿童的父母存在更多的婚姻问题，家庭成员之间缺乏信任和支持，容易产生冲突，缺乏亲密、轻松、积极、健康的家庭环境。一方面，生活在父母经常吵架、相互谩骂、攻击，甚至分居、离婚环境中的儿童，精神常常处于紧张、压抑、恐惧、不安和矛盾状态，容易出现神经兴奋性异常、功能紊乱、难以自控等表现，进而出现多动冲动、注意力不集中、情绪不稳等行为问题。同时，纵向研究发现，儿童行为问题本身也会加剧家庭冲突，提示不良家庭关系和儿童行为问题存在双向影响。

（三）学校和社会因素

在学校生活方面，儿童面临较大的学业压力，睡眠不足和不良的同学关系或师生关系等都影响儿童的神经心理健康。研究结果表明，过重的学业压力与更多的发育行为疾病如ADHD、抽动障碍、对立违抗的发生有关，也增加了非自杀性自伤行为风险。睡眠不足会导致注意力不易集中、记忆力减退、思维迟钝等情况，也会出现情绪低落、烦躁易怒或焦虑紧张等问题。不良的师生关系和同学关系都可以增加儿童外化问题行为的发生风险。

综上所述，不良环境因素在儿童神经发育障碍发病因素中的作用不容忽视。因此，如何在一般人群中监测和早期预防干预这些高危环境因素，是一项关系到儿童和国家未来的重要公共卫生问题。

（四）屏幕暴露

1. 屏幕暴露的定义及现状 屏幕暴露（screen exposure）是指一系列基于观看屏幕的活动，屏幕媒介包括电视、电脑或平板电脑、手机等，活动内容包括观看视频、浏览网页、线上聊天、玩电子游戏、完成家庭作业等。近年来，屏幕已经成为孩子们日常生活中不可或缺的一部分，儿童接触屏幕的时间越来越长，而且接触屏幕的年龄也越来越小，呈现普遍化、低龄化、过度化的趋势。

在2022年的全球数据中，来自六大洲57个国家的调查显示，大约60%~65%的5~17岁儿童和青少年的日均屏幕使用时间超过2小时。在这项调查中，加拿大、苏格兰、泰国和威尔士的数据尤为突出，超过80%的儿童和青少年的日均屏幕使用时间大于 2 小时，这一比例显著高于全球平均水平。而在印度尼西亚、黑山和菲律宾，只有 27%~33% 的儿童和青少年的日均屏幕使用时间超过 2 小时。中国儿童和青少年的日均屏幕使用时间超过 2 小时的比例为 60%~65%。

2. 屏幕暴露对儿童早期发展的影响

(1) 对语言的影响：过度的屏幕暴露(包括观看屏幕时间和背景电视，即电视开着但无人观看的时间)与儿童较低的语言能力相关，当 15~48 月龄的儿童每天观看电视时间大于 2 小时，发生语言发育迟缓的风险增加 3 倍；而质量高的屏幕暴露(如教育类的内容，照养人的陪伴)与儿童的语言能力发育呈正相关。12 月龄前开始看电视且每天看电视时间超过 2 小时的儿童，出现语言发育迟缓的可能性是几乎不看电视儿童的 6 倍。在屏幕暴露时间方面，目前存在部分机制与理论，用来解释过度的屏幕暴露时间对儿童语言发育的负面影响：①替代理论认为，屏幕暴露时间占用适合儿童语言发展学习的时间，如假扮性游戏、共享阅读等，而屏幕的某些特征，如闪烁的灯光、快速变化的场景，无论是儿童主动观看还是作为背景播放，都是一种几乎没有发展价值的吸引注意力的刺激；②社交缺陷理论认为，屏幕暴露时间的增加可能会限制儿童与朋友和家人的社会互动，而这些互动对发展语言、沟通和社会情感技能至关重要；③转化缺陷理论认为，年幼儿童难以把屏幕中观看的内容与现实世界中的真实经验结合起来。屏幕和现实世界之间的一个重要的感知差异是，现实是通过立体视觉深度感知的，每只眼睛捕获的两个单独的图像会被大脑组合起来。而立体视觉在 5 月龄开始发展，图像深度视觉在 7 月龄左右出现，所以年幼儿童存在转化缺陷。这种转化缺陷在 2~2.5 岁开始慢慢消失，但对于某些复杂的任务，转化缺陷可能要持续到 3 岁。研究发现，12 月龄时，婴儿模仿屏幕上 2D 模型的动作所需的演示次数及暴露时间是现实世界 3D 模型的 2 倍。所以,与面对面交流和接触相比,年幼儿童从电视、电脑和书本等二维信息中学习到的知识较少,与他人互动仍然是学习语言和获取信息的重要来源。另外,也有神经生物学证据证实,使用屏幕的频率越高,与儿童语言及读写能力相关脑区的白质纤维的髓鞘化程度越差。

照养人共同观看是评判屏幕暴露质量的重要指标,队列研究显示与儿童独自观看节目相比,父母陪伴观看节目的儿童在 3~4 岁时接受性词汇得分更高;横断面研究表明 8~16 月龄儿童中,父母陪同儿童共同观看频率越高,儿童词汇得分越高。在共同观看时,照养人更有可能选择更适合儿童观看的高质量的节目,同时增加与儿童的互动,为儿童讲解观看内容,帮助儿童更好地理解与学习。

(2)对认知的影响:3 岁以下儿童接触屏幕对他们的认知发展的利弊取决于观看发生的环境(即节目内容、父母对节目选择的投入、孩子观看屏幕时父母的参与、背景电视等)。上文提及的转化缺陷理论亦有助于理解屏幕对认知的影响,儿童存在从屏幕上学习的缺陷,因此在无照养人参与的情况下,无法有效学习;而当屏幕被作为照养人和儿童互动的工具时,它可能是有益的。从屏幕暴露时间来看,与未接触电视的儿童相比,6 月龄时平均每天接触电视 2 小时的婴儿,在 14 月龄时认知表现较差。有研究发现 1 岁和 3 岁每天看电视的小时数可以预测 7 岁时的注意缺陷多动障碍,但当把屏幕内容作为协变量控制时,发现 3 岁以前观看教育类节目与注意力问题无明显关联,而每观看 1 小时的娱乐类节目,其注意力问题的发生率增加 1 倍。即使当儿童在进行其他活动时(例如游戏、吃饭、学习等)播放电视,也容易分散儿童对正在进行的活动的注意力。研究表明,背景电视会打断 6、12、24、26 月龄儿童的游戏时间，即使他们观看的屏幕时间不长，但电视上频繁发生的视听变化也会导致儿童反复朝向屏幕，广告尤其吸引儿童的注意力，因为年幼儿童尚无法很好地控制他们的注意焦点。2012 年起，上海建立了一项出生队列研究，探究屏幕暴露与儿童的认知关系，从孕晚期开始追踪至儿童 6 岁，在控制了人口学特征（儿童性别、母亲受教育程度、家庭收入）、母亲心理健康、儿童 6 月龄时的气质类型、儿童 12 月龄的认知水平后，屏幕暴露时间持续较低组的韦氏智力总分比晚期屏幕暴露时间增长组和早期屏幕暴露时间增长组高 7~8 分。无论是晚期屏幕暴露时间增长组还是早期屏幕暴露时间增长组，工作记忆和加工速度都受到影响。

(3) 对心理健康的影响：电子媒介为儿童青少年带来了丰富的资讯和详尽的信息，是他们了解整个世界必不可少的工具和渠道。然而，2022 年基于 87 项研究 159 425 名 12 岁以下儿童的荟萃分析发现，屏幕暴露时间增加会有更多的外向性行为问题（冲动、注意缺陷 / 多动障碍）以及内向性行为问题（焦虑、抑郁）。其中，与女童相比，男童的屏幕暴露时间与外向性行为问题的相关性更强，此结果有可能与男童本身的屏幕暴露时间长有关。屏幕暴露时间也有可能通过取代睡眠时间、运动时间等来影响心理健康。研究发现，仅当平均每晚睡眠时间少于 9.88 小时，儿童的屏幕暴露时间才与外向性行为问题呈正相关，而睡眠不足的儿童可能无法应对屏幕暴露的负面影响，或无法从屏幕暴露的正面影响中获益，因此更容易出现行为问题。除了屏幕暴露时间之外，屏幕内容也对儿童的心理行为产生一定的影响。儿童可能会接触到不适当的内容（如有攻击性或暴力内容），根据社会学习理论（social learning theory），儿童可能会在反复不适当内容暴露后对他人也产生类似的攻击性行为。

(4)对社交的影响:随着科学技术的日益普及,屏幕暴露逐渐成为现代生活的常态,但这一现象对于儿童的发展带来了一系列的问题与挑战,特别是对他们的社交技能培养方面。大量研究发现,儿童过早和过度的屏幕暴露与其社交能力的发展质量存在负面的关联。具体而言,在生命的第一年里,那些未接触屏幕的儿童,其在改良婴幼儿孤独症量表(modified checklist for autism in toddlers,M-CHAT)上的阳性率仅为4.4%。这一量表广泛用于评估婴幼儿是否有孤独症谱系障碍的早期迹象。相比之下,12月龄有屏幕暴露的儿童其阳性率提升至8.3%,几乎翻了一倍。这一差异揭示了屏幕暴露可能对儿童社交能力发展的潜在风险。随着儿童年龄的增长,屏幕暴露时间的增加对社交能力的负面影响似乎更加明显。研究发现,若18月龄的儿童每日屏幕暴露时间超过4小时,其在M-CHAT量表上的阳性率升高至11%,而每日屏幕暴露时间少于3小时者阳性率则相对较低,仅为6.7%。值得鼓舞的是,减少屏幕暴露似乎能够为儿童社交能力的改善提供一条可行的路径。研究表明,当儿童的屏幕暴露时间减少后,将在眼神互动、面部表情等社交技能方面展现出显著的进步。这一结果不仅凸显了早期干预的潜力,也为父母和照顾者提供了实用的指导,即通过有意识地限制屏幕暴露时间,可以促进儿童社交技能的健康发展。

(5)对睡眠的影响:睡眠对婴幼儿的神经发育极其重要。睡眠不充足(包括睡眠时间不足和睡眠质量下降),会损害身体及心理健康以及儿童心理社会功能。从婴儿期到青少年期,屏幕使用时间与睡眠时间和质量关系密切。睡眠与屏幕暴露时间存在相互作用。上海地区学龄前儿童睡眠健康问题的流行病学研究发现,屏幕暴露是儿童睡眠障碍的独立危险因素。学龄前重点关注屏幕暴露对婴幼儿睡眠时间和睡眠节律的影响。学龄期则侧重于关注屏幕暴露对儿童睡眠质量及健康方面的影响。

1）屏幕暴露时间影响睡眠：体育活动对儿童的睡眠健康有利。屏幕使用时间增加占据了儿童身体活动和体育运动的时间，从而推迟就寝时间、缩短总睡眠时间和质量。低收入家庭的儿童看电视更多，睡眠质量更低。屏幕使用的昼夜时间对婴幼儿的睡眠节律产生不利影响。夜间和睡前屏幕使用使儿童暴露在强光下，屏幕设备的光照射到视网膜后，抑制褪黑素的分泌，影响褪黑素产生的时间规律，从而导致昼夜节律紊乱。并且屏幕设备的光亮对褪黑素的分泌和生物节律的影响具有一定的时间累积效应。此外，在眼睛的发育阶段，晶状体更加透明，对光线更为敏感。暴露在同样强度的光下，儿童褪黑素水平下降的程度是成人的 2 倍。

2）主动被动屏幕暴露：不同年龄段儿童接触的电子屏幕类型有差异。学龄前主要以被动屏幕暴露为主，学龄期则以主动的屏幕使用为主，包括社交软件、视频、游戏等。婴幼儿使用电视时间的增加可能引起儿童午休时间和就寝时间不规律。触屏设备能影响 6~36 月龄婴幼儿的睡眠，其使用可增加婴幼儿日间睡眠时间（平均 10.8 分钟），同时减少夜间睡眠时间（平均 15.6 分钟），总体夜间和日间睡眠时间减少，入睡时间延长。婴幼儿被动屏幕暴露，如观看成人受众的电视节目，与儿童睡眠障碍的发生关系密切。被动和主动屏幕暴露均能使 5~6 岁儿童产生睡眠觉醒转换障碍。观看有暴力内容的节目也对儿童的睡眠健康不利，每天观看 12 分钟的暴力内容整体上能增加学龄前期儿童睡眠不足的风险。

3. 屏幕暴露指南 2019 年，世界卫生组织（World Health Organization，WHO）发布了《5 岁以下儿童的身体活动，久坐行为和睡眠指南》，其中专门提及对于 5 岁以下儿童使用电子屏幕的建议(表 2-2)。

表 2-2 WHO《5 岁以下儿童的身体活动,久坐行为和睡眠指南》

年龄	建议
1 岁及以下婴儿	不建议接触屏幕
1~2 岁儿童	对于 1 岁儿童,不建议久坐不动的屏幕时间(如看电视或视频,玩电脑游戏);对于 2 岁儿童,久坐不动的屏幕时间不应超过 1 小时,少则更好
2~5 岁儿童	久坐不动的屏幕暴露时间不超过 1 小时,少则更好

综上所述,虽然屏幕设备在现代生活中不可或缺,但对于儿童而言,过度屏幕暴露是一个不容忽视的风险因素,尤其对他们神经心理发育的早期发展有不利影响。因此,应提高公众对屏幕使用的认识,增加亲子互动时间,鼓励父母为儿童提供高质量的陪伴,包括安排合理的户外体育活动计划,从而减少儿童屏幕使用的机会,主动限制入睡前电子设备的使用,减少儿童接触暴力或恐怖的媒体内容等。通过有意识地管理屏幕暴露时间,为儿童提供一个更有利于其全面发展的环境,这不仅关乎儿童个体的福祉,也与未来社会的健康发展密切相关。

(白 云 李 斐 章依文 戴礼猛)

| 自 | 我 | 测 | 试 |

一、单项选择题

1. 脆性 X 综合征在家系中的遗传方式是

A. 常染色体显性遗传　　B. 常染色体隐性遗传

C. X 连锁隐性遗传　　D. X 连锁显性遗传

2. 男性 X 染色体基因发生的变异称为

A. 纯合变异　　B. 杂合变异

C. 半合子变异　　D. 复合杂合变异

3. 关于神经心理发育异常风险因素，以下说法正确的是

A. 只受遗传因素影响

B. 只受环境因素影响

C. 环境因素与遗传因素交互作用

D. 环境因素与遗传因素都不影响

4. 关于神经心理发育的不良环境暴露，以下说法错误的是

A. 理化因素　　B. 疾病因素

C. 家庭社会环境因素　　D. 与环境暴露无关

5. 在神经心理发育异常中属于理化因素的环境因素是

A. 家庭氛围　　B. 遗传因素

C. 母体感染　　D. 重金属污染物

6. 神经心理发育异常中，属于家庭社会环境因素的是

A. 母亲孕期吸烟或酗酒　　B. 基因变异

C. 较低的家庭收入水平　　D. 婴儿时期的感染病史

7. 2019 年世界卫生组织建议 2~5 岁儿童屏幕暴露时间

A. ≤1 小时　　B. ≤2 小时

C. ≤3 小时　　D. ≤4 小时

8. 2019 年世界卫生组织建议 1 岁以下儿童屏幕暴露时间

A. ≤1 小时　　B. 不接触

C. ≤3 小时　　D. ≤4 小时

9. 以下关于屏幕暴露对儿童早期发育的影响，正确的是

A. 首次接触屏幕暴露的年龄越早越好

B. 父母陪同儿童观看高质量节目有助于儿童早期发育

C. 屏幕暴露和肥胖无关

D. 睡前屏幕暴露不影响睡眠

10. 儿童的立体视觉开始发展的年龄是

A. 3 月龄 B. 5 月龄

C. 7 月龄 D. 9 月龄

二、多项选择题

1. NDDs 的常见遗传学病因常包括

A. 染色体变异 B. 基因组变异

C. 单基因变异 D. 多基因变异

2. NDDs 的病因学包括

A. 遗传因素 B. 环境因素

C. 免疫因素 D. 代谢及其他等因素

3. 遗传检测和咨询的意义包括

A. 辅助诊断 B. 鉴别诊断

C. 发现新疾病 D. 发现新致病基因

4. 儿童神经发育异常中，疾病可能的高危因素有

A. 母亲怀孕时患感染性疾病

B. 婴儿期接触有毒物质

C. 家庭成员中有遗传性疾病史

D. 儿童出生时低体重

5. 可能对儿童神经发育产生负面影响的因素有

A. 良好的早期教育环境

B. 家庭经济困难

C. 频繁的噪声污染

D. 母亲孕期营养过度

6. 生命早期的不良环境暴露对遗传因素产生修饰作用

的可能途径有

A. 引起染色体异常　　　　B. 引起基因突变

C. 影响基因表达　　　　　D. 增加遗传易感性

7. 屏幕暴露对儿童早期发展的影响有

A. 语言　　　　　　　　　B. 认知

C. 心理健康　　　　　　　D. 睡眠

8. 以下属于屏幕暴露的活动有

A. 看电视　　　　　　　　B. 打电脑游戏

C. 用平板看抖音视频　　　D. 线上完成家庭作业

9. 屏幕暴露质量的评估指标有

A. 观看节目的类型

B. 观看节目的时长

C. 是否有照养人陪同观看

D. 照养人与儿童共同讨论节目内容

10. 屏幕暴露影响儿童睡眠的原因可能有

A. 占用日常体育运动时间

B. 抑制褪黑素分泌

C. 观看的内容易使人兴奋

D. 儿童对屏幕光照刺激更敏感

三、病例分析题

小明，男，2 岁，出生后的几个月内表现出明显的发育迟缓，包括运动、语言发育落后，眼神对视、呼名反应尚可。医生询问病史，了解到小明的母亲在怀孕期间患有感染性疾病，此外父母经济拮据，住房邻近高架桥。家庭中没有明显的遗传性疾病史。

问题：小明在神经心理发育方面出现的问题可能受到哪些因素的影响？

参考文献

[1] PARENTI I, RABANEDA L G, SCHOEN H, et al. Neurodevelopmental disorders: from genetics to functional pathways. Trends Neurosci, 2020, 43 (8): 608-621.

[2] SAVATT J M, MYERS S M. Genetic testing in neurodevelopmental disorders. Front Pediatr, 2021, 9: 526779.

[3] BLESSON A, COHEN J S. Genetic counseling in neurodevelopmental disorders. Cold Spring Harb Perspect Med, 2020, 10 (4): a036533.

[4] YUAN H, SHANGGUAN S, LI Z, et al. CNV profiles of Chinese pediatric patients with developmental disorders. Genet Med, 2021, 23 (4): 669-678.

[5] RIGGS E R, ANDERSEN E F, CHERRY A M, et al. Technical standards for the interpretation and reporting of constitutional copy-number variants: a joint consensus recommendation of the American College of Medical Genetics and Genomics (ACMG) and the Clinical Genome Resource (ClinGen). Genet Med, 2020, 22 (2): 245-257.

[6] LIU C, HUANG L, HUANG S, et al. Association of both prenatal and early childhood multiple metals exposure with neurodevelopment in infant: a prospective cohort study. Environ Res, 2022, 205: 112450.

[7] SKOGHEIM T S, WEYDE K V, AASE H, et al. Prenatal exposure to per-and polyfluoroalkyl substances (PFAS) and associations with attention-deficit/hyperactivity disorder and autism spectrum disorder in children. Environ Res, 2021, 202: 111692.

[8] BÖLTE S, GIRDLER S, MARSCHIK P B. The contribution of environmental exposure to the etiology of autism spectrum disorder. Cell Mol Life Sci, 2019, 76 (7): 1275-1297.

[9] NIELSEN T C, NASSAR N, SHAND A W, et al. Association of maternal autoimmune disease with attention-deficit/hyperactivity disorder in children. JAMA Pediatrics, 2021, 175 (3): e205487.

[10] KIM J Y, SON M J, SON C Y, et al. Environmental risk factors and

biomarkers for autism spectrum disorder: an umbrella review of the evidence. Lancet Psychiatry. 2019, 6 (7): 590-600.

[11] MADIGAN S, MCARTHUR B A, ANHORN C, et al. Associations between screen use and child language skills: a systematic review and meta-analysis. JAMA pediatrics, 2020, 174 (7): 665-675.

[12] ZHAO J, YU Z, SUN X, et al. Association between screen time trajectory and early childhood development in children in China. JAMA pediatrics, 2022, 176 (8): 768-775.

[13] EIRICH R, MCARTHUR B A, ANHORN C, et al. Association of screen time with internalizing and externalizing behavior problems in children 12 years or younger: a systematic review and meta-analysis. JAMA psychiatry, 2022, 79 (5): 393-405.

[14] HEFFLER K F, SIENKO D M, SUBEDI K, et al. Association of early-life social and digital media experiences with development of autism spectrum disorder-like symptoms. JAMA pediatrics, 2020, 174 (7): 690-696.

[15] LISSAK G. Adverse physiological and psychological effects of screen time on children and adolescents: Literature review and case study. Environ Res, 2018, 164: 149-157.

第三章 常用神经心理行为评估量表及解读

第一节 发育筛查类评定量表

一、中国儿童心理行为发育问题预警征象

（一）概述

中国儿童心理行为发育问题预警征象（以下简称预警征）是适合中国国情、可以快速了解儿童心理行为发育状况的简便工具。

（二）适用范围及测试

1. 适用年龄 0~6岁儿童。

2. 适用范围 供基层儿科医生在儿童健康体检时进行快速发育筛查、发育监测。

3. 测试形式和内容 采用工作人员与照养人一对一询问的方式进行测试，无需特定工具，5分钟即可完成。内容涵盖语言、个人-社交、精细运动、大运动4个方面（表3-1）。

（三）结果解读

发现任何一条预警征象阳性，应根据阳性条目提示采用其他检查工具做进一步的筛查和诊断。本机构人员不具备进一步筛查诊断条件时，应转诊到上级医疗机构。

表 3-1 儿童心理行为发育问题预警征象

年龄	预警征象	年龄	预警征象
3 月龄	1. 对很大声音没有反应	18 月龄	1. 不会有意识叫“爸爸”或“妈妈”
	2. 逗引时不发音或不会微笑		2. 不会按要求指人或物
	3. 不注视人脸，不追视移动的人或物品		3. 与人无目光交流
	4. 俯卧时不会抬头		4. 不会独走
6 月龄	1. 发音少，不会笑出声	2 岁	1. 不会说 3 个物品的名称
	2. 不会伸手抓物		2. 不会按吩咐做简单事情
	3. 紧握拳松不开		3. 不会用勺吃饭
	4. 不能扶坐		4. 不会扶栏上楼梯 / 台阶
8 月龄	1. 听到声音无应答	2 岁半	1. 不会说 2~3 个字的短语
	2. 不会区分生人和熟人		2. 兴趣单一、刻板
	3. 双手间不会传递玩具		3. 不会示意大小便
	4. 不会独坐		4. 不会跑
12 月龄	1. 呼唤名字无反应	3 岁	1. 不会说自己的名字
	2. 不会模仿“再见”或“欢迎”动作		2. 不会玩“拿棍当马骑”等假想游戏
	3. 不会用拇、示指对捏小物品		3. 不会模仿画圆
	4. 不会扶物站立		4. 不会双脚跳

续表

年龄	预警征象	年龄	预警征象
4岁	1. 不会说带形容词的句子	6岁	1. 不会表达自己的感受或想法
	2. 不能按要求等待或轮流		2. 不会玩角色扮演的集体游戏
	3. 不会独立穿衣		3. 不会画方形
	4. 不会单脚站立		4. 不会奔跑
5岁	1. 不能简单叙述事情经过		
	2. 不知道自己的性别		
	3. 不会用筷子吃饭		
	4. 不会单脚跳		

（四）在神经发育障碍性疾病中的应用

适用于全面性发育迟缓、孤独症谱系障碍、语言发育迟缓及运动发育落后的早期筛查。

应用举例：6月龄女孩，社区体检时发现该儿童不看人、发音少、不能逗笑；能够扶坐、主动伸手抓物、双手多呈自然打开状态。6月龄预警征筛查第1条未通过，建议转到上级医疗机构做进一步检查。

二、丹佛发育筛查测验

（一）概述

丹佛发育筛查测验（Denver Development Screen Test，DDST）

是由美国学者提出的一种简明的发育筛查工具，目前在中国也广泛应用。

（二）适用范围及测试

1. 适用年龄 0~6 岁儿童。

2. 适用范围 供基层医务人员对儿童进行常规发育筛查、发育监测。

3. 测试形式和内容 需配合特定测试工具使用，大部分项目由测试者现场观察儿童对测试项目的反应和完成情况进行评判，小部分项目由询问家长获得，一般需要 10~20 分钟。内容涵盖个人 - 社会、精细动作 - 适应性、言语、大动作四个方面。

（三）结果解读

测试结果分为正常、可疑、异常及无法判断四种情况。1 个能区未通过为可疑，2 个及以上能区未通过为异常。如果第一次为异常、可疑或无法判断时，2~3 周后应复查。如复查结果仍为异常、可疑或无法判断，而且家长认为测试结果与儿童日常的表现基本符合，应转诊到专业机构做进一步检查。

（四）在神经发育障碍性疾病中的应用

适用于全面性发育迟缓、孤独症谱系障碍、语言障碍及运动发育落后的早期筛查及发育水平的定期监测。

应用举例：2 岁 6 个月男孩，常规健康检查时发现只会说单字，否认听力异常。DDST 筛查：言语及个人 - 社会能区均存在 2 项迟缓项目。3 周后复查仍存在异常，遂建议到上级医院进一步检查。

三、绘人测验

（一）概述

绘人测验（Draw A Person Test，DPT）是由美国学者提出的一种简便的、对于具有绘画能力儿童进行的筛查测验，既可测验儿童智力的成熟程度，又可提示儿童的心理状态。

（二）适用范围及测试

1. 适用年龄 4~12 岁具有绘画能力的儿童。

2. 适用范围 基层医务人员对个别儿童或儿童团体进行智力筛查测验，同时也用于临床了解儿童心理问题。

3. 测试形式和内容 绘人测验可个别或团体进行，测试时只需要准备 A4 白纸、铅笔、橡皮，测试指示语：请你在这张白纸上画一个全身的人。测验不限时间，但多在 10~20 分钟内完成。通过绘画活动，反映出儿童的注意力、观察力、记忆力、想象力和创造力，以及空间知觉和方位知觉水平，体现着儿童的认知由形象思维向抽象逻辑思维的发展。

（三）结果解读

根据北京儿童绘人测验评分方法进行记分，并查表（详见相关操作手册）得出智商。智商设定五级评价标准，具体如下（表 3-2）。

（四）在神经发育障碍性疾病中的应用

本测验适用于群体神经心理发育水平的筛查，也可用于具有绘画能力的全面发育迟缓、孤独症谱系障碍、智力障碍、交流障碍等神经发育障碍性疾病患儿的智力筛查、定期监测。

表 3-2 北京儿童绘人测验智商评价标准

智商	等级
≥130	高智能
115~129	中上智能
85~114	中等智能
70~84	中下智能
<70	低智能

应用举例：6 岁女孩，因不与家人以外的其他人说话，家长为求智力评估来诊。查体：一般状态可，目光交流良好，不回答问题，心肺腹及神经系统查体未见异常。因该儿童不与测试者说话，无法配合完成韦氏智力测试，做绘人测验，该儿童配合，得出智商 95 分，为中等水平，智力障碍可能性小。

四、皮博迪图片词汇测试

（一）概述

皮博迪图片词汇测试（Peabody Picture Vocabulary Test，PPVT）是根据 Peabody 图片词汇测试进行编制，后经多次修订在我国应用的智力筛查工具。

（二）适用范围及测试

1. 适用年龄 3 岁 3 个月 ~9 岁 2 个月儿童。

2. 适用范围 供基层医务人员对个别儿童或儿童团体进行智力筛查，尤其适用于因各种原因引起的语言表达丧失或表达能力弱的儿童。

3. 测试形式和内容 测试工具为 122 幅黑白线图，由测试者按指导语说一个词语，被试者指出一幅与词语相符的图，不需要被试者讲话。本测试能够反映儿童的语言感受能力和语言理解能力。

（三）结果解读

测试过程中答案符合标准得 1 分。累计正确分数为原始分，通过查原始分与智商对照表可得出智商，查原始分与智龄对照表可得出智龄（参考相关记分手册）。智商设定十级评价标准，具体如下（表 3-3）。

表 3-3 皮博迪图片词汇测试智商评价标准

智商	等级
≥130	非常优秀
120~129	优秀
110~119	睿智
90~109	中智
80~89	钝智
70~79	边缘智力
55~69	轻度智力发育迟缓
40~54	中度智力发育迟缓
25~39	重度智力发育迟缓
<25	极重度智力发育迟缓

（四）在神经发育障碍性疾病中的应用

本测验可用于全面发育迟缓、孤独症谱系障碍、智力障碍、交流障碍等疾病患儿的智力筛查、定期监测，尤其适用于各种原因所致无表达能力或表达能力弱儿童的智力筛查。

应用举例：7 岁 2 个月儿童，因不与外人说话来诊。查体：一般状态可，目光交流良好，不回答问题，心肺腹及神经系统查体未见异常。因该儿童不与测试者说话，无法配合完成韦氏智力测试，给予皮博迪图片词汇测试。测试中原始分为 63 分。查原始分与智龄对照表，可得出其智龄为 6 岁 4 个月。查原始分与智商对照表可得智商为 94 分，中智水平，不考虑智力原因所致的不与外人说话。

第二节　发育诊断类评定量表

一、Gesell 发育量表

（一）概述

Gesell 发育量表（Gesell Developmental Schedule，GDS）是评估诊断儿童发育水平的心理测量工具，也是用于评定儿童智力残疾的标准化方法之一。

（二）临床应用

1. 适用年龄　0~6 岁儿童。

2. 适用范围　本量表主要供具备一定的儿童保健、儿童发育行为从业经验，且经过标准化培训并取得资格的测评师，对正常或存在高危因素的儿童进行发育筛查、发育监测；对可疑存在发育异常儿童进行初步判定；对特殊儿童训练效果进行监测。

3. 测试形式和内容　本量表需配合特定的测试工具使用，大部分项目由测试者现场观察儿童对测试项目的反应和完成情况进行评判，也有小部分项目由询问家长获得，测评时间约需40~120分钟。内容涵盖大运动、精细动作、语言、个人-社会、适应性行为五部分。

(三)结果解读

量表测评结束后可计算出每一能区及整体发育商,根据发育商不同水平,将儿童的发育状态划分如下(表3-4)。

表3-4 Gesell发育量表发育商分级

发育商数	分度
55~75	轻度缺陷
40~54	中度缺陷
25~39	重度缺陷
<25	极重度缺陷

注:Gesell发育量表以适应性能区作为儿童发育水平的总体代表。但因5个能区的结果体现儿童行为发育的各个不同维度水平。故在临床上进行结果分析时,需针对每个维度的行为模式进行分析,而不能仅以计算的总和或平均值代表儿童的发育水平。

(四)在神经发育障碍性疾病中的应用

可用于辅助全面性发育迟缓/智力障碍的诊断;0~6岁神经发育障碍性疾病发育水平的评估和治疗效果的监测。

应用举例:3.5岁女孩,因不能说成句话来诊,家长否认听力异常。患儿系G_1P_1,母亲怀孕期间身体健康、出生史正常。3个月翻身、6个月坐,8个月爬,12个月独走。查体:一般状态良好,目光交流及呼名反应好,可双字词表达,未见重复刻板样动作、语言及感觉异常。Gesell发育水平测试显示语言能区发育商为57分,其余四个能区均>85分,结合患儿病史、症状、查体表现及Gesell发育水平测试结果考虑该儿童为语言发育迟缓,给予康复指导,建议行家庭康复,1个月后复诊。

二、Griffiths 发育评估量表

（一）概述

Griffiths 发育评估量表（Griffith Mental Development Scales，GMDS）由英国心理学家 Ruth Griffith 编制，Griffiths 发育评估量表中文版（Griffiths Development Scales-Chinese Edition，GDS-C）已完成中国常模研究修订，并广泛应用于临床。

（二）临床应用

1. 适用年龄 0~8 岁儿童。

2. 适用范围 本量表主要供具备一定的儿童保健、儿童发育行为从业经验，且经过标准化培训并取得资格的测评师，对正常或存在高危因素的儿童进行发育筛查、发育监测；对可疑存在发育异常的儿童进行初步判定；对特殊儿童训练效果进行监测。

3. 测试形式和内容 本量表需配合特定的测试工具使用，大部分项目由测试者现场观察儿童对测试项目的反应和完成情况进行评判，也有小部分项目由询问家长获得，测评时间约需 30~120 分钟。内容涵盖运动、个人与社会、听力与语言、手眼协调、操作、推理六个部分。因 2 岁之前儿童抽象思维能力尚不成熟，仅设置除推理之外的五个能区。

（三）结果解读

六个部分测验发育商得分均可根据自己的常模标准转换为百分数值和标准值 Z 值，其中按照 Z 值的不同水平，将儿童的发育状态划分如下（表 3-5）。

表 3-5　Griffiths 发育评估量表发育状态分级

Z 值	分度
≥ –1	正常
–2~–1	轻度迟缓
<–2	重度迟缓

（四）在神经发育障碍性疾病中的应用

可用于辅助全面性发育迟缓 / 智力障碍的诊断；孤独症谱系障碍、注意缺陷多动障碍、交流障碍、学习障碍、抽动障碍患儿发育水平的评定和鉴别诊断；0~8 岁神经发育障碍性疾病儿童治疗效果的监测。

应用举例：4.5 岁男孩，因语言落后，在幼儿园不合群来诊，家长否认听力异常。患儿系 G_1P_1，母亲怀孕期间身体健康、出生史正常。3 个月翻身、6 个月坐，8 个月爬，12 个月独走，2 岁开始有意识说爸爸、妈妈。查体：一般状态良好，目光交流少，呼名不应，可双字词表达，多自言自语，喜欢反复排列汽车。孤独症行为量表 67 分，儿童孤独症评定量表 36 分，Griffiths 发育测试显示各部分测验 Z 值均<–2，为重度迟缓状态。结合患儿病史、症状、查体表现考虑患儿符合孤独症谱系障碍诊断，Griffiths 发育水平测试结果提示发育水平受影响，建议家长行康复训练，进一步行病因检查。

三、Wechsler 智力测验

（一）概述

韦氏智力量表是国际公认的最权威、使用范围最广的诊断性智力测验。由美国心理学家David Wechsler编制，包括韦氏学前及初小儿童智力量表（Wechsler Preschool and Primary Scale of Intelligence，WPPSI）、韦氏儿童智力量表（Wechsler Intelligence Scale for Children，WISC）、韦氏成人智力量表（Wechsler Aduit Intelligence Scale，WAIS）三套智力量表。Wechsler智力测验问世后曾多次修订，目前临床应用较广的是WISC-Ⅳ。

（二）临床应用

1. 适用年龄　韦氏学前及初小儿童智力量表（WPPSI）适用于2.5~6岁儿童；韦氏儿童智力量表（WISC）适用于6~16岁儿童；韦氏成人智力量表（WAIS）适用于16岁以上儿童及成人。

2. 适用范围　本量表主要供经过标准化培训并取得资格的人员使用，既可以用于对一般认知功能进行全面评估，也能用于识别智力超常和智力障碍、认知方面的强项和弱项。评估结果能够对临床有较好的指导作用。

3. 测试形式和内容　本量表需配合特定的测试工具使用，由测试者现场观察儿童对测试项目的反应和完成情况进行评判，测评时间约需60~80分钟。测试内容一般分为言语分测验和操作分测验两部分。

（三）结果解读

以WISC-Ⅳ儿童智力量表为例进行结果解读说明。测试结果由言语理解指数（测评儿童在学习和运用语言、概念形成、分析比较以及综合判断等抽象思考方面的能力）、知觉推理指数（测评儿童对视觉信息的抽象推理、空间知觉、视觉组织以及概括分析等能力）、工作记忆指数（反映儿童的短时记忆、对外来信息的存储和加工以及输出信息的能力)、加工速度指数(儿童处理简单而有规律信息的速度、记录的速度和准确度、注意力以及书写能力等)、总智商(儿童的总体认知能力,是对儿童智力活动水平的综合评估)五种合成分数表示,具体等级如下(表 3-6)。

表 3-6 WISC-Ⅳ儿童智力量表合成分数或总智商分级

说明	合成分数或总智商
低弱水平	≤69
临界水平	70~79
中下水平	80~89
中等水平	90~109
中上水平	110~119
优秀	120~129
非常优秀	≥130

(四)在神经发育障碍性疾病中的应用

可用于智力障碍、孤独症谱系障碍、注意缺陷多动障碍、交流障碍、学习障碍、抽动障碍患儿发育水平的评定。

应用举例:8 岁男孩,因在校注意力不集中、小动作多,爱与同学起冲突来诊。患儿系 G_1P_1,母亲怀孕期间身体健康,出生史、生长发育史正常。查体:一般状态良好,目光交流良好,回答问题爱抢答,心肺腹及神经系统查体均未见异常。结合患儿病史、症状、体征考虑,需警惕存在注意缺陷多动障碍的可能,进行韦氏儿童智力量表(WISC)测验,结果显示言语理解指数、知觉推理指数、工作记忆指数、加工速度指数、总智商均在 110~119 之间,为中上水平,排除因智力因素导致的注意力问题可能,进一步完善注意缺陷多动障碍相关评估指导诊治。

四、0~6 岁儿童神经心理发育量表

（一）概述

1980 年初，由首都儿科研究所牵头，与中国医学科学院心理研究所联合，共同研发并制定一套适合中国儿童发育规律和特点的评估量表，填补了国内在儿童发育诊断量表领域的空白。2014 年，国家卫生和计划生育委员会推荐将《0~6 岁儿童神经心理发育评价方法》列入卫生行业标准立项计划。2017 年，官方正式发布《0~6 岁儿童发育行为评估量表》，简称“儿心量表 -Ⅱ”。2016 年，首都儿科研究所推出了《儿童神经心理行为检查量表 2016 版》（*Children Neuropsychological and Behavioral Scale Revision 2016*），简称“儿心量表 2016 版”，该版本在原有量表的基础上，新增了“交流互动警示领域项目”，赋予量表筛查孤独症谱系障碍（autism spectrum disorder，ASD）的功能。

（二）临床应用

1. 适用年龄 0~6 岁儿童。

2. 适用范围 该量表适用于儿童保健科、发育行为儿科、儿童精神科和儿童康复科等对 0~6 岁儿童进行神经心理行为检测。儿心量表 2016 版中新增交流互动警示能区，增加了对 ASD 早期风险的识别和预测能力。

3. 测试形式和内容 本量表需配合特定的测试工具使用，测评时间约需 20~30 分钟。内容涵盖大运动、精细运动、适应能力、语言及社会行为共五个发育能区。儿心量表 2016 版新增的交流互动警示能区项目主要评估社交沟通障碍，如

独自玩、不合群、缺乏社交技巧,以及不能维持话题和刻板行为,如重复动作或重复问话等。

(三)结果解读

量表测评结束后可计算出每一能区及整体发育商,根据发育商不同水平,将儿童的发育状态划分如下(表3-7)。

表3-7 0~6岁儿童神经心理发育量表发育商分级

发育商数	分度
>130	优秀
110~129	良好
80~109	中等
70~79	临界偏低
<70	智力发育障碍

儿心量表2016版新增交流互动警示行为分值低于7分为正常,7~12分建议随访观察,12~30分提示可能存在交流互动问题,>30分高度疑似孤独症。

(四)在神经发育障碍性疾病中的应用

可用于辅助全面性发育迟缓/智力障碍的诊断;孤独症谱系障碍、注意缺陷多动障碍、交流障碍患儿发育水平的评定和诊断;0~6岁神经发育障碍性疾病儿童治疗效果的监测。

应用举例:1.5岁男孩,因语言落后来诊,家长否认听力异常。患儿系G_1P_1,母亲怀孕期间身体健康、出生史正常。6个月翻身、8个月独坐,16个月独走,9个月换手,15个月示需要,不能有意识说爸爸、妈妈,不会用笔乱画。查体:一般状态良好,目光交流可,呼名应人。儿心量表2016版发育测试显示各分测验Z值均<-2,为迟缓状态,无孤独症警示行为。

结合患儿病史、症状、查体表现考虑患儿符合全面发育迟缓诊断，儿心量表2016版发育水平测试结果提示发育水平受影响，建议家长行康复训练，进一步行病因检查。

第三节　行为与症状类评定量表

一、儿童困难问卷

（一）概述

儿童困难问卷（Questionnaire-Children with Difficulties，QCD）是由日本学者编制、用于注意缺陷多动障碍儿童及青少年社会功能评定的量表。

（二）适用范围及测试

1. 适用年龄　6~18岁儿童。

2. 适用范围　供儿科医生在评估注意缺陷多动障碍儿童及青少年社会功能时应用。

3. 测试形式和内容　由患儿家长或监护人回答，评估最近一周内一天中不同时间段的日常生活（共20个条目，内容涉及清晨或上学前、学校、放学后、晚上、夜晚、总体行为共6个维度）的困难程度。与其他同类型问卷相比，QCD问卷时间花费更少，临床应用更方便。

（三）结果解读

QCD问卷总分57分，评分越低，困难越明显。30~35分，考虑功能受损可能；<30 分，考虑功能受损。

（四）在神经发育障碍性疾病中的应用

适用于注意缺陷多动障碍儿童及青少年社会功能的评定。

应用举例：8 岁女孩，小学二年级，学习成绩好，但学校老师反映上课不听课、小动作多、爱与同桌说话；平素在家不主动写作业、写作业时总是东张西望、丢三落四来就诊。出生史、生长发育史正常。结合该儿童病史，需要警惕存在注意缺陷多动障碍的可能，给予韦氏智力测试、Vanderbilt 注意缺陷多动障碍儿童行为量表及 QCD 问卷，结果显示该儿童韦氏智力测试正常，工作记忆低下，Vanderbilt 注意缺陷多动障碍儿童行为量表阳性，QCD 问卷 29 分，考虑该儿童存在注意缺陷多动障碍且社会功能受损，建议系统开展治疗。

二、Achenbach 儿童行为量表

（一）概述

Achenbach 儿童行为量表（Child Behavior Checklist，CBCL）是美国学者研制的儿童行为量表，用于筛查儿童的社会能力及行为问题，应用较广泛。

（二）适用范围及测试

1. 适用年龄 包括 2~3 岁幼儿部分和 4~16 岁儿童部分。

2. 适用范围 供儿科医生筛查儿童的社会能力及行为问题时应用，可较好地用于儿童行为问题流行病学的调查研究工作。

3. 测试形式和内容 2~3 岁幼儿 CBCL 量表，由熟悉孩子情况的家长填写，包括一般资料及 100 个行为问题相关条目两个部分。其中，100 个行为问题可归纳为社交退缩、抑郁、睡眠问题、躯体诉述、攻击行为、破坏行为 6 个行为症状因子。4~16 岁儿童 CBCL 量表包含父母量表、教师量表和青少年自评量表三种形式，我国最常用的是父母量表，由父母或与儿童密切接触的监护人填写，包括一般项目、社交能力、行为问题三部分。其中社会能力包括 7 个项目：参加运动、参加活动、参加课余爱好小组（团体）、参加家务劳动、交往、与人相处、在校学习。行为问题共 120 个测题，分为内化性（以退缩、躯体化、焦虑抑郁为主要表现的情绪问题）和外化性（以攻击、违纪为主要表现的行为问题）两方面。

（三）结果解读

2~3 岁幼儿 CBCL 量表总分低于 69 分为正常。4~16 岁儿童 CBCL 量表社交能力得分低于 30 分即认为“可疑异常”。不同年龄、不同性别的儿童行为问题正常值范围各有不同。因 CBCL 量表内容较多、评分复杂，目前国内外多提倡采用电脑评分系统进行评分及得出结论。

（四）在神经发育障碍性疾病中的应用

CBCL 主要用于流行学调查、科研和临床，用于评估儿童 ADHD、对立违抗障碍、品行障碍、焦虑障碍、抑郁障碍及其共患病。但本量表属于筛查量表，对得分高于正常的儿童，不能给出诊断，但可以观察症状、了解儿童行为问题发生模式及儿童情绪问题和行为问题的分布特点。

应用举例：7 岁男孩，小学一年级，因学校老师反映上课不听课、小动作多、爱与小朋友起冲突；平素在家写作业时总是东张西望、爱丢东西来就诊。出生史、生长发育史正常。结合该儿童病史，需要警惕存在注意缺陷多动障碍的可能，进行韦氏智力测试、Vanderbilt 注意缺陷多动障碍儿童行为量表、QCD 问卷及 CBCL 评估，结果显示该儿童韦氏智力测试正常，Vanderbilt 注意缺陷多动障碍儿童行为量表阳性，QCD 问卷 27 分，CBCL 外化性行为问题阳性，考虑该儿童存在注意缺陷多动障碍且社会功能受损，建议系统地开展治疗。

三、Vanderbilt 注意缺陷多动障碍儿童行为量表

（一）概述

Vanderbilt 注意缺陷多动障碍儿童行为量表根据 DSM-Ⅳ 中注意缺陷多动障碍诊断标准内容制定，并于 2015 年根据 DSM-Ⅴ 进行更新，是一个广泛应用的儿童注意缺陷多动障碍评估量表。

（二）适用范围及测试

1. 适用年龄 适用于 6~18 岁儿童。

2. 适用范围 供儿科医生评估儿童青少年 ADHD 症状、功能损害及治疗效果时应用，也可用于筛选 ADHD 共患病。

3. 测试形式和内容 本量表包括四个子量表，分别为父母、教师评定量表（Vanderbilt ADHD Diagnostic Parent/Teacher Rating Scale，VADPRS/VADTRS）和父母、教师随访量表（Vanderbilt ADHD Follow-up Parent/Teacher Rating Scale，VAFPRS/VAFTRS）。父母及教师评定量表包括行为和表现两个部分。VADPRS 行为部分共有 47 个条目，分为注意缺

陷、多动/冲动、对立违抗、品行障碍、焦虑/抑郁五个因子；VADTRS 行为部分共有 35 个条目，分为注意缺陷、多动/冲动、对立违抗、焦虑/抑郁四个因子。父母及教师随访量表同样包括行为和表现两个部分，主要从注意缺陷、多动/冲动、对立违抗及功能损害四方面对干预治疗后的患儿进行随访。

（三）结果解读

1. 注意缺陷和多动/冲动 VADTRS/VADPRS 中，如果注意缺陷分量表至少有 6 项得分为 2 或 3，并且表现部分至少有 1 项得分为 1 或 2，则评定为注意缺陷为主型。如果多动/冲动分量表至少有 6 项得分为 2 或 3，并且表现部分至少有 1 项得分为 1 或 2，则评定为多动/冲动为主型。如果注意缺陷及多动/冲动分量表中各至少有 6 项得分为 2 或 3，并且表现部分至少有 1 项得分为 1 或 2，则评定为混合型。

2. 对立违抗和品行障碍 VADTRS 在相应项中至少有 3 项得分为 2 或 3，VADPRS 中需至少有 4 项得分为 2 或 3。

3. 焦虑/抑郁障碍 在 VADTRS/VADPRS 中均为相应项至少有 3 项得分为 2 或 3。

4. 表现分量表 在 VADTRS/VADPRS 中均为任一项目得分为 1 或 2 则表示该领域存在困难。

（四）在神经发育障碍性疾病中的应用

可以作为 ADHD 症状、功能损害、治疗效果的评估工具。

应用举例：10 岁男孩，小学四年级，学校老师反映课堂纪律不好、爱发脾气、与同学易起冲突、有时不完成作业；平素在家不写作业、丢三落四、易和家长顶嘴来就诊。出生史、生长发育史正常。结合该儿童病史，需要警惕存在注意缺陷多动障碍的可能，给予韦氏智力测试、Vanderbilt 注意缺陷多动障碍儿童行为量表评估、QCD 问卷，结果显示该儿童韦氏智力测试正常，Vanderbilt 教师问卷及父母问卷注意缺陷、多动 / 冲动分量表均为阳性，QCD 问卷 29 分，考虑该儿童存在注意缺陷多动障碍（混合型）且社会功能受损，建议系统开展治疗。

四、SNAP-Ⅳ评定量表

（一）概述

SNAP-Ⅳ评定量表（Swanson，Nolan，and Pelham-Ⅳ Rating Scales，SNAP-Ⅳ）是根据美国《精神障碍诊断和统计手册》第 4 版（Diagnostic and Statistical Manual of Mental Disorders.4th ed，DSM-4）中的 ADHD 症状描述编制而成，主要用于 ADHD 筛选、辅助诊断以及治疗疗效与症状改善程度的评估。

（二）适用范围及测试

1. 适用年龄　6~18 岁儿童及青少年。

2. 适用范围　供儿科医生评估儿童及青少年的 ADHD 症状、辅助 ADHD 的诊断以及治疗疗效与症状改善程度的评估。

3. 测试形式和内容　中文版 SNAP-Ⅳ评定量表包括教师及父母两种版本，均由 26 个条目组成，分为 3 个因子：注意缺陷、多动 / 冲动及对立违抗。

（三）结果解读

临床上 SNAP-Ⅳ 26 项常使用简易评分法：对于注意缺陷、多动 / 冲动 2 个分量表分别计算总分、平均分或记录每个分量表得分为 2 或 3 的项目数。如果某一分量表的总分 ≤ 13

为“正常”,13~17 分为“轻度异常”,18~22 分为“中度异常”,23~27 分为“重度异常”;或者如果某个分量表平均分 ≤1 为“正常”,≥2 为“异常”;或者如果某个分量表中得分为 2 或 3 的项目数 ≥6 项,则为“异常”。

(四)在神经发育障碍性疾病中的应用

SNAP-Ⅳ被广泛应用于 ADHD 症状评定、疗效判断等临床实践中。

应用举例:7 岁男孩,小学二年级,因学校老师反映上课说话、不听课、考试不答卷;平素在家写作业时总是东张西望、常常完不成作业来就诊。出生史、生长发育史正常。结合该儿童病史,需要警惕存在注意缺陷多动障碍的可能,给予韦氏智力测试、SNAP-Ⅳ及 QCD 问卷进行评估,结果显示该儿童韦氏智力测试正常,SNAP-Ⅳ注意缺陷分量表阳性,QCD 问卷 27 分,考虑该儿童存在注意缺陷多动障碍且社会功能受损,建议系统开展治疗。

五、社交反应量表

(一)概述

社交反应量表(Social Responsiveness Scale,SRS)是目前广泛应用于孤独症谱系障碍的一级筛查问卷。

(二)适用范围及测试

1. 适用年龄 4~18 岁儿童。

2. 适用范围 供基层儿科医生进行孤独症谱系障碍的筛查。

3. 测试形式和内容　SRS 问卷由 65 个条目组成，分为 5 个维度：社交知觉、社交认知、社交沟通、社交动机和孤独症行为方式，耗时约 20 分钟即可完成。

（三）结果解读

总分≥65 分为筛查结果阳性。

（四）在神经发育障碍性疾病中的应用

SRS 问卷主要用于评估孤独症谱系障碍患儿的社交能力情况，对辅助诊断和制订干预计划都具有一定的参考、指导意义。

应用举例：5 岁男孩，因语言落后、不会与其他小朋友玩耍来诊。患儿系 G_1P_1，母亲孕期身体健康，出生史及运动发育史正常，2 岁开始无意义发音，现能用 2~3 个词语组成短句回答问题。查体：目光对视、呼名反应差，无乐趣分享、展示及主动的情感交流。结合该儿童病史，需要警惕存在孤独症谱系障碍的可能，建议进行 Griffiths 发育水平测试、孤独症行为量表（Autism Behavior Checklist，ABC）、儿童孤独症评定量表（Childhood Autism Rating Scale，CARS）及 SRS 量表测评。

六、孤独症行为量表

（一）概述

孤独症行为量表（Autism Behavior Checklist，ABC）是临床常用的孤独症谱系障碍筛查量表。

（二）适用范围及测试

1. 适用年龄　适用于 18 月龄以上儿童。

2. 适用范围 供基层儿科医生进行孤独症谱系障碍的筛查、辅助诊断。

3. 测试形式和内容 该量表包括感觉、交往、躯体运动、语言和生活自理5个能区，共57个条目。由儿童的父母或者与其共同生活达2周以上的人进行评定，评定大约需要10~15分钟。

（三）结果解读

评定结果总分<53分，考虑孤独症可能性小；总分≥67分，考虑孤独症可能性大。

（四）在神经发育障碍性疾病中的应用

ABC目前广泛用于孤独症谱系障碍病情评估、治疗效果评估等方面，是最常用的孤独症谱系障碍评估量表之一，但一般在病情严重时筛查才会阳性。

应用举例：3岁男孩，因不会说话来诊。患儿系G_1P_1，母亲孕期身体健康，出生史及运动发育史正常。否认听力异常。目前为无意义发音。查体：目光对视、呼名反应差，无乐趣分享、展示及主动的情感交流。结合该儿童病史，需要警惕存在孤独症谱系障碍的可能，给予Griffiths发育水平测试、ABC进行辅助诊断。Griffiths发育水平测试结果显示所有能区均落后，语言和个人-社会能区落后更明显。ABC分数为67分，高度怀疑孤独症谱系障碍，建议进一步行孤独症诊断观察量表（Autism Diagnostic Observation Schedule，ADOS）、孤独症诊断访谈量表修订版（Autism Diagnostic Interview-Revised Edition，ADI-R）辅助诊断。

七、儿童孤独症评定量表

（一）概述

儿童孤独症评定量表（Childhood Autism Rating Scale，CARS）第 1 版是目前临床较常用的孤独症行为评定的诊断性工具之一。国内已开始应用 CARS-2。

（二）适用范围及测试

1. 适用年龄　适用于 2 岁及以上人群。

2. 适用范围　进行孤独症谱系障碍的辅助诊断。

3. 测试形式和内容　儿科医生通过观察儿童行为结合询问家长孩子在家中的表现给出评分。内容包括 15 个条目：人际关系、模仿行为、情感反应、奇异的身体运动或仪式、对无生命物的特殊喜好、抗拒环境的改变、奇特的视觉反应、奇特的听觉反应、浅感觉反应、焦虑反应、口语沟通、非口语沟通、活动水平、智力功能、总的印象。

（三）结果解读

每个条目包括 4 级评分。总分<30 分考虑非孤独症，总分 30-36 分（36 分者仅 2 类及以下症状阳性）考虑轻至中度 ASD，总分 ≥36 分（36 分者 ≥3 类症状阳性）考虑重度孤独症。也有学者建议对于很小年龄的儿童应稍微上调界限分，对于高功能孤独症的青少年和成人应稍微下调界限分。

（四）在神经发育障碍性疾病中的应用

CARS 目前广泛用于孤独症谱系障碍辅助诊断、病情评估、治疗效果评估等方面，是最常用的孤独症谱系障碍评估量表之一。

应用举例：4.5 岁男孩，因在幼儿园不听指令、不会与小朋友玩来诊。患儿系 G_1P_1，母亲孕期身体健康，出生史及运动发育史正常。否认听力异常，家族史(-)。2.5 岁开始有意识说爸爸妈妈，4 岁开始说短句。查体：目光对视、呼名反应差，未见乐趣分享行为。结合该儿童病史，需要警惕存在孤独症谱系障碍的可能，给予 Griffiths 发育水平测试、ABC、CARS 量表进行辅助诊断。Griffiths 发育水平测试结果示所有能区均落后，语言和个人 - 社会能区落后更明显；ABC 量表分数为 57 分，CARS 36 分，考虑患儿存在孤独症谱系障碍，建议进一步行病因检查及康复训练。

（单 玲　郝 燕　陈 立）

自我测试

一、单项选择题

1. 丹佛发育筛查测验适用年龄为

A. 0~6 岁	B. 2~6 岁
C. 0~7 岁	D. 4~8 岁

2. 绘人测验适用年龄为

A. 4~12 岁	B. 3~6 岁
C. 2~7 岁	D. 8~12 岁

3. 皮博迪图片词汇测试适用年龄为

A. 3~6.5 岁

B. 4~7.5 岁

C. 3 岁 3 个月 ~9 岁 2 个月

D. 3~10 岁

4. GDS 适用年龄为

A. 0~6 岁　　B. 0~7 岁

C. 3~7 岁　　D. 4~8 岁

5. 韦氏儿童智力量表适用年龄为

A. 6~16 岁　　B. 4~6 岁

C. 3~8 岁　　D. 2~12 岁

6. Griffiths 发育评估量表中文版适用年龄为

A. 0~3 岁　　B. 0~8 岁

C. 1~8 岁　　D. 0~7 岁

7. 儿心量表适用年龄为

A. 0~6 岁　　B. 0~3 岁

C. 1~7 岁　　D. 4~8 岁

8. CARS 量表适用年龄为

A. 0~6 岁　　B. 2 岁以上

C. 3~7 岁　　D. 4~8 岁

9. ABC 量表适用年龄为

A. 2~16 岁　　B. 18 月龄以上

C. 3~8 岁　　D. 2~12 岁

10. ABC 量表适用于筛查

A. 孤独症谱系障碍　　B. 抽动障碍

C. 注意缺陷多动障碍　　D. 智力障碍

二、多项选择题

1. 可用于 3 岁 1 个月无语言表达儿童的智力筛查方法包括

A. DDST

B. DPT

C. PPVT

D. 中国儿童心理行为发育问题预警征

2. 4岁儿童发育预警征象包括

A. 不会说带形容词的句子

B. 不会按照要求等待和轮流

C. 不会单独穿衣

D. 不会单脚站立

3. 3个月儿童发育预警征象包括

A. 对很大声音没有反应

B. 逗引时不发音

C. 不注视人脸

D. 俯卧时不会抬头

4. 韦氏智力量表分为两个部分,分别是

A. 言语　　B. 操作

C. 运动　　D. 生活自理

5. Gesell发育量表包括

A. 适应性行为　　B. 大运动行为

C. 精细动作行为　　D. 语言行为

6. 2岁以前儿童Griffiths量表包括的测验有

A. 运动　　B. 个人与社会

C. 听力与语言　　D. 推理

7. 儿心量表包括的能区有

A. 大运动　　B. 精细运动

C. 适应能力　　D. 语言和社会行为

8. 儿心量表2016版新增交流互动警示行为分值,界值描述正确的有

A. 低于7分为正常

B. 7~12 分随访观察

C. 12~30 分提示存在交流互动障碍

D. 大于 30 分高度疑似孤独症

9. 可以用于 ADHD 筛查的量表有

A. SNAP-Ⅳ

B. Vanderbilt 注意缺陷多动障碍儿童行为量表

C. ABC

D. CARS

10. 可以用于 ASD 的筛查及辅助诊断的量表有

A. SNAP-Ⅳ

B. Vanderbilt 注意缺陷多动障碍儿童行为量表

C. ABC

D. CARS

三、病例分析题

1. 1 岁男孩，G_2P_2，母亲孕史及出生史正常，3 个月翻身，6 个月坐，目前可独站，不会独走，可无意义发“mama”“baba”音。

问题：可应用什么工具为该儿童进行发育筛查？

2. 2 岁 5 个月女孩，G_1P_1，母亲孕史及出生史正常，儿心发育年龄 22 个月，警示行为 10 分。

问题：该儿童发育商是多少，是否异常，如何处理？

3. 6 岁 10 个月男孩，因“上课注意力不集中”就诊。G_2P_2，母亲孕史及出生史正常，3 个月翻身，7 个月坐，12 个月独走，12 个月有意识说“妈”。目前小学一年级，上课坐不住凳子、随意说话，与同伴关系紧张。查体：无特殊外貌，社交互动模式好，喜欢抢答问题，不能安坐，心肺腹查体未见异常。

问题：适合该儿童的智力诊断量表是什么？

参考文献

[1] 张悦, 黄小娜, 王惠珊, 等. 中国儿童心理行为发育问题预警征编制及释义. 中国儿童保健杂志, 2018, 26 (1): 112-114.

[2] KARA T, ALPGAN Ö. Nursing personality and features in children with autism spectrum disorder aged 0-2: an exploratory case-control study. Nutr Neurosci, 2022, 25 (6): 1200-1208.

[3] PAPANGELO P, PINZINO M, PELAGATTI S, et al. Human figure drawings in children with autism spectrum disorders: a possible window on the inner or the outer world. Brain Sci, 2020, 10 (6): 398.

[4] HUNG Y F, CHANG C J. The performance and predictors of Chinese character writing in children with attention deficit hyperactivity disorder. Res Dev Disabil, 2022, 126: 104244.

[5] 杨玉凤. 儿童发育行为心理评定量表. 2 版. 北京: 人民卫生出版社, 2023.

[6] LI J H, ZHAO J Z, LI H, et al. Efficacy of children neuropsychological and behavioral scale in screening for autism spectrum disorders through a combination of developmental surveillance. Curr Med Sci, 2023, 43 (3): 592-601.

[7] TSO W W, WONG V C, XIA X, et al. The Griffiths development scales-Chinese (GDS-C): a cross-cultural comparison of developmental trajectories between Chinese and British children. Child Care Health Dev, 2018, 44 (3): 378-383.

[8] KIM H, SONG D H. Comparison of the K-WISC-IV profiles of boys with autism spectrum disorder and attention-deficit/hyperactivity disorder. Res Dev Disabil, 2020, 97: 103539.

[9] 金春华, 李瑞莉, 张丽丽, 等.《中国儿童发育量表》修订及效度研究. 中国儿童保健杂志, 2014, 22 (12): 1242-1246.

[10] 中华医学会儿科学分会发育行为学组. 注意缺陷多动障碍早期识别、规范诊断和治疗的儿科专家共识. 中华儿科杂志, 2020, 58 (3): 188-193.

[11] ZHENG Y, DU Y, SU L Y, et al. Reliability and validity of the chinese version of questionnaire-children with difficulties for chinese children or adolescents with attention-deficit/hyperactivity disorder: a cross-sectional survey. Neuropsychiatr Dis Treat, 2018, 14: 2181-2190.
[12] 朱琳, 李斐, 陈立. 4 种常见评定量表在儿童注意缺陷多动障碍诊断与随访管理中的应用. 重庆医科大学学报, 2020, 45 (1): 32-35.
[13] SWANSON J M, SCHUCK S, PORTER M M, et al. Categorical and dimensional definitions and evaluations of symptoms of ADHD: history of the SNAP and the SWAN rating scales. Int J Educ Psychol Assess, 2012, 10 (1): 51-70.
[14] 中华医学会儿科学分会发育行为学组, 中国医师协会儿科分会儿童保健学组. 中国低龄儿童孤独症谱系障碍早期诊断专家共识. 中华儿科杂志, 2022, 60 (7): 640-646.

第四章 相关辅助检查结果判读

第一节 脑电图

一、概述

脑电图(electroencephalography,EEG)是从头皮或颅内记录到的局部神经元电活动的总和。对许多功能性疾病和器质性疾病都有诊断价值,对癫痫的诊断和分型、脑功能障碍程度的判断意义更大。

二、适用范围及测试

1. 目前临床应用的 EEG 主要包括普通 EEG、动态 EEG、视频 EEG 三种类型,其特点如下(表 4-1)。

表 4-1 临床常用 EEG 特点

类型	特点
普通 EEG	至少记录 20 分钟清醒状态下的脑电图形。应用广泛,但不能对发作的临床表现进行同步监测
动态 EEG	患儿可携带进行活动,多记录 24 小时,捕捉到异常放电或发作的概率较普通 EEG 高
视频 EEG	在动态 EEG 基础上增加摄像头,同步拍摄临床发作情况,能更准确地判断发作性事件性质和癫痫发作类型

2. EEG 在神经发育障碍性疾病中的应用指征如下（表 4-2）。

表 4-2 EEG 在神经发育障碍性疾病中的应用指征

应用指征	临床意义
伴随发作性事件时鉴别事件性质	1. 确定发作性事件是否为癫痫发作 2. 确定癫痫发作类型 3. 确定可能的癫痫综合征 4. 癫痫的疗效评估、预后及停药评估等
寻找病因	辅助寻找孤独症谱系障碍、全面性发育迟缓、注意缺陷多动障碍、发育性语言障碍、发育性学习障碍的病因。对有发育倒退的患儿应常规进行 EEG 检查

三、结果解读

目前国内外均没有统一的 EEG 报告格式，一般来讲，一份完整的 EEG 报告除须包含患儿年龄、性别、检查类型、检查时间、用药情况外，还需给出如下信息：清醒状态下的背景活动、诱发试验（主要为过度换气、闪光刺激）是否可以出现特殊类型的放电或抽搐发作、睡眠波及睡眠分期情况、异常波（发作间期）情况、发作期表现及最终结论。下文将介绍一例 11 岁注意缺陷多动障碍女孩的 EEG 图形及报告，并逐条进行解读（图 4-1 至图 4-3）。

1. **背景活动** 此部分描述清醒闭目状态下（新生儿及小婴儿为清醒安静状态下）的 EEG 特征。主要描述占优势的主要活动或节律，包括枕区基本节律的频率和调节、调幅情况，快波、慢波，双侧半球的对称性，睁闭眼反应等。需要注意的是，儿童期脑电图的背景活动受到年龄、发育水平、记录状态等多种因素影响，与脑功能损伤程度没有密切关系。本例患儿背景活动以双侧枕区 9~10Hz α 节律为主，是该年龄儿童正常背景节律范围，调节、调幅可，波形规整，双侧半球的对称性良好，属于正常背景活动（见图 4-1）。

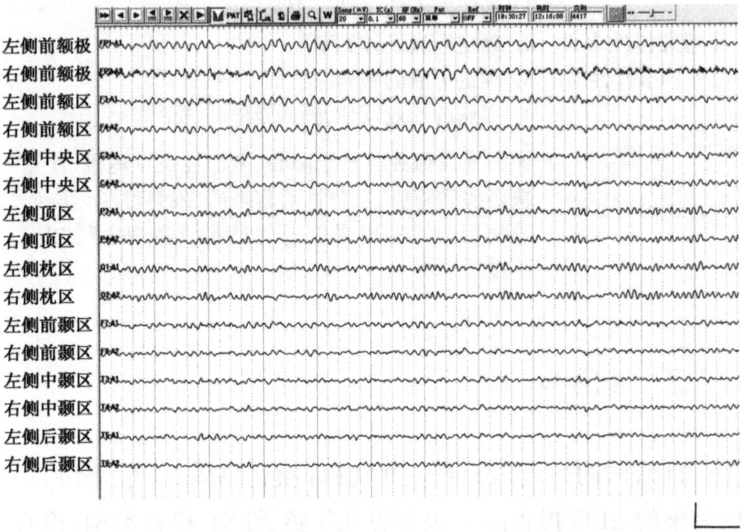

图 4-1　EEG 结果解读举例——EEG 背景活动

背景活动：清醒安静闭目状态下双侧枕区为9~10Hz中波幅 α 节律为主，调节、调幅可，双侧大致对称，波形尚规整。
过度换气：（－）。
闪光刺激：（－）。
睡眠：睡眠分期尚明确，浅睡期可见睡眠纺锤波及顶尖波。
异常波：（发作间期）醒睡各期双侧颞区（中颞区为主）大量、低-高波幅棘波、2.5Hz左右棘慢波散发或簇发，睡眠期放电明显增加，放电指数近70%。
发作期：监测过程中未见不良事件发生。

印象：异常脑电图
双侧颞区棘波、棘慢波发放
ESES

图 4-2　EEG 结果解读举例——EEG 报告示例

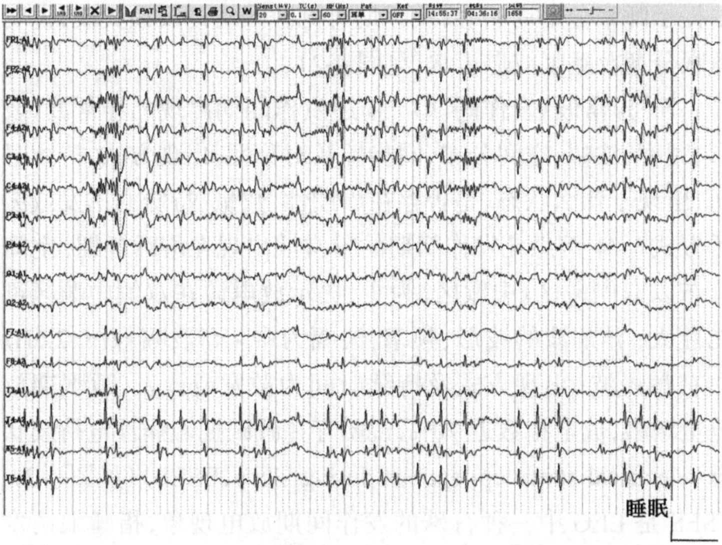

图 4-3　EEG 结果解读举例——EEG 监测中的异常波

2. 过度换气　属于 EEG 常规诱发试验的一种（EEG 诱发试验是通过各种生理性或非生理性的方式诱发异常波，特别是癫痫样波的出现，提高 EEG 的阳性率）。过度换气对诱发双侧对称同步 3Hz 棘慢复合波节律暴发最敏感，常伴有典型失神发作。其他全导棘慢复合波图形 50% 可通过过度换气诱发出来，有时伴有相应的临床发作，如不典型失神发作、肌阵挛发作和某些青少年全身强直阵挛发作等。本例患儿 EEG 报告中显示过度换气（-）（见图 4-2），说明过度换气试验正常。

3. 闪光刺激　属于 EEG 常规诱发试验的一种，多用于发现光敏感性癫痫。本例患儿 EEG 报告中显示闪光刺激（-）（见图 4-2），说明闪光刺激试验正常。

4. 睡眠　主要描述正常睡眠波（顶尖波、睡眠纺锤波等）是否如期顺序出现，睡眠周期是否正常。本例患儿 EEG 报告中提示睡眠分期尚明确，浅睡期可见睡眠纺锤及顶尖波，说明睡眠分期及睡眠波形正常（见图 4-2）。

5. 异常波（发作间期） 描述发作间期出现的异常波（波形、频率、波幅、空间分布、同步性及对称性、出现方式、持续时间、出现于什么状态、是否存在周期性、数量、特殊的诱发或激活方式）。本例患儿发作间期的异常波出现在醒睡各期；空间分布以双侧颞区（中颞区）为主，提示放电源在双侧中颞区可能性大；异常波的波形、频率、波幅为中 - 高波幅棘波、2.5Hz 左右棘慢波；出现方式及持续时间为散发或簇发，睡眠期放电量增多，放电指数近 70%，说明存在睡眠期癫痫性电持续状态（electrical status epilepticus during sleep，ESES）（见图 4-3）。ESES 是 EEG 中一种特殊的发作间期放电现象，指睡眠诱发的接近持续的棘慢波发放，一般用慢波睡眠期 EEG 棘慢波指数（slow waves index，SWI）表示放电数量，目前尚无统一的诊断标准，有学者认为 SWI 达 25% 即可诊断 ESES，有学者认为 SWI 需达到 85% 以上才可诊断为 ESES，可能与注意缺陷多动障碍、发育性语言障碍有关。

6. 发作期表现 根据 EEG 监测现场目击或录像所见描述发作表现及发作期 EEG 特征。此部分会给出发作前先兆症状、意识状态、自动症状、最初出现症状的部位、发作的运动性症状累及的部位、抽搐形式、持续时间、发作后状态等。同时描述发作期的 EEG 特征，描述发作波最开始出现的部位及演变过程，如波幅变化（突然增高或降低）、频率变化（增快或减慢）、节律变化（从无节律到有节律，或反之）及部位的扩散等。本例儿童 EEG 报告示监测过程中未见不良事件发生，说明未出现发作期表现（见图 4-2）。

7. 最终结论 EEG 结果分为正常、正常范围、界线性和异常四个等级。正常范围和界线性 EEG 无明确的临床意义。

异常 EEG 需结合病史、症状、体征及其他辅助检查结果决定是否具有临床意义。本例患儿 EEG 报告提示为异常脑电图，双侧颞区存在异常波发放，且存在 ESES 现象（见图 4-2）。结合该患儿以注意缺陷多动障碍为主要表现的特点，虽无抽搐发作，但睡眠期存在大量的异常放电和 ESES 现象，提示本患儿的 EEG 异常可能是注意缺陷多动障碍的病因。

四、EEG 在神经发育障碍性疾病中的应用

EEG 检查可以辅助寻找神经发育障碍性疾病的病因、协助诊断及制订治疗方案。大部分神经发育障碍性疾病缺少特异性 EEG 改变，但 Angelman 综合征存在以慢波活动长程发放，枕区为主的游走性棘慢复合波发放为特点的 EEG 改变，有助于本病的诊断和鉴别诊断。部分发育性语言障碍、注意缺陷多动障碍可能与频繁的癫痫样放电有关，甚至表现为睡眠期癫痫性电持续状态。对于同时存在获得性失语、EEG 异常和癫痫发作的患儿，要注意获得性癫痫性失语（又称 Landau-Kleffner 综合征）的可能。该病患儿起病前发育基本正常，获得性失语的出现年龄为 3~12 岁（平均 5 岁），常有孤独症样表现或多动、易激惹等行为异常。

应用举例：2 岁 8 个月男孩，因“语言落后”就诊。G_1P_1，母亲孕史、出生史正常。否认抽搐史，否认听力异常。运动发育史正常。16 个月有意识叫妈妈、爸爸，24 个月会用 5 个单字，2 岁 6 个月开始语言倒退。查体：目光交流少、呼名无反应，不会主动交流语言。Griffiths 发育水平测试结果示所有能区均<1%。孤独症行为量表 57 分，儿童孤独症评定量表 34 分。患儿临床诊断孤独症谱系障碍，因存在语言倒退，给予 EEG 检查发现存在睡眠期癫痫性电持续状态，该患儿的语

言倒退不排除与 EEG 异常有关，建议进一步行甲状腺功能三项、血尿代谢等明确病因，给予抗癫痫药物治疗。此例患儿通过 EEG 检查辅助寻找孤独症谱系障碍及语言倒退的病因及进一步诊治方案。

第二节　听觉诱发电位

一、概述

听觉诱发电位(auditory evoked potential，AEP)是听觉感受器在接受外界声音刺激后，不同平面中枢神经产生并记录到的诱发电位，可以客观地检查从耳蜗到皮层的听觉通路。该项目安全无辐射，但是对于测试环境和操作者有一定的要求。

二、测试方法和适用范围

1. 常见 AEP 类型及临床意义　见表 4-3。

2. 神经发育障碍性疾病中 AEP 的应用指征　对于临床怀疑有听力损害的发育障碍儿童，或各种具有语言障碍表现的神经发育障碍儿童，均应建议进行 ABR 检查，如结果可疑或者异常，需要进一步结合 ASSR 和耳蜗电图以明确听力损害。近年来，尽管有很多研究认为 ERP 可以对 ADHD 患儿的神经功能评估提供客观量化的神经电生理指标，但迄今为止并未在任何涉及神经发育障碍的指南中正式推荐。

表 4-3 常见 AEP 类型及临床意义

检查目的	检查类型	临床意义
听力及听神经相关功能检查	脑干听觉诱发电位(brainstem auditory evoked potential，ABR)	适用于听力检查、多发性硬化诊断、昏迷预后评估、鉴别损害部位、脑死亡判定，以及手术中避免听神经损伤的监护
	听觉稳态诱发反应(auditory steady-state response，ASSR)	和 ABR、耳蜗电图一起作为客观听力检测工具而在临床中广泛使用
大脑认知加工检查	事件相关电位(event-related potential，ERP)	发现注意力、信号感知、分析判断、决策及工作记忆等认知过程与某些 ERP 的组分存在关联，ERP 可反映脑部疾病、脑功能退行性变，以及神经发育障碍的一些特征性变化。因此近年来被广泛应用于精神心理领域

三、结果判读

儿童 AEP 通常以绝对潜伏期、波幅、波间期和 V/I 比值等指标来进行判断。不同波的潜伏期延长往往提示相应位置神经损伤导致信号产生受阻。波间期延长提示神经传导通路受损。波幅代表大脑对于电信号刺激的响应强度，一般反映受刺激后引起同步性放电神经元数量的多少。对于正常儿童，波幅过高或者过低都应注意在评价时与临床相关联。各项指标的判断应参考实验室正常值。异常 AEP 需结合病史、症状、体征及其他辅助检查结果来判断其临床意义。

四、在神经发育障碍性疾病中的应用

AEP 在神经发育障碍性疾病的诊断治疗中具有一定的辅助价值，ABR 在临床上被广泛应用于各种语言障碍和听力障碍儿童的诊断。应注意的是，不伴有听力损失的神经发育障碍儿童的 ABR 检查结果也呈现出一些特异的表现；而 ERP 在 ADHD、学习障碍、ASD 等神经发育障碍疾病中，常作为一种评估早期大脑功能的生物标志物被广泛研究。在 AEP 与各种神经发育障碍关联研究中，尽管已发现了一些关联证据，但总体来看，证据还不够充分，今后还需要进行更加科学的实验设计来进行研究。

应用举例：3 岁男孩，因“语言及交流行为异常”就诊。患儿系 G_1P_1，足月顺产，母亲孕史及出生史正常，3 个月竖头，7 个月独坐，13 个月独走，目前仍没有语言，反应迟钝，呼叫名字无反应，不执行语言指令，与其交流目光极少对视，不会用手势表达，对其他儿童不感兴趣，也不参与互动游戏，经常晃手，尖叫，喜欢跳跃，仅对汽车类的玩具感兴趣，且玩法简单，极少模仿。严重挑食。2 岁半的时候被诊断为孤独症，康复训练半年，进步缓慢。查体：无特殊外貌，呼名不应，对各种声音反应迟钝，目光交流极少，无有意义语言，频繁晃手，尖叫，跳跃，四肢活动正常。头部 MRI 未见明显异常。脑电图未见明显异常。听性脑干反应显示 V 波反应阈值，左耳 80dB nHL，右耳 90dB nHL，该儿童考虑孤独症谱系障碍合并听力障碍，建议家长尽快到耳鼻喉科接受听力补偿治疗。本例孤独症儿童听力损害的明确诊断对于指导后续治疗非常重要。

第三节　磁共振成像

一、概述

磁共振成像（magnetic resonance imaging，MRI）是一种生物磁学核自旋成像技术，能显示人体任意断面的解剖结构，对软组织的分辨率高，无骨性伪影，且没有电离辐射，对人体无放射性损害。但检查时间长，体内有磁性金属植入物者不能接受检查。

二、适用范围和测试

1. 神经发育障碍性疾病中主要应用的MRI检查类型　见表4-4。

表4-4　神经发育障碍性疾病中主要应用的MRI检查类型

检查目的	检查类型	临床意义
脑结构检查	常规MRI	发现神经发育障碍性疾病脑结构异常
脑代谢产物检查	磁共振波谱成像（magnetic resonance spectroscopy，MRS）	MRS能够无创性检测活体组织内化学物质的动态变化及代谢改变。临床用于代谢性疾病、脑肿瘤、癫痫等疾病的诊断和鉴别诊断；孤独症谱系障碍、智力障碍等疾病脑代谢异常的研究

续表

检查目的	检查类型	临床意义
脑白质纤维束检查	弥散张量成像(diffusion tensor imaging, DTI)	DTI是活体显示神经纤维束轨迹的唯一方法,对于脑梗死、多发性硬化、脑白质病变、脑肿瘤等疾病的诊断和预后评估有重要价值;也用于孤独症谱系障碍、智力障碍等疾病脑白质纤维束的研究
脑功能检查	功能磁共振成像(functional magnetic resonance imaging, fMRI)	fMRI被广泛应用于探究大脑在不同认知任务时以及在静息状态下的活动。目前主要用于癫痫患儿手术前的评估、孤独症谱系障碍、智力障碍等疾病认知功能的研究

2. 神经发育障碍性疾病中MRI的应用指征 应由病史和体格检查结果指导是否开展MRI检查。对于合并发育倒退、头围异常、癫痫、遗传性代谢性疾病、神经系统查体异常的患儿,应常规在首诊时进行头颅MRI检查;其余患儿从寻找病因的角度考虑,也建议择期进行头颅MRI检查。

三、结果判读

儿童脑MRI结果分为正常、异常两种情况。异常脑MRI需结合病史、症状、体征及其他辅助检查结果确定是否具有临床意义。

四、在神经发育障碍性疾病中的应用

MRI成像技术及其数据分析方法的发展,极大地促进了神经发育障碍性疾病脑影像学特征的探讨，但目前研究均未发现特异性改变，且研究结果的异质性较大。

应用举例：3岁2个月女孩，因“生后至今无主动语言”就诊。G_1P_1，怀孕时母亲24岁、父亲32岁，母亲孕期身体健康，足月顺产，出生史正常。否认抽搐病史。生长发育史：3.5个月翻身、6个月独坐、13个月可独走。14个月开始无意识发“mama”音。查体：一般状态可，头围52cm（$>P_{97}$），目光交流少、呼名不应，反复看手，四肢肌力、肌张力及膝腱反射正常。Griffiths发育水平测试结果显示，运动、个人与社会、听力与语言、手眼协调、操作均<1%。孤独症行为量表67分，儿童孤独症评定量表36分。患儿临床诊断孤独症谱系障碍，因同时合并大头畸形，给予头颅MRI检查，发现脑内多发异常信号（双侧放射冠、半卵圆中心、侧脑室旁、额顶叶见斑点、斑片状异常信号），该患儿的孤独症谱系障碍不排除与头部MRI异常有关，建议进一步行甲状腺功能三项、基因检测等明确病因。此例患儿通过头颅MRI检查辅助寻找孤独症谱系障碍的病因及进一步诊治方案。

第四节　遗传代谢病筛查

一、概述

遗传代谢病筛查（inherited metabolic disease screening）是指用快速、简单、敏感的生化检验方法，对一些危害人体生命、导致患儿体格及智能发育障碍的遗传代谢病进行筛检的一组实验方法。基本原理是：由于遗传因素，患儿体内正常代谢途径受阻，导致血液、尿中多种化合物和/或代谢产物水平发生特异性异常。通过此类检查，可以实现疾病早期诊断，及时治疗，避免患儿出现不可逆的身体损害。

二、测试方法和适用范围

1. 常见遗传代谢病筛查方法 见表4-5。

表4-5 常见遗传代谢病筛查方法

检查方法	检测指标	临床意义
串联质谱法（tandem mass spectrometry，MS/MS）	检测干血滤纸片中多种氨基酸、游离肉碱及酰基肉碱的水平，并提供氨基酸或酰基肉碱之间的比值	筛查多种氨基酸代谢病、有机酸血症及脂肪酸氧化代谢病
气相色谱-质谱法（gas chromatography-mass spectrometry，GC-MS）	对尿液中的代谢产物进行定性及定量分析	用于大部分有机酸尿症，以及部分氨基酸代谢病、线粒体脂肪酸代谢障碍、糖代谢障碍、过氧化物酶病、家族性高胆固醇血症等遗传代谢病的筛查和诊断

2. 神经发育障碍性疾病中遗传代谢病筛查的应用指征 国内外指南均建议，对于家族中有不明原因死胎及死亡、周期性呕吐、嗜睡、发育倒退、癫痫发作、特殊气味的儿童均应进行遗传代谢病筛查。对于明显身体畸形、有早期智力障碍证据的儿童以及新生儿筛查异常的儿童也建议进行代谢病筛查。

三、结果判读

不同检测数值的异常可以提示相关疾病，如不同氨基酸增高常提示相关氨基酸代谢病，不同酰基肉碱增高常提示相应的有机酸血症和脂肪酸氧化障碍，尿中代谢产物异常提示相应有机酸尿症，临床上常需要将 MS-MS 和 GC-MS 结果结合进行分析，必要时还需要结合儿童的临床特点、其他临床资料或基因检测才能做出疾病的诊断。

四、在神经发育障碍性疾病中的应用

对于患有 ASD 和 ID 的儿童，遗传代谢病筛查对于潜在病因的识别和鉴别诊断具有重要意义。但值得注意的是，并不是所有儿童都要接受遗传代谢病筛查，应根据病史和体格检查结果，有目的地为患儿选择遗传代谢测试。

应用举例：5 岁男孩，G_2P_1，足月顺产，母亲孕史及出生史正常，新生儿期喂养困难，6 个月竖头，11 个月独坐，20 个月独走，但独走不稳。目前无有意义语言，呼叫名字不反应，不执行语言指令，目光对视差，不会用手势表达，对其他儿童不感兴趣，不会参与互动游戏，喜欢长条形的物品，经常拿在手中，平日睡眠多。3 岁前多次出现热性惊厥，3 岁时诊断为孤独症，康复至今，效果欠佳。查体：反应迟钝，呼名不应，目光交流少，无共同注视，无有意义语言，四肢肌力偏低，可独走，宽基底步态，走路不稳。头部 MRI 未见明显异常。血氨基酸、酯酰肉碱谱分析结果显示丙酰肉碱 C3 增高，C3/C0 比值增高，C3/ 乙酰肉碱 C2 比值增高，游离肉碱 C0 降低；尿有机酸分析示甲基丙二酸和甲基枸橼酸显著增高。该儿童考虑孤独症谱系障碍合并甲基丙二酸血症，建议前往遗传代谢科做进一步的检查和治疗。遗传代谢病的确诊和治疗对于改善儿童症状具有重要的意义。

第五节 肠道菌群

一、概述

人类和其他动物肠道中存在着一个复杂的微生态，主要由细菌、真菌、病毒和原生动物等构成，肠道中所有微生物的集合统称为肠道菌群（gut microbiota，GM）。正常情况下，肠道菌群维持在一个动态稳定的状态，在宿主的营养摄取、免疫功能、生长发育和疾病的发生发展中都有重要作用。肠道菌群的变化与饮食、年龄、药物应用、免疫状态等机体内外环境息息相关。人体肠道微生物的组成不是一成不变的，包括遗传基因、饮食结构、年龄、生活习惯、抗生素使用等在内的多种因素都可以改变肠道微生物群的组成和功能，但健康个体的肠道菌群始终围绕着一个基线上下浮动。健康儿童的肠道菌群具有较高的多样性，且肠道菌群多样性随年龄增长而增加，既往数据显示 3 岁及 5 岁儿童的肠道菌群多样性与成人更相似。不同年龄肠道菌群的构成不尽相同。新生儿发育早期，肠道菌群成熟度较低，以厚壁菌和双歧杆菌为优势菌群，随着生长发育，其优势菌群逐渐转变为拟杆菌、普氏菌。肠道菌群的内部微生物构成比例、整体分布或微生物活性发生较大幅度变化而超出正常范围的状态称为肠道菌群失调。肠道菌群失调可能与多种神经发育障碍性疾病的发生发展相关。

在进行肠道菌群的相关探讨时，需要明确以下基本概念：有益菌群又称共生菌群，是指肠道菌群中对宿主健康有正向促进作用的微生物，主要由肠道专性厌氧菌构成，常见的有益菌群包括双歧杆菌属、乳酸杆菌属等。有益菌群可以通过分解食物产生各类营养素，参与代谢、调节免疫等稳定肠道免疫，维持机体健康，并可以抑制有害菌群的生长，维持肠道微生态的稳定。有害菌群又称病原性菌群，指具备致病潜能的肠道菌群，此类细菌在机体肠道微生态稳定的情况下含量较少，并不致病，当宿主与肠道菌群间的平衡被打破，有害菌群的数量升高至一定程度则会引起各类疾病，常见的有害菌包括葡萄球菌、变形杆菌等。有害细菌可通过免疫细胞的相互作用或其代谢产物激活炎症细胞因子，对肠道产生损伤导致机体出现一系列健康问题。中性菌群又称为机会致病菌，此类菌群的丰度处于动态变化，对肠道具有双向性的作用，在整体肠道微生态平衡的情况下对机体并无坏处。然而，当有益菌丰度下降，肠道屏障受损后，此类细菌便会转变为有害菌群，从而对机体产生危害。优势菌群指构成肠道菌群的微生物中数量、丰度及种间竞争占据优势的菌群。

二、肠道菌群的检测方式及使用时机

1. 检测方式 针对肠道菌群的检测有不同的方式，目前应用较多的有粪便微生物培养、16S 核糖体 RNA（16S rRNA）基因测序及宏基因组测序。各检测方法的特点见表 4-6。

2. 使用时机 肠道菌群与人体健康密切相关，尤其是在神经障碍性疾病的诊治中，肠道菌群测序的应用越来越受到重视，建议常规对伴有神经发育障碍性疾病的患儿，尤其是共患胃肠道疾病的患儿进行肠道菌群检测，以便为患儿提供更精准化的治疗。

表 4-6 肠道菌群检测方法

方式	特点
粪便微生物培养	操作简单、成本低，可观察到微生物生长，能初步判断是否存在杆菌与球菌的比例失调；仅能检测出常见的致病菌如大肠埃希菌、沙门菌等，多数肠道微生物难以在实验室条件下培养
16S rRNA 基因测序	可以对细菌进行快速、准确地鉴定和分类，并获得肠道菌群的组成和丰度信息，具有高通量、高灵敏度的优点；但是不能提供关于菌株水平的信息，也不能鉴定真菌、病毒或其他非细菌微生物
宏基因组测序	能够准确全面地获得微生物种类、功能和相互作用等信息；但测序结果容易受到宿主因素的干扰，且灵敏度较低

三、肠道菌群测序报告解读

不同测序实验室对于肠道菌群测序的报告各有特点，本部分介绍利用高通量测序技术的肠道菌群测序报告解读要点。

1. 明确样本质量和测序深度 测序深度指每个样本生成的读数数量，是评估肠道菌群测序结果可靠性和准确性的重要指标。以 16S rRNA 基因测序举例，建议测序深度应超过 10 000 读数 / 样本，测序深度越高，对丰度较低的微生物检出水平越高。因此，需注意报告中的质控情况，关注测序读数是否较低或有明确标注样本存在问题。只有通过质控的测序报告才有进一步分析的意义。

2. 物种丰度和多样性 对于肠道菌群的总体评价，最重要的是对于物种丰度和多样性的分析。物种丰度描述了各种细菌的相对数量，通常会按照不同的分类级别进行展示（如门、纲、目、科、属、种），通过与健康人群比较来判断有无异常增高或降低的菌群。肠道菌群的多样性分析分为α多样性(alpha diversity)与β多样性(beta diversity),二者共同描述样本来源的肠道菌群总体多样性。α多样性用于衡量样本来源个体肠道菌群内部的多样性,而β多样性用来对比个体间的组成相似性。

若报告显示样本来源者的肠道菌群中有害菌群的丰度异常升高或有益菌群的丰度异常降低、肠道菌群的多样性下降,均提示样本来源者可能存在健康问题。

3. 核对优势菌群,寻找显著差异微生物 一般测序报告会对样本结果与健康人群的优势菌群进行比较,并标明具有显著差异的微生物。这些显著差异微生物常常与某类疾病相关,需根据其结果进行病史的补充询问及相关检查的补充。例如部分正常优势菌群的丰度下降可能与长期使用抗生素及饮食结构相关,拟杆菌属的相对丰度增加常与肥胖和糖尿病的发生风险相关,艰难梭菌是抗生素相关腹泻的有害菌群,而在神经发育障碍性疾病的发病中,虽尚未明确指出相关的致病菌群,但目前研究提供了部分与疾病存在潜在关联的细菌,比如在孤独症谱系障碍的患儿群体中观察到梭菌属、脱硫弧菌属等细菌的丰度升高,而双歧杆菌属、拟杆菌属等的丰度下降。因此,明确存在显著差异的微生物,并找寻其可能关联的疾病是使肠道菌群测序更好地服务临床的关键。

4. 功能性分析 部分报告会进行优势菌群及部分功能性菌群的功能分析。16S rRNA基因测序的数据可以通过特定软件进行功能预测,而宏基因组测序可直接分析肠道菌群的功能基因及代谢途径。以双歧杆菌属为例,作为肠道中的有益菌群,它参与碳水化合物、蛋白质和氨基酸代谢及维生素合成的代谢途径,并且可以通过产生抗炎物质减轻肠道炎症,增强肠道屏障。明确肠道菌群与功能的相关性,对后续指导治疗，探索潜在治疗靶点和机制研究具有重要意义。

总之，获取肠道菌群测序报告后，首先应分析菌群多样性以对肠道菌群的整体状态进行初步了解，之后应识别肠道菌群失调的特征，识别具有显著差异性的菌群，随后将菌群结果与临床表型相结合，制订合适的干预肠道微生态的手段。比如对于显著缺乏益生菌的患儿，适量补充特定益生菌制剂；对于检出致病菌的患儿，可能需要选择适当的抗生素进行干预等。

四、神经发育障碍性疾病人群的肠道菌群特点

对于神经发育障碍性疾病群体肠道菌群的探索目前仍处于起步阶段，各病种涉及的肠道菌群变化尚无统一定论，研究热点多聚焦于孤独症谱系障碍。本部分列举了部分疾病的肠道菌群特点。

1. 睡眠障碍 目前尚无临床研究指出与睡眠障碍相关的特定菌群，但睡眠障碍的群体普遍存在肠道菌群多样性的下降。部分动物实验也指出，肠道菌群多样性的下降既是睡眠节律紊乱的重要因素，又是睡眠节律紊乱引起的表现。

2. 孤独症谱系障碍 孤独症谱系障碍患儿肠道菌群的特点是多样性下降与特定菌群的丰度改变，并且菌群变化的程度与患儿睡眠、胃肠道症状及孤独症核心症状严重程度相关。肠道菌群异常变化的关键年龄窗为 3 岁内与 6 岁内。在发生丰度变化的细菌中，研究一致观察到双歧杆菌属、拟杆菌属、普氏杆菌属、韦荣球菌属等菌群丰度降低，部分研究则指出乳杆菌属、脱硫弧菌属等菌群丰度升高。

3. 注意缺陷多动障碍 肠道菌群多样性较健康儿童下降，部分细菌的丰度发生改变，但对于变化的具体菌群尚无统

一定论。

以上是部分神经发育障碍性疾病中肠道菌群变化的特点，既往研究观察到了这类疾病人群中肠道菌群的变化，但疾病与特定菌群的关系仍无明确结论，同时肠道菌群的变化也具有很强的异质性。而在其他如学习障碍、智力发育障碍、运动障碍等疾病中，有关其肠道菌群的改变研究较少，但随着“肠脑轴”理论证据的不断完善，现普遍认为这些神经发育障碍性疾病均存在菌群多样性的改变及部分菌群丰度的改变，找寻与疾病强关联的差异微生物作为干预靶点或者诊断标志物也是未来的研究方向。

第六节　食物过敏检测

一、概述

食物过敏（food allergy，FA）是指暴露于某种特定食物时出现的由特异免疫反应引起的不良健康影响，也可定义为由食物引起的对人体有害的免疫反应，这种反应在接触某种特定的食物时可重复发生。FA 是影响成人和儿童的重要公共卫生问题之一，患病率呈逐渐增加的趋势。我国 0~14 岁儿童 FA 的家长报告率为 5.83%，不同地区、城市及不同年龄段的儿童其 FA 患病率存在显著差异。根据免疫机制的不同可分为：① IgE 介导（速发型）；②非 IgE 介导（迟发型）；③ IgE 介导 / 非 IgE 介导（迟发型）。

目前，越来越多的研究提示 FA 可能和发育行为问题间存在关联性。FA 患儿罹患孤独症谱系障碍（autism spectrum disorder，ASD）、注意缺陷多动障碍（attention deficit hyperactivity disorder，ADHD）、抽动障碍、睡眠障碍、情绪障碍及进食障碍等疾病的风险会明显增加。随着“肠脑轴”理论证据的不断完善，目前学界普遍认为这些神经发育障碍性疾病均存在与FA的关联性，找寻与疾病强关联的过敏食物作为治疗的干预手段或者诊断方式也为神经发育障碍性疾病的研究提供了新的思路。

二、伴有神经发育障碍性疾病的儿童对食物过敏的特点

儿童神经发育障碍性疾病病因复杂，是遗传因素和环境因素共同作用的结果。关于食物过敏和神经系统发育性疾病相关的研究仍处于起步阶段，各病种涉及的机制尚无统一定论。部分研究表明，免疫功能障碍、肠道微生物群改变、肠道通透性改变、线粒体功能障碍等均可能参与两者的共同发生。本部分列举了部分疾病和食物过敏相关的情况。

1. 孤独症谱系障碍 目前尚无临床研究指出与ASD患儿相关的特定食物过敏种类，但普遍认为，食物过敏与ASD可能互相影响，并增加发病风险。美国一项研究显示，ASD患儿出现FA的患病率（13.1%）明显高于非ASD儿童（5.4%）。同时一项横断面研究显示，ASD患儿出现FA的概率高于正常发育儿童，并且儿童FA与ASD的发生呈正相关。

2. 注意缺陷与多动障碍 有研究显示，ADHD患儿各种过敏原的皮肤点刺试验（skin prick test，SPT）阳性率较正常对照组增加。FA的患儿容易出现呼吸道症状（鼻塞、呼吸不畅）和皮肤过敏症状（皮疹、瘙痒），并伴有睡眠障碍（入睡困难、夜惊等）影响睡眠质量，导致患儿出现注意力不集中、多动、易怒、容易冲动等行为。近年来，“肠脑轴”理论认为食物过敏

引发的肠道菌群变化，继而影响神经递质如多巴胺、5-羟色胺的分泌等，均可能与ADHD的发展有关。

3. 抽动障碍 许多抽动障碍患儿同时存在过敏性结膜炎、鼻炎和咽炎等疾病。有研究表明，患过敏性疾病的抽动障碍患儿抽动症状更严重，并存在显著的正相关。此外，抽动障碍患儿的父母也发现，在患儿摄入某些食物过敏原后，抽动症状会增加。

三、检测手段

FA的临床表现多种多样，患儿食物过敏后可出现皮肤、胃肠道或呼吸道症状，如风团、弥漫性瘙痒、腹痛、腹泻、打喷嚏、咳嗽、喘息等。婴幼儿早期存在迁延性腹泻、发育不良也应注意FA的可能。

FA的检测主要包括血清变应原sIgE检测、SPT、口服食物激发试验（oral food challenge，OFC）等（表4-7）。其中OFC是FA的确诊方法。

表4-7 FA的检测方法

分类	临床意义
血清sIgE检测	体外试验，血清学检测方法可靠，具有可重复性，但sIgE水平与反应的严重程度无良好相关性，特异度差，灵敏度因食物而异
SPT	体内试验，检测方法方便快捷，但SPT阳性不能单独作为确诊食物过敏的指标，易误判，有严重过敏风险，过敏原诊断试剂缺乏标准化，目前在临床已停用
OFC	OFC是确诊FA最可靠的临床方法。但标准的OFC主要用于研究，在临床实际中很少应用。可以采用再次进食“家用可疑过敏食物”方法进行初步判断

FA 的诊断主要依据病史、临床表现、实验室检查、食物激发试验和食物回避后再引入等。诊断方法的选择与过敏类型(即 IgE 介导或非 IgE 介导)有关,诊断时须结合怀疑的发病机制以及现有检测方法的局限性进行综合判断。

1. sIgE 检测 属于体外试验,用于识别血清中的 sIgE 抗体。sIgE 水平与反应的严重程度无良好相关性。sIgE 在诊断 IgE 介导的食物过敏上有明确的价值,但是阳性不能单独作为确诊食物过敏的指标,需要与明确的食物过敏病史相结合进行分析判断。sIgE 水平越高,发生过敏的可能性越大。值得注意的是,相同的 sIgE 水平对于不同年龄的儿童有不同的发病风险预测值。对于低龄儿童,sIgE 低值(0.1~0.35kUa/L)同样有一定的临床意义(表 4-8)。

表 4-8 过敏原 sIgE 检测结果报告单

序号	中文名称	英文名称	浓度	级别	提示
1	户尘螨	D1	0	0	无
2	粉尘螨	D2	0	0	无
3	热带无爪螨	D201	0	0	无
4	猫毛皮屑	E1	0	0	无
5	狗毛皮屑	E5	0.06	0.1	无
6	蟑螂	I6x	0	0	无
7	蚕丝	K74	0	0	无
8	矮豚草	W1	0	0	无
9	蒿	W6	0.06	0.1	无
10	葎草	W22sc	0	0	无
11	藜 / 反枝苋	W10_W14	0	0	无
12	刺柏 / 桦	T6as_T3	0.66	1.9	低

续表

序号	中文名称	英文名称	浓度	级别	提示
13	悬铃木 / 白蜡	T11_T15	0	0	无
14	桤杨柳山毛榉橡胡桃	TxCHN1	0	0	无
15	六月禾黑麦草梯牧草	GxCHN	0	0	无
16	复叶槭、桑、洋槐、榆、柏、构树	TxCHN2	0	0	无
17	烟曲霉	M3	0.36	1	低
18	念珠菌、点青霉、分枝孢霉、交链孢霉、黑曲霉	Mx4	0	0	无
19	鸡蛋黄	F75	0	0	无
20	鸡蛋白	F1	0.19	0.5	无
21	牛奶	F2	0.82	2	增加
22	花生 / 黄豆	F13_F14	0	0	无
23	芝麻	F10	0	0	无
24	小麦 / 荞麦	F4_F11	0	0	无
25	腰果、开心果、榛子、杏仁、核桃	FnutCHN2	0	0	无
26	牛肉 / 羊肉	F27_F88	0	0	无
27	鱼	F3	0	0	无
28	虾 / 蟹	F23_F24	0	0	无
29	桃、苹果、杧果、荔枝、草莓	FfruCHN	0	0	无

注：浓度 0.00~0.34IU/ml，级别：0，提示：无；
浓度 0.35~0.69IU/ml，级别：1，提示：低；
浓度 0.70~3.49IU/ml，级别：2，提示：增加；
浓度 3.50~17.49IU/ml，级别：3，提示：显著增加；
浓度 17.5~49.9IU/ml，级别：4，提示：高；
浓度 50.0~100.0IU/ml，级别：5，提示：较高；
浓度>100.0IU/ml，级别：6，提示：极高。

2. SPT 常用于评估疑似 IgE 介导的食物过敏。通过观察皮肤的反应，根据反应程度来判断患儿是否对该过敏原过敏，该方法操作简便、费用低，但是主观性强，尤其对介于阳性与阴性之间的结果容易造成误判。此外，该方法存在一定的侵入性和过敏反应风险，需专科医生实施，并在配备急救条件的机构内进行。此外，国内的过敏原诊断试剂种类多样，标准化不统一，目前在临床已停用。

3. OFC 是诊断食物过敏最可靠的临床方法，对于临床病史结合 sIgE 诊断食物过敏仍不明确的患儿，建议医学监护下行 OFC。摄入试验食物后 2 小时内出现食物过敏考虑为速发型过敏反应。试验后 2 小时 ~4 周出现食物过敏，考虑迟发型过敏反应。建议 OFC 阳性患儿避免食用过敏食物。标准的 OFC 主要用于研究，在临床实际中很少应用，部分指南推荐轻度、非 IgE 介导的食物过敏患者，避食 2~4 周后可在家中自己进行开放性 OFC，采用再进食“家用可疑过敏食物”方法进行判断，例如疑似牛奶蛋白过敏可采用少许进食(10ml)牛奶，若 2 小时内或 2 小时 ~4 周出现过敏表现则可诊断，或更换深度水解配方奶 2 周进行诊断性治疗可确定是否过敏。

值得注意的是，目前国际上并不建议检测食物特异性 IgG 和特异性 IgG_4 诊断食物过敏或食物不耐受。首先，目前尚未获得食物特异性 IgG 和特异性 IgG_4 在食物过敏中起效的确凿依据；其次，若基于食物特异性 IgG 和特异性 IgG_4 的结果进行饮食干预，将会导致大规模的过度饮食限制，影响儿童的生长发育。此外，有些机构将食物特异性 IgG 和 IgG_4 检测标注为食物不耐受检测，也不可取，因为食物不耐受与免疫系统无关，不能靠检测免疫球蛋白来诊断。

四、FA在神经发育障碍性疾病中的应用

1. 孤独症谱系障碍 目前尚无临床研究指出与ASD患儿相关的特定食物过敏种类，但部分研究认为，食物过敏与ASD可能互相影响，并增加发病风险。

2. 注意缺陷与多动障碍 有研究认为ADHD患儿各种过敏原的SPT阳性率较正常儿童增加。FA患儿容易出现呼吸道症状（鼻塞、气堵、呼吸不畅）和皮肤过敏症状（皮疹、瘙痒），并伴有睡眠障碍（入睡困难、夜惊等）影响睡眠质量，可能导致儿童白天出现注意力不集中、多动、易怒、冲动等行为。

3. 抽动障碍 研究发现许多抽动障碍患儿同时存在过敏性疾病；患过敏性疾病的抽动障碍患儿抽动症状更重。

应用举例：患儿，男，1岁10个月。因“语言发育缓慢、不理人”就诊。患儿1岁3个月开始无意识发“baba”“mama”音，目前仅会“爸爸、妈妈”等5~6个单字，唤名不应，主动语言少、目光接触不佳、无共同注意，不能指物，不能遵从指令，无点头等示意动作。常伴哭闹难以安抚。喜欢反复看特定集数的动画片。平素挑食，饮食兴趣狭窄。目前饮食仍有多次母乳，1月余前因母乳不够加用配方奶粉，后开始出现排稀便、腹胀，稀水便或稀糊便，4~5次/d，间断可见血丝，湿疹反复。母亲患过敏性鼻炎。

语言发育落后、共同注意少，有兴趣狭隘及刻板行为问题，需考虑ASD。此外，患儿排便异常前有饮食喂养改变病史，加用配方奶。应考虑牛奶蛋白过敏，需完善过敏相关检查。鼓励患儿家长详细记录患儿排便、便血和饮食情况，暂停

普通配方奶及母乳喂养，改为深度水解配方奶，并继续观察患儿排便、便血和饮食情况。该患儿检查结果如下：儿心量表DQ 73；M-CHAT 总分 18；CARS 总分 38，其中>3 分的项目有 6 项；大便常规：隐血试验(+)；血常规：嗜酸性粒细胞绝对值、嗜酸性粒细胞比例增高，其余无特殊；腹部超声：未见明显异常。进行综合康复干预，更换深度水解配方奶喂养 2 周后，排稀便、便血明显改善。建议每 3~6 个月随访一次，注意评估干预疗效，并监测消化道症状变化，评估生长发育有无受限，调整喂养。

(单 玲 张 婕 曹爱华 王 琳)

自我测试

一、单项选择题

1. 对于伴有语言倒退的 ASD 儿童，应进行的检查是

A. 清醒期视频脑电图检查

B. 清醒期普通脑电图检查

C. 睡眠期视频或动态脑电图检查

D. 清醒期动态脑电图检查

2. 用于大脑认知加工检查的 AEP 是

A. ABR

B. ERP

C. ASSR

D. ASD

3. 对于语言障碍的ASD儿童应首先选择的AEP检查是

A. ABR

B. ASSR

C. 耳蜗电图

D. ERP

4. ADHD儿童可以采取的AEP辅助诊断方法是

A. ABR

B. ASSR

C. 耳蜗电图

D. ERP

5. 为明确ASD患儿是否存在脑结构异常,应进行

A. 头部磁共振波谱成像

B. 常规头颅MRI

C. 头部功能磁共振成像

D. 头部弥散张量成像

6. 新生儿期血尿筛查正常能否排除遗传代谢病

A. 能,因为遗传代谢病新生儿期就会发病

B. 能,因为血尿筛查检查非常敏感

C. 不能,可能存在检验误差

D. 不能,因为有的遗传代谢病可以在婴儿期、儿童期,甚至成人期才发病

7. 目前神经障碍疾病的研究中,遗传代谢病最常见于

A. 孤独症谱系障碍

B. 特定学习障碍

C. 注意缺陷多动障碍

D. 抽动障碍

8. 以下关于肠道菌群的描述错误的是

A. 肠道菌群就是肠道内各类细菌的集合

B. 正常机体内，肠道菌群并不是一成不变的，其维持在一个动态稳定的状态

C. 肠道菌群的稳态及变化与饮食、年龄、药物使用等多方面因素有关系

D. 肠道菌群失调主要指肠道菌群的内部微生物构成比例、整体分布或微生物活性发生较大幅度变化而超出正常范围

9. 为了更好地对肠道菌群进行功能分析，优先选择的检测手段是

A. 粪便微生物培养

B. 16S rRNA 基因测序

C. 16S rDNA 基因测序

D. 宏基因组测序

10. FA 的患儿易出现的神经发育性障碍是

A. 孤独症谱系障碍

B. 注意缺陷多动障碍

C. 抽动障碍

D. 以上均是

二、多项选择题

1. 如某儿童需常规行 EEG 检查，其可能伴有的症状包括

A. 语言倒退

B. 癫痫

C. 大运动能力落后

D. 构音障碍

2. ABR 的临床意义有

A. 听力检查

B. 多发性硬化诊断

C. 昏迷预后评估

D. 鉴别损害部位

3. 与 ERP 有关的认知过程包括

A. 注意力

B. 信号感知

C. 分析判断

D. 决策及工作记忆

4. 临床上常用的听觉诱发电位主要有

A. ABR

B. ASSR

C. ERP

D. EEG

5. 用于听力的 AEP 检查包括

A. ABR

B. ASSR

C. ERP

D. 耳蜗电图

6. 某神经发育障碍性疾病患儿需在首诊时即进行 MRI 检查,其可能合并的情况有

A. 发育倒退

B. 小头畸形

C. 癫痫

D. 遗传性代谢性疾病

7. 神经发育障碍儿童出现以下症状时需要进行遗传代谢病筛查,包括

A. 嗜睡

B. 周期性呕吐

C. 癫痫发作

D. 行为倒退

8. 遗传代谢病可以筛查和诊断

A. 有机酸血症

B. 有机酸尿症

C. 脂肪酸代谢障碍

D. 氨基酸代谢病

9. 对于肠道菌群的检测手段，能够进行功能方面的研究的是

A. 一般细菌培养

B. 粪便厌氧分离培养

C. 16S rRNA 基因测序

D. 宏基因组测序

10. FA 的常见症状包括

A. 胃肠反应：嘴唇肿胀、腹部痉挛、腹泻、恶心、呕吐

B. 呼吸反应：流涕、呼吸困难、喉梗阻

C. 皮肤反应：肿胀、荨麻疹、皮疹

D. 全身反应：过敏性休克

三、病例分析题

1. 3 岁男孩，G_1P_1 足月顺产，母亲孕史及出生史正常，3 个月竖头，7 个月独坐，13 个月独走，目前仍无有意义语言，与人不交流，2 岁起按照孤独症康复训练半年，进步缓慢。查体：无特殊外貌，呼名不应，对各种声音反应迟钝，目光交流极少，无有意义语言，频繁晃手，尖叫，跳跃，四肢活动正常。头部 MRI 未见明显异常。脑电图：未见明显异常。

问题：该儿童的临床诊断考虑什么？可以进行何种 AEP

检查？

2. 4岁男孩，因"发现语言发育落后2年"来诊，患儿G_1P_1，个人史及出生史无特殊，患儿目前无主动语言，平素喜欢排列积木、开关门，无法与同龄人做游戏，自我刺激多，平时常有湿疹，经常便秘。过敏原提示牛奶蛋白过敏，肠道菌群宏基因组测序结果提示患儿肠道菌群多样性下降，双歧杆菌属丰度下降，脱硫弧菌属丰度升高。

问题：该患儿最有可能的临床诊断是什么？针对病史提供的资料，可提供哪些医疗建议？

3. 8月龄女孩，因交替腹泻、便秘3个月就诊，考虑FA，儿童为母乳喂养，医生建议母亲避免食用常见致敏食物。

问题：①母亲应该避免食用哪些常见的易过敏食物？②此外，患儿伴有身高体重增长不佳，5月龄翻身，目前仍不能独坐，应考虑完善何种检查？

参考文献

[1] 刘晓燕. 临床脑电图学. 北京：人民卫生出版社，2006.

[2] HYMAN S L, LEVY S E, MYERS S M, et al. Identification, evaluation, and management of children with autism spectrum disorder. Pediatrics, 2020, 145 (1): e20193447.

[3] HIROTA T, KING B H. Autism spectrum disorder: a review. JAMA, 2023, 329 (2): 157-168.

[4] SLATER J, JOOBER R, KOBORSY B L, et al. Can electroencephalography (EEG) identify ADHD subtypes? A systematic review. Neurosci Biobehav Rev, 2022, 139: 104752.

[5] CHIARENZA G A. Quantitative EEG in childhood attention deficit hyperactivity disorder and learning disabilities. Clin EEG Neurosci, 2021, 52 (2): 144-155.

[6] TALGE N M, ADKINS M, KILENY P R, et al. Click-evoked auditory brainstem responses&autism spectrum disorder: a meta-analytic investigation of disorder specificity. Pediatr Res, 2022, 92 (1): 40-46.

[7] KAMITA M K, SILVA L A, MATAS C G. Cortical auditory evoked potentials in autism spectrum disorder: a systematic review. Codas, 2021, 33 (2): e20190207.

[8] DONKERS F C, CARLSON M, SCHIPUL S E, et al. Auditory event-related potentials and associations with sensory patterns in children with autism spectrum disorder, developmental delay, and typical development. Autism, 2020, 24 (5): 1093-1110.

[9] YANG Y, YANG H, DENG Y, et al. P3b amplitude and latency in tic disorders: a meta-analysis. Brain Sci, 2022, 12 (12): 1712.

[10] SEÇEN YAZICI M, SERDENGEÇTI N, DIKMEN M, et al. Evaluation of p300 and spectral resolution in children with attention deficit hyperactivity disorder and specific learning disorder. Psychiatry Res Neuroimaging, 2023, 334: 111688.

[11] 张康福茜, 曹庆久. 儿童注意缺陷多动障碍脑磁共振研究进展. 中国实用儿科杂志, 2023, 38 (8), 575-579.

[12] 余倩倩, 张其锐, 张志强. 儿童脑发育及神经发育障碍的多模态MRI研究进展. 中华解剖与临床杂志, 2022, 27 (1): 54-59.

[13] HERNÁNDEZ-VÁSQUEZ R, CÓRDOVA GARCÍA U, BARRETO A M, et al. An overview on electrophysiological and neuroimaging findings in dyslexia. Iran J Psychiatry, 2023, 18 (4): 503-509.

[14] HSU C J, WONG L C, WANG H P, et al. The multimodality neuroimage findings in individuals with Tourette syndrome. Pediatr Neonatol, 2020, 61 (5): 467-474.

[15] PIGDON L, WILLMOTT C, REILLY S, et al. Grey matter volume in developmental speech and language disorder. Brain Struct Funct, 2019, 224 (9): 3387-3398.

[16] 韩连书. 遗传代谢病检测技术及应用选择. 临床儿科杂志, 2023, 41 (2): 81-85.

[17] HYMAN S L, LEVY S E, MYERS S M; COUNCIL ON CHILDREN WITH DISABILITIES, SECTION ON DEVELOPMENTAL AND BEHAVIORAL PEDIATRICS. Identification, evaluation, and

management of children with autism spectrum disorder. Pediatrics, 2020, 145 (1): e20193447.

[18] CORTESE S, SOLMI M, MICHELINI G, et al. Candidate diagnostic biomarkers for neurodevelopmental disorders in children and adolescents: a systematic review. World Psychiatry, 2023, 22 (1): 129-149.

[19] 梁黎黎. 新生儿串联质谱遗传代谢病筛查结果判读. 中国实用儿科杂志, 2023, 38 (7): 516-520.

[20] 中华医学会儿科学分会发育行为学组, 中国医师协会儿科分会儿童保健学组. 中国低龄儿童孤独症谱系障碍早期诊断专家共识. 中华儿科杂志, 2022, 60 (7): 640-646.

[21] HAN N, ZHANG T, QIANG Y, et al. Time-scale analysis of the long-term variability of human gut microbiota characteristics in Chinese individuals. Communications Biology, 2022, 5 (1): 1414.

[22] GOMAA E Z. Human gut microbiota/microbiome in health and diseases: a review. Antonie Van Leeuwenhoek, 2020, 113 (12): 2019-2040.

[23] WAN L, GE W R, ZHANG S, et al. Case-control study of the effects of gut microbiota composition on neurotransmitter metabolic pathways in children with attention deficit hyperactivity disorder. Front Neurosci, 2020, 14: 127.

[24] OU Y, BELZER C, SMIDT H, et al. Development of the gut microbiota in healthy children in the first ten years of life: associations with internalizing and externalizing behavior. Gut Microbes, 2022, 14 (1): 2038853.

[25] LOU M, CAO A, JIN C, et al. Deviated and early unsustainable stunted development of gut microbiota in children with autism spectrum disorder. Gut, 2022, 71 (8): 1588-1599.

[26] YU W, FREELAND D M, NADEAU K C. Food allergy: immune mechanisms, diagnosis and immunotherapy. Nature Reviews Immunology, 2016, 16 (12): 751-765.

[27] 周薇, 赵京, 车会莲, 等. 中国儿童食物过敏循证指南. 中华实用儿科临床杂志, 2022, 37 (8): 572-583.

[28] 田春雨, 熊实秋, 刘传合. 日本食物过敏指南 (2020) 解读. 中华实用儿科临床杂志, 2022, 37 (9): 660-664.

[29] SINDHER S, LONG A J, PURINGTON N, et al. Analysis of a large standardized food challenge data set to determine predictors of positive outcome across multiple allergens. Front Immunol, 2018, 9: 2689.
[30] FOONG R X, DANTZER J A, WOOD R A, et al. Improving diagnostic accuracy in food allergy. J Allergy Clin Immunol Pract, 2021, 9 (1): 71-80.

第五章　行为管理

第一节　行为干预的原理

一、行为干预相关术语概述

1. 行为干预相关术语发展历程　与行为干预相关的专业术语有行为治疗、行为改变技术、应用行为分析、行为管理和积极行为支持。这些专业术语在不同时期出现，其核心理论都来源于行为原理，但在不同时代与环境相结合代表不同的内涵与理念，并影响其操作程序，具体特点如下（表 5-1）。

2. 应用行为分析的内涵　目前使用最多的行为干预技术是应用行为分析，它提供经实验验证的基本原理及循证实践的行为改变技术，建构了由国际行为分析协会、《应用行为分析杂志》等专业期刊、行为分析师认证委员会等构成的比较完备的专业发展系统。应用行为分析包含两个最重要的行为公式：反应条件和操作条件，它们被用来描述行为和其前后刺激之间的功能关系，以及操作行为增加或减少的过程。所有的行为分析过程都涉及三期后效关联，即 ABC 后效关联，指前事（antecedent，A）、行为（behavior，B）和后果（consequence，C）的关联。其中，前事（A）代表发生在行为前的刺激事件，当个体接收到这个刺激时会有相当大的把握，如果在此时做出某种行为（B）就非常可能得到他想要的后果（C）。

表 5-1 行为干预相关术语及其特点

行为干预相关术语	特点
行为治疗	指以临床情境中对人类行为干预的实验研究成果为基础，常应用在医院或临床情境中，治疗师在与个案的互动中处理“功能失常的行为”
行为改变技术	是一种客观而系统的干预问题行为的原理与技术，来自对动物和人类行为干预的实验研究结果，由行为专家应用于自然（如家庭、学校）或特殊化的训练情境中，干预客观界定可测量的问题行为，并注重行为改变效果的验证程序，以解决个人与社会问题，增强人类的适应功能
应用行为分析	是一门致力于了解及改善人类行为的科学，其策略是由行为主义发展出来，旨在通过系统化的干预增进社会重要行为，并通过实验来证实造成行为改变的变量。“应用”表明要改变的行为是与社会相关或重要的，如社会互动、语言行为、教育、日常生活等；“行为”指要改变的行为是可观察和可测量的，“分析”指分析问题行为的原因和评估行为干预方案效果的过程
行为管理	代表干预人员运用各种资源，灵活地配合和调度，用来改变个案、改善环境，解决问题行为
积极行为支持	强调拟定策略时考虑问题行为的功能；主张尊重、正常化、预防、教育和个别化的处理原则，强调个体在行为处理过程中的参与度及运用团队合作来发展和执行“行为干预计划”；采用功能本位、正向、多元素而完整的行为处理策略，包括预防、教导、反应和其他等四类处理策略，最后达到的目标不仅可减少问题行为，更重要的是增加个体沟通、社会和自我管理等能力，拓展积极的人际关系，提升活动参与的质和量，以及促进干预小组成员沟通合作和问题解决能力的提升等

二、行为原理

行为原理阐述了基本的“行为与环境”之间的关系，并通过上百或上千次实验反复验证这一关系。同时，它也描述了行为与一个或一个以上控制变量之间的功能关系［以 $y=f(x)$ 表示］，此关联具有跨不同有机体、物种、地点和行为的普遍性。行为原理是一种由大量实验导出并经过验证的归纳法则，主要用于解释行为如何运作，如下述所示。

1. 强化 使个体操作性反应的频率增加或维持的一切刺激都是强化。强化分为正强化和负强化，正强化指在某种行为发生后，伴随着某一强化，未来此行为出现的频率将会增加。如当一名学生完成作业后，老师给予口头表扬，以鼓励学生未来继续完成作业。负强化指在某种行为发生后，消除或减少厌恶刺激，以导致该行为未来发生频率的增加。如当一名学生高质量地完成作业后，老师减少了后续的作业量，以鼓励学生未来继续高质量地完成作业。强化在教育、训练、行为管理等领域有广泛地应用，可以帮助人们改变和塑造其行为。

2. 惩罚 惩罚发生是因为反应后跟着一个刺激改变，会降低未来类似行为的发生率。惩罚分为正惩罚和负惩罚，正惩罚指在某种行为后呈现一个刺激，以减少该行为的发生频率。如当一个学生在课堂上打人，老师给予批评，以减少学生未来的打人行为。负惩罚指某行为发生后而撤除得到正强化的机会，或失去接触正强化物达到一定时间，减少目标行为未来发生的频率。如当一个儿童不做作业，父母可能会限制其看电视的时间。惩罚可能会产生一些副作用，如可能导致恐惧、回避行为、抵抗和对施加惩罚者的反感。在应用惩罚时需谨慎，并结合其他无伤害的行为策略，如正强化、负强化和消退等。惩罚应该是一种适度和一致的措施，以确保其有效性和可持续性。在实践中，惩罚应作为其他干预措施无效后的最后选择，但要遵循专业程序及以儿童利益为首要考虑的伦理原则。

3. 刺激控制 当一个行为在某一特定刺激呈现时的出现频率高于该刺激未出现时，称为刺激控制，这个行为因特定刺激的存在而受到强化，产生了刺激对行为的控制。如孩子看到爸爸在场就要钱，而妈妈在场时则不会，因为找爸爸要钱，爸爸每次都会给他，而找妈妈要钱，妈妈不会给他。爸爸在场这个特定刺激（A）对孩子要钱行为（B）就是一个刺激控制，因为爸爸给钱（C）强化了孩子的要钱行为。

在行为得到强化时出现的前提叫区辨刺激（S^D），例如爸爸在场就是区辨刺激。区辨刺激出现时行为得到强化的过程叫刺激区辨训练，包括两个步骤：①当区辨刺激（S^D）出现时，行为得到强化；②当任何除了 S^D 以外的前提出现时，行为得不到强化。在区辨训练中，任何在行为得不到强化时的先行刺激被称为干扰刺激（S^Δ），如妈妈在场就是一个 S^Δ。发展听说读写能力等都可以通过刺激控制原理来进行学习，如见到苹果（S^D）说出“苹果”，可以得到表扬，但如果见到梨（S^Δ）说“苹果”，则不会得到表扬。同时区辨训练时多种刺激如苹果、梨、橘子等同时出现，“给我梨”，学生拿梨，就会得到强化；依序区辨训练时是一次只呈现一个刺激，直到该行为达到一定的标准，如连续问五次“这是什么”，学生都答对了“苹果”，则100%通过。

4. 动机操作 强化作用必须依赖动机。任何刺激改变的当下强化效力都取决于当时该刺激改变时的动机强弱。当刺激区辨加入建立操作（establishing operations，EO）后，就会形成四期后效关联，让可区辨操作的正强化得以发生。假如个体有动机产生反应，那么区辨刺激将仅作为引发该反应的信号或前事刺激。如在很闷热的天气下运动 3 小时，会让水成为有力的强化物，也会增加后续与喝水有关的行为发生概率，此时水瓶或饮水机都只是引发喝水行为的信号（即刺激区辨）。动机操作（motivating operations，MOs）是一种环境变量，具有以下两个功能：①改变刺激作为强化物的强化效力（远期刺激），增加强化效力即为建立操作（EO），如很久没有吃糖，糖作为强化物的效力会增加（EO）；减弱强化效力为消除操作（abolishing operation，AO），如刚吃过很多糖，糖作为强化物的效力会降低（AO）。②改变瞬间行为的出现率，该行为是曾受到刺激强化的经验，增加行为出现频率即为建立操作（EO），如当糖作为强化物效力强时，就会增加行为出现率（EO）；减少出现频率即为消除操作（AO），如当糖作为强化物效力低时，就会减少行为出现率（AO）。

三、行为改变策略

行为改变策略是指应用行为分析师使用一些策略使原理运作，以帮助人们学习和建立社会重要的行为。

（一）增加行为的策略

1. 模仿 模仿以四种“行为 - 环境”关系做出功能性定义：①任何肢体动作都可作为模仿的示范，示范是一个引起模仿行为的前事刺激；②模仿行为后一定紧跟着示范的呈现（如在 3~5 秒内）；③示范与行为必须具有形式相似性，即二者在物理性质上彼此相似，并具有相同的感官模式，如看起来或听起来类似；④示范必须是模仿行为的控制变量，当一个新的示范在没有强化历史的情况下引发一个相似行为时，我们可以推断,在示范与模仿者之间存在控制关系。

个体的操作行为一般由模仿习得,包括:①强化可增加模仿的频率;②当一些模仿行为得到强化后,其他模仿行为会在没有特定训练或无强化的情况下发生;③有些无模仿行为的儿童可通过教导学会模仿。模仿的技能可以促进行为的快速习得,如儿童在社交或沟通技巧上的发展。

2. 行为塑造 行为塑造是一个系统性和区别强化逐步接近目标行为的过程,其应用非常广泛,特别是在教育、训练和治疗领域,被运用于日常情境中以帮助学习者养成新行为,如帮助个体学习新的技能、克服恐惧和焦虑情绪以及戒除不良习惯等。

(1)行为塑造包括两个主要构成要素:①区别性强化,这是一种程序,对符合预定维度和特质的反应给予强化,对不具有该特质的行为则不予强化;②逐步接近目标行为,即每一个新的反应群组与被取代的反应群组相比,在形式上更接近目标行为。

(2)行为塑造的基本过程包括:①确定明确、可观察和可测量的目标行为;②将行为分解为一系列更小、更简单的逐渐接近目标行为的步骤;③选择并设定一个初始行为;④通过强化来增强接近目标行为的每个步骤;⑤通过逐步增加要求或改变条件(如形态、频率、延宕时间、持续时间和幅度 / 强度)来促进行为的逐渐改变;⑥随着行为逐渐接近目标行为,降低强化的频率和强度。最终,个体将能够独立呈现目标行为。

3. 行为链锁 行为链锁指一种特定顺序的反应,每一个单一的反应伴随有特定的刺激情境,每一个单一反应及其所伴随的刺激情境作为此链锁的个别元素。当每个元素串联在一起时,所形成的行为链锁就产生了目标行为。链锁的每个反应产生一个刺激改变,该刺激改变即成为该反应的条件强化，以及行为链锁中下一个反应的区别性刺激。将两个反应元素联结的刺激中，除第一个和最后一个外，其余每个刺激都具有双重功能：既是条件强化物也是一个区辨刺激（S^D）。行为链锁有以下步骤：①确定所需的明确、可观察和可测量的目标行为链；②将目标行为链分解为一系列更小、更简单的且按照特定顺序链接在一起的行为步骤；③选择并设定一个初始行为；④通过强化来增强每个步骤的行为；⑤逐步引导个体从初始行为到目标行为链；⑥随着行为链的逐渐形成，逐渐降低强化的频率和强度；⑦个体将能够独立地展示完整的行为链。行为链锁包括顺向、逆向、全行为链锁和跳跃式逆向链锁四种。行为链锁的应用非常广泛，可以用于帮助个体学习和展示复杂的行为链，如日常生活技能、工作技能、运动技能等。

4. 行为技能训练　行为技能训练是一种通过示范、指导、练习、反馈和强化来教导和强化特定行为技能的方法。这是一种系统化的训练过程，旨在帮助个体学习和掌握特定的行为技能，包括以下几个步骤。①示范：训练者向学习者展示所需的行为技能，以便学习者能够观察和模仿。②指导：训练者通过口头说明和解释详细地介绍所需的行为技能，包括步骤、技巧和注意事项。③练习：通过角色扮演，学习者模仿训练者示范的行为，并在训练者的指导下进行实践。这个步骤可以帮助学习者在安全的环境中练习和调整行为技能。④反馈：训练者提供及时的反馈和指导，以帮助学习者改进和调整行为技能。反馈可以是肯定性的鼓励，也可以是具体的建议和指导。⑤强化：训练者使用积极的强化手段，如赞扬、奖励或其他形式的激励，来强化学习者正确展示所学技能的行为。行为技能训练的应用非常广泛，特别是在教育、职业培训、临床心理学和行为治疗等领域，可用于教导各种行为技能，如社交技能、沟通技巧、问题解决、自我控制、情绪调节等。其系统性和结构性使其成为一种有效的教学和训练方法，可以帮助个体快速学习和应用新的行为技能。

（二）减少行为的策略

1. 消退 消退指通过停止或不再提供强化来减弱或消除一个已经形成的行为。即当一个行为不再得到预期的强化时，其频率和强度会逐渐减少，直到最终消失或几乎不再表现出来。消退的作用在于改变环境，使问题行为不再获得强化，而不是预防行为的发生。要注意消退过程中可能出现消退爆发与自发恢复。消退在行为原理中具有广泛的应用，特别是在行为治疗和行为管理中，它可以用于减弱不良习惯、消除恐惧和焦虑、改变不适应的行为等。通过停止强化和提供替代行为的强化，消退可以帮助个体逐渐减少或消除不需要的行为。

2. 区别强化 区别强化是一种通过对一个反应群组进行强化，同时对另一个反应群组不给予强化，以减少问题行为出现频率和强度的策略。区别强化由两种要素组成：①当问题行为以外的行为出现时，问题行为的发生率减少，对上述任一状况提供强化；②对问题行为尽可能地不给强化。区别强化有多种形式，是最有效、广为人知且普遍使用的减少问题行为的策略之一。常见的四种策略包括：①区别强化不相容行为；②区别强化替代行为；③区别强化其他行为；④区别强化低频率行为。区别强化可以帮助个体逐渐掌握所需的行为，同时减少不良行为发生的频率和强度，可以用于改变不适应的行为、增加积极的行为、减少消极的行为等。

3. 非后效强化 非后效强化是一种前事干预策略，它不根据个体的特定行为来提供强化，而是运用固定时间计划表或不固定时间计划表的方式，独立于学习者的行为即后效独立，给予已知强化属性的刺激。由于维持问题行为的强化物可以自由频繁地出现，非后效强化可有效减少问题行为的发生。在丰富的环境中积极给予的刺激具有消除性操作的功能，可减少学习者从事问题行为的动机。非后效强化包括三个不同的程序来界定和给予已知强化属性的刺激：①正强化，即社会媒介；②负强化，即逃避；③自动强化，即不经过社会媒介达成。非后效强化可以帮助个体建立积极的行为模式，增加适应性行为的频率和强度，可以培养良好的习惯、增加积极的行为、减少消极的行为等。

在这里主要介绍强化、惩罚、刺激控制、动机操作等基本原理；以及增加行为的策略如模仿、行为塑造、行为链锁和行为技能训练，减少行为的策略如消退、区别强化和非后效强化等行为改变策略。在具体针对个体的问题行为时，强调个别化处理原则，综合灵活地应用行为原理与策略，对其进行综合的行为干预。其他行为干预策略如代币制、维持与泛化、团体后效、同伴指导、行为契约、语言行为及自我管理等，以及基于行为取向的其他教学策略如回合式教学法、结构式教学法、关键反应训练、图片交换沟通系统等，都是有效的行为改变策略或教学策略，在此不作赘述。

第二节　父母行为管理培训

一、概念

父母行为管理培训（parent training in behavior management，PTBM）是指针对父母（或主要照养人）的行为管理培训，是最好的基于循证的干预方法之一。PTBM 主要由专业人员指导家长如何管理和改善儿童的行为，也被称为父母行为治疗、父母行为培训或父母培训。现已明确行为疗法是有效治疗注意缺陷多动障碍等儿童行为问题的方法，可以改善儿童的行为、自我控制和自尊，若能由父母给儿童实施，效果更佳。

在完成 PTBM 训练后，父母可以运用他们所学的技巧和策略来辅助那些诊断为注意缺陷多动障碍（ADHD）等行为障碍的儿童，帮助他们在学校、家庭及人际交往中取得进步，从而改善家长与儿童的关系，增强家长在儿童日常活动中的参与度，并促进儿童在社会适应方面的行为发展。虽然学习和练习 PTBM 的技巧和策略需要花费时间和精力，但儿童和家庭可能会因此而长期获益。

二、PTBM 的适用人群

推荐的适用人群为 3~12 岁确诊或疑似 ADHD、对立违抗障碍、品行障碍和其他破坏性行为障碍的儿童，也适用于被专业人员判断确实存在问题行为的儿童，问题行为包括不服从、说谎、不尊重、破坏性和攻击性行为等。PTBM 是学龄前 ADHD 儿童的一线治疗方法，对于学龄期 ADHD 儿童通常需要与药物治疗联合使用。

三、PTBM 中对专业人员的要求

对提供 PTBM 培训的专业人员主要有以下要求：①提供自身接受过有循证证据的 PTBM 方案的培训或认证；②在通过宣教提高家长寻求并接受 PTBM 培训的意愿后，培训父母使用正强化等管理儿童行为的技巧和策略，并教会父母以积极的方式与孩子沟通；③合理布置作业，安排一些活动让家长和孩子一起练习，提倡在家庭和学校等自然环境下实施行为管理，并及时给予家长肯定、鼓励和指导；④定期评估，根据干预效果适时调整行为干预方案，保持足够的灵活性，从而实现最佳的行为干预效果。

四、PTBM 中对家长的要求

对接受培训的父母主要有以下要求：①主动学习，有应用 PTBM 的迫切愿望，愿意定期接受专业培训；②在接受培训后，需要在日常生活中不断练习所学的行为管理技能，不断提升自己的行为管理能力，遇到困难时能够主动寻求专业督导；③作为 PTBM 的主要实施者，能够与其他成员沟通协作，保证 PTBM 的有效实施。

五、PTBM 的核心技术

PTBM 教授家长的核心技能包括：正向关注；基于行为分析的行为干预，如基于前事(A)的干预即结构化(条理性)和有效指令，基于后果(C)的干预即正强化、好行为记录表、自然后果、有目的地忽视和角落时间；情绪管理；有效沟通等。

(一) 正向关注

正向关注是指行为管理实施者通过言语和非言语信息对儿童的行为表现出积极的回应，与儿童之间形成融洽的氛围。正向关注的要点是不提问、不评价、不批评和不指令。同时，真诚地对孩子的具体行为给予反馈、描述和赞扬，从而减少行为问题，并改善亲子关系。父母实施正向关注，是改善亲子关系的起点。多项 PTBM 培训方案均提示，使用现场示范、视频反馈等教学策略更容易帮助实施者真正掌握各类相关技术。

（二）基于行为分析的行为干预

具体的内容常包括以下几方面。

1. 培训父母 使其掌握行为分析的方法（行为分析的基本流程如图 5-1 所示），并学会根据行为观察和行为的功能分析制订行为矫正的方案。

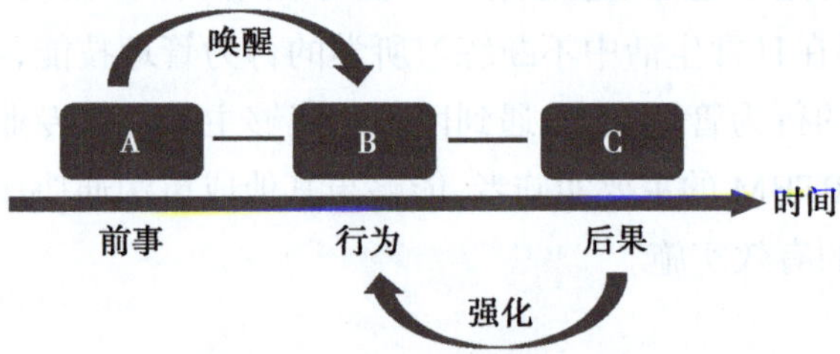

图 5-1 行为分析的基本单元

前事（A）：行为是在什么样的情形下发生的？行为（B）：儿童做了什么？后果（C）：在这种行为之后发生了什么？分析 A、C 与 B 的关系，通过操纵 A、C，实现改变 B 的目标。

2. 结构化（条理性） 属于基于前事（A）的干预。指导父母学会操纵行为的前事（即刺激控制技术），能够预测儿童可能的不当行为，对父母的自我效能和心理健康有积极的影响。控制前事对父母来说相对更直接，且能预防非适应性行为的产生，让父母获得控制感。结构化（条理性）是改变前事的方法之一。具体措施有：建立常规，将环境、日程和任务进行结构化的分解，并用儿童能理解的方式展示出来（如视觉提示有助于儿童和父母共同遵守，并保持一致性）。这些措施有助于塑造儿童的良好行为，预防问题行为发生，并培养儿童的独立性。

3. 有效指令 属于基于前事（A）的干预。在引起儿童的注意后发出指令，指令应当简洁明了，给予儿童反应时间，避免隐藏性、不明确、重复性的指令。发指令后要确保全程跟进，让儿童习得每个指令都必须要有结果，避免儿童忽视指令。

4. 正强化、好行为记录表 属于基于后果（C）的干预。研究显示，对于伴有破坏性行为的儿童来说，使用正强化（尤其是表扬）和自然后果对儿童破坏性行为的改善效果更佳。恰当行为（好行为）的增加依靠正强化，即当儿童表现出想要的行为时为他们提供积极的后果，包括社会性强化（如赞扬、肯定和欣赏等）。实施正强化时，如何正确使用强化物是关键。强化物的使用可以激发儿童自我管理的潜能。因此，应保证实施者掌握评估各级强化物及有效性的能力，如："直接性强化物"，包括儿童喜欢的食物、玩具等；"间接性强化物"包括精神强化物，如赞扬和肯定的语言、动作或表情等。确保实施者掌握《好行为记录表》的使用方法，让家庭和学校规则变得清晰可见。

5. 自然后果、有目的地忽视和角落时间 属于基于后果（C）的干预。自然后果是指让儿童面对自身行为的自然结果（即使可能失败或犯错）。当提供机会让儿童自己承担行为的后果时，往往会条件式地自然而然地改变儿童的行为。有目的地忽视是指在某阶段内，选择主要干预的目标行为，并忽视其他无关紧要的非伤害性行为（如当把儿童安坐10分钟设为目标行为时，可有目的地忽视儿童不标准的坐姿）。实施中要注意忽视的完整性，具体措施包括：①实施者与儿童不要有眼神接触、肢体接触和言语交流。②执行忽视后儿童行为极有可能出现反弹，实施者要有所准备，避免半途而废。角落时间又称暂时隔离，可以帮助儿童从失控的情绪中暂时抽离出来，让儿童调控情绪，明确行为规范。实施者在设置好暂时隔离的环境和规则后，需要用坚定而非情绪化的方式表达出来，实施过程中注意忽视。暂时隔离结束后仍积极关注儿童好的行为。注意避免滥用或以错误理由使用暂时隔离法。

（三）情绪管理

儿童和成人之间的情绪在日常生活中是相互影响的。父母育儿能力的增强和育儿压力的减小与儿童的问题行为改善之间存在显著的关联。因此，在计划对儿童实施行为管理时，实施者首先需要自我觉察，避免自身在愤怒、焦虑和怨恨等不良情绪下实施行为管理。如有必要，实施者可采用呼吸放松、正念冥想等方式进行自身的情绪管理，并时常加以练习。

儿童情绪管理培训集中在三个核心方面：情绪识别、情绪调节和愤怒管理。①情绪识别方面：实施者要帮助儿童通过观察面部表情或听取语气，学会识别自己和他人的情绪。例如，当儿童看到他人皱眉时，可以识别出对方可能是不高兴的。②情绪调节方面：实施者要教导儿童如何控制自己的情绪反应。比如，当儿童感到生气时，可以学习深呼吸或倒数从10到1来平静自己。③愤怒管理方面：专门针对教导儿童如何在愤怒冲动中临时做出合适的反应。一个实用的例子是，当儿童想要打人时，可以用话语表达自己的情绪，而不是用手去打人。

有效的儿童情绪管理不仅需要儿童自身的努力，还需要实施者具备良好的自我觉察和情绪管理能力。通过综合运用各种方法和技巧，不仅可以提高儿童的情绪管理能力，还可以营造一个更加和谐、健康的育儿环境。

（四）有效沟通

有效沟通是父母行为管理培训中的一个关键环节。这一部分主要教导家长如何清晰、准确地与儿童交流，以促进更好的理解和合作。例如，家长可以学习“我信息”的使用，这是一种避免指责和批评，而更多地表达自己感受和需求的沟通方式。当儿童没有完成家务时，家长不说“你怎么还没把房间打扫干净？”而是说，“我感到有些失望，因为我希望我们都能共同维护一个整洁的家。”这样的表达方式更容易引发孩子的同情和理解，而不是抵触和反抗。

上述有效指令是有效沟通的一项重要技能。此外，有效沟通也包括倾听孩子的感受和观点。家长应该给孩子足够的时间和空间来表达自己，而不是仅仅强调自己的期望和规则。通过这种双向沟通，家长和孩子都能更好地理解对方，从而更有针对性地解决问题。

六、PTBM 的治疗周期

一般父母通过 8~16 次、每周 1 次的培训完成 PTBM 的学习。可以以团体或个体治疗的形式进行，相对而言，团体的治疗效率较高。个体治疗的周期可以根据每个家庭的需要灵活设置，有些家庭需要的时间较短，而儿童问题行为持续时间较长的家庭则可能需要较长的治疗周期。

七、PTBM 的有效性评价

可以从多个角度评价 PTBM 的有效性，比如从儿童角度，评估其干预前后问题行为严重程度、整体功能的改善情况等；从父母角度，评估父母的情绪、自我效能、养育技能等；从整体家庭角度，评估家庭功能、氛围等。同时，评估的方法也是多样的，可以使用量表评估、访谈、行为观察、神经心理测验等。

为了全面和准确地评估PTBM在学龄前ADHD儿童及其家长中的效果，推荐使用一系列经过中国人信效度研究的评价工具。这些工具涵盖了从ADHD核心症状到家长结局指标的多个方面。

八、常用的成套的PTBM方案

国际上常用的PTBM干预方案包括：新森林父母教养方案（the new forest parenting package，NFPP）、亲子正面管教（the positive parenting program，Triple P）、惊奇岁月™（the incredible years program，IY）和亲子互动治疗（the parent-child interaction therapy，PCIT）。"新眼欣见"家长团体是我国第一个针对学龄前ADHD儿童的PTBM干预方案。

1. 新森林父母教养方案 NFPP是一项专为3~11岁注意缺陷多动障碍（ADHD）儿童设计的社会心理干预方案。该方案主要聚焦于提升ADHD儿童的神经认知功能，如注意力、抑制能力、冲动控制和工作记忆。同时，也为家长提供心理支持，教授他们如何与ADHD儿童有效地互动和管理行为。该方案周期为8~12周，每周由经过专业培训的治疗师在家庭环境中提供1~1.5小时的干预课程。NFPP采用"支架式教学"理念，通过一对一的专业人员与家庭的合作，将科学的教养方式和管理技巧带入家庭环境。美国儿科学会（American Academy of Pediatrics，AAP）和英国早期干预基金会（Early Intervention Foundation，EIF）都高度推荐NFPP。特别是在 EIF 的评级中,NFPP 被列为循证级别最高的 3 级,并获得 A 级(强烈推荐)的推荐级别。NFPP 已在欧洲多国以及亚洲的日本和新加坡得到广泛应用,并被证实为一种有效的心理行为干预方法。近三十年在全球的实证研究表明,该方案能极大地帮助家长,解决孩子的注意力和行为问题。在中国的相关研究中,NFPP 在家庭干预学龄期 ADHD 儿童方面表现出良好的可行性和可接受度,能明显提高教养效能和正念教养,减少教养困难和困扰。

2. 亲子正面管教 Triple P 是一个标准化的 PTBM 方案,适用于 0~16 岁的儿童。该计划旨在通过 17 种核心管理策略来增强父母的知识、技能和自信,以预防和解决儿童的行为、情感和发展问题。该方案要求参与的父母具备一定的文化水平和可用时间。Triple P 采用五个层次的干预措施以满足不同家庭需求。

第一层次主要通过提供纸质和电子媒体的育儿信息来提高家长对育儿资源的认识。

第二层次包括 1~2 个课程,专为有轻度行为问题的儿童家长设计,提供具体的育儿策略。

第三层次针对有轻度至中度行为问题的儿童,包含 4 个关于积极技能训练的课程。

第四层次是专门为有严重行为问题的儿童家长准备的。

第五层次是在更复杂的家庭情况下(如关系冲突、父母抑郁或高压环境)进行增强的行为干预。

3. 惊奇岁月™ IY 是一个针对 3~8 岁的 ADHD 儿童的亲职技能培训干预方案。该方案周期为 12~24 周,以小组形式进行,分为两大模块:一是 16 节的学龄前基础预防计划,二是 21 节的专门治疗计划。治疗方法主要采用视频模拟,旨在通过加强支持性育儿策略和积极的亲子互动来增强儿童的社会情感发展。该方案能显著改善 ADHD 儿童的症状，并降低其并发的对立违抗症状。

4. 亲子互动治疗 亲子互动治疗是一个专为 2~7 岁学龄前儿童设计的心理干预方案，主要针对患有对立违抗性障碍（oppositional defiant disorder，ODD）和品行障碍（conduct disorder，CD）的儿童。PCIT 基于社会学习理论和依恋理论，旨在通过增强父母的育儿技能和促进父母与儿童之间的积极互动，以减少儿童的不良行为。该干预方案分为两个主要阶段：第一阶段是“跟随孩子引导”，第二阶段是“家长引导”。在整个过程中，治疗师通过耳机指导父母实时互动。PCIT 不仅可以减少破坏性行为，还能改善儿童的应激反应和整体功能。

5.“新眼欣见”家长团体 “新眼欣见”家长团体是一个为期 8 周的家长技能培训团体，每周开展一次，每次 1.5 小时，每组由 8~12 人组成，活动由两名经过专业培训的团体带领者负责。该干预方案从系统论的角度考虑 ADHD 症状的发生、发展及影响因素，认为问题行为不仅涉及孩子自身，还与另一个人密切相关，主要由与父母之间的矛盾引起。因此，需要了解亲子双方的易感因素，以及他们在激发事件出现之前的想法和感受。这些想法和感受会进一步影响亲子间的互动行为。其理论模型强调，应该从行为层面分析家长与孩子在干预过程中的双向影响。“新眼欣见”家长团体主要培训家长从系统论的角度看待孩子的行为，理解自己的行为模式，并着眼于通过改变亲子间的相互作用、创造支持性的环境来改善孩子的行为表现。

（徐 胜 柯晓燕）

自我测试

一、单项选择题

1. 小孩哭着要吃糖，爸爸给糖，之后小孩要吃糖，就会用哭的方式，请问，爸爸的行为对于小孩来说属于

A. 正强化　　B. 负强化

C. 惩罚　　D. 刺激控制

2. 当一名学生高质量地完成作业后，老师减少了后续的作业量，以鼓励学生未来继续高质量地完成作业，应用的行为原理是

A. 正强化　　B. 负强化

C. 惩罚　　D. 刺激控制

3. 小明每次见到奶奶均会要糖吃，见到爸爸妈妈从来不要糖吃，这种行为的原理是

A. 正强化　　B. 负强化

C. 惩罚　　D. 刺激控制

4. 小明每次要东西得不到满足时均大哭大闹，最初爸爸妈妈在小明哭闹后均满足他的要求，后来为改善其要东西哭闹的行为，爸爸妈妈在他哭闹要东西时均不予理睬，小明逐渐戒掉了用哭闹来要东西的行为，这属于

A. 正强化　　B. 负强化

C. 惩罚　　D. 消退

5. 后果只能影响的行为是

A. 未来的　　B. 当下的

C. 新的　　D. 消失的

6. 父母行为管理培训(PTBM)适用的人群是

A. 所有年龄段的儿童

B. 3~12 岁的儿童

C. 13~18 岁的青少年

D. 成年人

7. PTBM 的核心技术包括

A. 心理咨询 B. 正向关注

C. 严格惩罚 D. 忽略儿童的需求

8. 在 PTBM 中,父母的主要职责是

A. 仅提供经济支持

B. 评判儿童的行为

C. 主动学习并实施行为管理技能

D. 完全依赖专业人员的指导

9. PTBM 教给家长的核心技能是

A. 情绪管理 B. 财务管理

C. 时间管理 D. 饮食管理

10. PTBM 治疗周期一般为

A. 1~2 周 B. 3~5 周

C. 6~8 周 D. 8~16 周

二、多项选择题

1. 在 PTBM 中,专业人员的职责包括

A. 提供 PTBM 专业培训

B. 提高家长接受培训的意愿

C. 安排家庭和学校的活动

D. 定期评估干预效果

E. 忽视家长的反馈

2. PTBM 教授家长的核心技能包括

A. 正向关注

B. 基于行为分析的行为干预

C. 有效沟通

D. 情绪管理

E. 严格惩罚

3. PTBM 适用的儿童问题行为有

A. 注意缺陷多动障碍

B. 对立违抗障碍

C. 品行障碍

D. 破坏性行为障碍

E. 社交恐惧症

4. 国际上常用的 PTBM 干预方案有

A. 新森林父母教养方案

B. 亲子正面管教

C. 惊奇岁月™

D. 亲子互动治疗

E. 心理分析治疗

5. 评价 PTBM 有效性的角度包括

A. 儿童的行为改善

B. 父母的情绪变化

C. 家庭功能

D. 专业人员的评估

E. 父母的自我效能提高

三、病例分析题

1. 在教儿童分辨拼音 b 和 d 时,回答下列问题。

(1) 使用术语描述你会如何使用区辨训练程序,来教孩子区辨 b 和 d?

(2)绘制该程序的 ABC 后效关联图，并指认前事刺激、行为和后果是什么？

(3)每个区辨的区辨刺激 S^D 是什么？干扰刺激 S^Δ 是什么？

2. 李女士是一位单身母亲，她的儿子小明今年 8 岁，被诊断为注意缺陷多动障碍(ADHD)。小明在学校经常打扰其他同学，无法静坐听课。在家里，他常常不听从李女士的指令，对李女士的要求反应冷漠或以怒吼回应。李女士因为小明的行为感到非常沮丧和无助，她的情绪也开始变得焦虑和易怒。最近，李女士参加了 PTBM 培训，在培训中学习了正向关注、基于行为分析的行为干预、情绪管理和有效沟通等技能。

问题：请作为一名 PTBM 专业人员，帮助李女士分析，可以应用哪些从 PTBM 培训中学到的技能来有效地管理小明的行为，并提高她与儿子的亲子关系。

参考文献

[1] 钮文英. 身心障碍者的正向行为支持. 新北: 心理出版社, 2009.

[2] COOPER J, HERON T, HEWARD W. Applied behavior analysis. 3rd ed. New York: Pearson Education Inc, 2019.

[3] MILTENBERGER R G. 行为矫正. 5 版. 石林, 译. 北京: 中国轻工业出版社, 2023.

[4] LEAF B J, TOWNLEY-COCHRAN D, TAUBMAN M, et al. The teaching interaction procedure and behavioral skills training for individuals diagnosed with autism spectrum disorder: a review and commentary. Review Journal of Autism and Developmental Disorders, 2015, 2 (4): 402-413.

[5] 凤华, 钟仪洁, 蔡馨惠, 等. 应用行为分析导论. 2 版. 新北: 心理出版

社, 2022.

[6] DOSE C, HAUTMANN C, BÜRGER M, et al. Negative parenting behaviour as a mediator of the effects of telephone-assisted self-help for parents of pharmacologically treated children with attention-deficit/hyperactivity disorder. European Child & Adolescent Psychiatry, 2021, 30 (6): 861-875.

[7] 柯晓燕, 徐秀, 陈立, 等. 学龄前注意缺陷多动障碍儿童实施行为管理的专家共识. 中国循证儿科杂志, 2022, 17 (4): 274-280.

[8] SHRESTHA M, LAUTENSCHLEGER J, SOARES N. Non-pharmacologic management of attention-deficit/hyperactivity disorder in children and adolescents: a review. Translational Pediatrics, 2020, 9 (Suppl 1): S114-S124.

[9] 张婕, 田琳, 石红霞, 等. 亲子互动疗法在学龄前 ADHD 儿童中的应用效果. 临床医学研究与实践, 2021, 6 (2): 190-192.

[10] FENG M, XU J, ZHAI M, et al. Behavior management training for parents of children with preschool ADHD based on parent-child interactions: a multicenter randomized controlled, follow-up study. Behavioural Neurology, 2023, 2023: 3735634.

第六章 家庭养育

第一节 养育照护

一、养育照护促进儿童早期发展

儿童早期发展是指从受孕到 8 岁生命早期，儿童体格、认知、情感、社会适应及语言等方面的综合发展。在这一时期，为儿童提供良好的营养、健康、安全、关爱、早期启蒙的环境，可以帮助儿童发挥他们的最大潜能。儿童早期的发展不仅决定了其个体的健康状况与发展，也深刻影响着国家人力资源和社会经济发展。

世界卫生组织联合其他组织于 2018 年发布《养育照护促进儿童早期发展——助力儿童生存发展、改善健康、发掘潜能的指引框架》(简称《框架》)，提出促进儿童早期发展最直接、有效的方法就是养育照护。我国国务院办公厅 2019 年发布的《关于促进 3 岁以下婴幼儿照护服务发展的指导意见》、国家卫生健康委办公厅 2022 年发布的《3 岁以下婴幼儿健康养育照护指南(试行)》，均聚焦发展婴幼儿照护服务的重点是为家庭提供科学养育指导，指导家庭养育照护人掌握科学育儿理念和知识，提升婴幼儿养育照护能力和水平，按照儿童优先的原则，最大限度地保护婴幼儿，确保婴幼儿的安全和健康，遵循婴幼儿成长特点和规律，促进儿童早期全面发展。

二、养育照护的组成

养育照护是指一个由照护者创造的环境，旨在确保儿童身体健康，饮食营养，保护其免受威胁，并通过互动给予情感上的支持和响应，同时提供早期学习的机会。《框架》明确指出养育照护的组成部分包括健康、充足的营养、回应性照护、安全保障以及早期学习的机会五个部分。其中回应性照护是高质量幼儿照护中必不可少的部分，是其他四项的核心（图 6-1）。

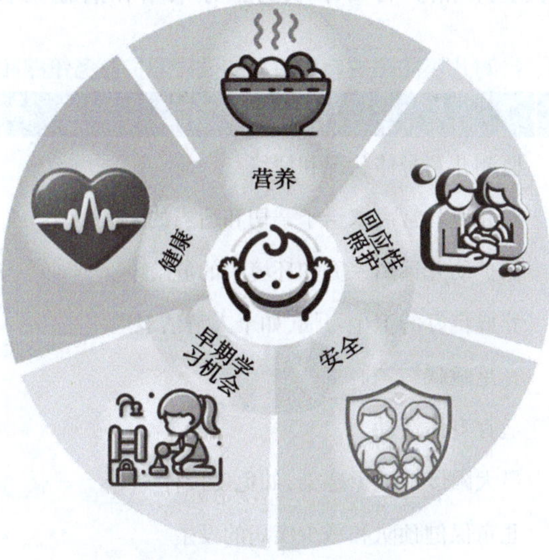

图 6-1 养育照护框架组成的五个部分

三、养育照护的服务策略和措施

1. 良好的健康 儿童健康不仅表现为没有疾病或虚弱，还体现在身体、心理和社会功能的完好状态以及潜能的充分发展。监测婴幼儿体格生长、心理行为发育和社会适应能力发展，是保障和促进婴幼儿健康成长的重要手段。对于在孕期、出生时和出生后存在高危因素的儿童，则需要得到更细致的生长发育监测和良好的养育照护，需要依照国家高危儿童管理规范，及时到相应的妇幼保健机构建档，定期接受健康检查、生长发育监测，并获得相应的个体化养育照护指导。

由于儿童生命早期需要依附于照护者并依赖其照料，因此照护者的身心健康会直接影响儿童的健康。为了实现良好的健康状态，应当同时关注婴幼儿及其照护者的身心健康发展。针对儿童和照护者可采取的服务策略和措施见表 6-1。

表 6-1　针对儿童和照护者可采取的健康照护服务策略和措施

对象	服务策略
儿童	监测儿童身体状况和情绪
	对儿童日常需求给予亲切和适当的回应
	保护幼儿远离家庭和环境中的危险
	养成良好的卫生习惯，如个人清洁卫生
	充足睡眠
	适宜身体活动
	最大限度地减少感染，如免疫接种
	儿童保健预防和减少疾病的发生
	为患病儿童提供护理以及寻求适当治疗措施
照护者	开展产前保健，注重孕妇营养及心理健康
	开展分娩期产妇保健，如产后抑郁
	改善乳母的营养，如贫血、营养不良
	关注照护者心理健康问题如抑郁症、焦虑症和适应障碍等

2. 充足的营养 充足的营养和良好的喂养为儿童生长发育提供必需的能量、蛋白质、脂肪酸和微量营养素等物质基础和能源，满足其体格生长、大脑快速发育和功能成熟的需求。从受孕到婴幼儿期都获得充分营养将为儿童终身的大脑功能奠定良好基础。如果日常饮食不能满足儿童健康成长的需求，就需要摄入微量营养素补剂，或接受针对营养不良（包括肥胖症）的治疗。

营养照护不仅指提供儿童合理的营养素和营养结构，还包括培养儿童良好的饮食技能、饮食行为和营造健康的饮食环境。养成良好的饮食习惯是培养儿童健康生活方式的重要内容，为成年期健康生活方式奠定基础。专业人员指导养育人掌握母乳喂养、辅食添加、合理膳食、饮食行为等方面的基本知识和操作技能，为儿童提供科学的营养喂养照护，预防儿童营养性疾病的发生，促进儿童健康成长。各年龄段儿童可采取的营养策略和措施见表 6-2。

表 6-2　各年龄段儿童可采取的营养照护策略和措施

	胎儿期	出生时	0~6 个月	6~12 个月	幼儿期
可采取的策略	孕母提供充足营养	早开奶	母乳喂养	适时加辅食	营养均衡
		多吸吮	尽量亲喂	适宜的喂养	饮食多样化
		建立母乳喂养	回应性喂养	有序添加辅食	纠正营养不良
			乳母均衡营养	回应性喂养	培养自主进食
			乳母睡眠充足	按需补充微量元素	良好进食习惯
			按需补充微量元素		

营养照护中特别需要强调的是回应性喂养，对体重过轻或生病的婴幼儿尤为重要。在喂养过程中，根据生理状态不

同，婴幼儿会自主或不自主发出各种强弱不等的饥饿或饱足的信号，照护者能够敏感识别婴幼儿发出的信号并及时给予相应的喂养行为的应答。回应性喂养有助于父母成功地完成喂养孩子的任务并对照料婴幼儿充满信心；对婴幼儿来说，在被喂养过程中发出与进食相关的信号，可以被父母准确理解并得到与期望一致的回应，从而产生良好的进食体验。这种互动不仅可以帮助婴幼儿获得充足的营养，还能促进亲子间建立良好的互动关系。

3. 安全保障 安全保障是为儿童提供干净、安全、对身心健康没有任何危害的照护环境，避免其受到各种危害因素的影响，具体可采取的策略和措施如下。

(1)维持儿童和家人生活清洁、保持良好的卫生习惯。

(2)确认居家和活动场所无危险化学品及食品污染。

(3)保证儿童处于安全的日常生活环境，根据儿童的年龄和活动能力，布置和调整家庭环境，消除安全隐患，例如家具稳固无锐角，热水设施妥善安置，提供安全玩具，安全用电，提供安全的生活和活动空间。

(4)创建有利于儿童成长的学校、社区安全环境，做好户外安全防护。

(5)注重旅行安全，例如乘车时使用安全座椅，不把儿童单独留在车内。

(6)孩子在做出不当行为时能够得到提醒。

(7)对于神经发育障碍的儿童，例如孤独症谱系障碍、发育迟缓、注意缺陷多动障碍等，更容易产生意外伤害，需要提供获得更多的安全照护。

(8)科普宣传照护者管教策略和方法，减少在儿童成长过程中经历暴力惩罚、忽视、流离失所或冲突的概率。

(9)关注照护者的心理健康，防止虐待行为，确保毫无抵抗能力的幼儿获得安全和保障。

(10)加强安全意识培养,根据幼儿特点,通过童谣、游戏、角色扮演等多种活动形式培养儿童安全意识以及应对危险的能力。

4. 回应性照护 回应性照护是一种积极的育儿方式,主要指照护者能够敏锐地观察和识别儿童通过动作、声音、手势及口头语言表达的需求,并通过微笑、眼神交流、表情、手势和语言与儿童进行互动,给予恰当的回应。回应性照护是合适喂养、保护儿童免受伤害、认识和回应疾病、丰富儿童学习、建立自信和社会关系的基础。

回应性照护的基本要素:①照护者与儿童形成亲密、稳定和信任的情感关系,让儿童感受到爱和安全,亲子关系是婴幼儿生活中最基本,也是最主要的社会关系。②照护者能敏锐地发现和理解儿童的信号和需求,包括情感、生理和认知需求,并根据儿童个体差异和年龄特点,给予恰当和积极的回应,并能及时灵活调整回应的方式和策略。③照护者以情感为支持,持续自我培训准确识别信号的能力。④照护者与儿童之间的互动是愉快且能够激励儿童发展的(图 6-2)。

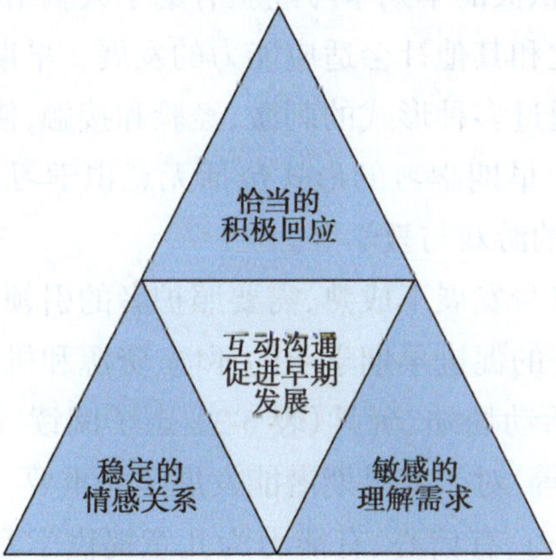

图 6-2 回应性照护基本要素

各年龄段回应性照护的要点如下。

(1)婴儿期(0~12个月):与婴儿建立亲密的关系,提供安全感和信任。提供温暖的拥抱、亲吻和声音,以安抚婴儿的情绪。注意观察和识别婴儿需求的各种行为线索(例如饥饿时把手放到嘴里、头转向乳房或奶瓶、咂嘴、舔唇、皱脸、握紧拳头等;困倦时握拳头、打哈欠、眨眼、眼睛无神、向后拱起身体、皱眉、吸吮手指等),然后及时响应婴儿的生理需求。

(2)幼儿期(1~3岁):建立稳定且亲密的关系,给予幼儿持续的情感支持和关注。鼓励幼儿表达情感和需求,倾听他们的话语和行为。提供安全又刺激的环境,参与幼儿的游戏,陪伴其玩耍,鼓励其探索和学习。建立日常例行事项和规则,以提供预测性和安全感。

(3)学龄前期(3~6岁):鼓励儿童的自主性和决策能力,给予合理的选择权。倾听儿童的意见和想法,尊重他们的感受和需要。提供积极的反馈和鼓励,帮助儿童建立自信心。提供适当的挑战和玩乐机会,促进认知和社交发展。

5. 早期学习的机会 人类大脑在生命早期具有高度的经验可塑性,积极的早期学习经验有助于大脑结构的发育、学习能力的强化和其他社会适应能力的发展。早期学习机会是指生命早期通过多种形式的刺激、经验和接触,使婴幼儿获得学习的过程。早期学习的形式包括无意识学习、自由游戏学习、成人引导的游戏与教学等。

婴幼儿自身发展不成熟,需要照护者的引领,照护者为婴幼儿提供良好的促进早期学习的环境、资源和机会,包括提供适合年龄的活动场地、玩具(表6-3)、亲子阅读、游戏、户外活动,优质托育等,对于其早期潜能发展至关重要。照护者必须有意识、有动力、有信心、有能力为儿童提供学习机会。对儿童来说,照护者就是他们最好的玩具和玩伴,照护者的面容、触摸和声音都能让他们觉得有趣和兴奋。照护者在给儿童穿衣、喂养、如厕、洗澡和其他日常照护活动中，都可以与儿童积极互动、充分交谈和玩耍，帮助儿童了解和认识周围世界。

表 6-3 适合不同年龄段儿童的玩具

0~6 月龄	拨浪鼓、悬挂的玩具、彩球、彩纸、简单清晰的图片、手摇铃、小环、小布偶等
6~12 月龄	可敲打或捏响的玩具、积木、拉绳音乐、小容器、球类、学步推车、爬行隧道、撕不烂的书等
1~2 岁	套塔、积木、串珠、涂鸦板、图片、绘本、玩具汽车、发出声音的拖拉玩具、球类、小滑梯、过家家玩具等
2~3 岁	各类积木、拼图、绘本、气球、油泥、颜料、画笔、可拆卸拼装的玩具、过家家玩具等

专业人员，特别是儿童保健工作者，向照护者提供关于早期学习机会的信息、支持和咨询，将有利于促进儿童尤其是有高危因素的儿童获得更多的早期学习机会。此外，专业人员还可指导照护者为儿童创设适合玩耍的场地，并选择合适的玩具和日常物品，让儿童自由探索和玩耍，从而使其在感知觉、认知、语言、情绪、情感、社会能力等方面获得全面发展。

四、支持和实现养育照护原则、支持方案和战略措施

1. 指导原则 养育照护的愿景是让每个儿童都能够充分发挥自身潜力，不让一个儿童掉队，确保所有儿童都能正常发展。为了让每个儿童都有良好的人生开端，《框架》提出养育照护的 5 个指导原则。①政府和社会有义务保障和保护儿童生存和发展的权利；②政府必须确保干预措施对所有儿童

一视同仁;③以家庭为中心的养育照护;④养育照护需要政府采取整体行动;⑤全社会行动,所有相关方都应该参与到其中。

2. 支持方案 由于儿童和家庭对干预和服务的强度和范围的需求不尽相同,养育照护支持方案包括普适性、定向和指示性三个不同干预服务强度的支持方案,分别适合不同人群。普适性支持方案适合所有人,主要促进健康、进行初级预防,侧重于提供信息和资源。定向支持方案的服务对象是高危人群和社区,提供额外的根据和服务。指示性支持方案针对有额外需求的家庭或儿童提供专业化服务。

3. 战略措施 为支持家庭提供儿童养育照护,充分激发所有儿童的生长发育潜能,国家政府层面需要开展的五大战略措施如下。①领导与投资,即国家主导的持续性财政投资和提供支持性的法律政策、服务和社区资源;②关注家庭及社区,尊重当地实际情况,增强家庭和社区的能力;③加强服务,积极在卫生、教育、儿童和社会保护、农业和环境等部门加强现有服务,提供综合的系统服务来支持养育照护;④监测进展,有效的监测体系对于实施早期儿童发展政策、方案和服务必不可少;⑤适用数据,不断创新,可建立养育照护的信息库,加强科学研究和创新,制定更好的干预措施服务于养育照护,促进儿童早期发展。

为了获得高质量的养育照护,需要推动政府整体行动、社会动员以及家庭共同努力,从而提供政策支持,创造丰富而适宜的养育环境,指导养育照护者和服务人员掌握养育照护的最新知识、理念,确保儿童身体健康、营养均衡、生活安全、情感支持、享有早期学习的机会,促进儿童认知、语言、思维及社会心理等方面协调发展。

第二节 世界卫生组织照顾者技能培训项目

世界卫生组织照顾者技能培训(WHO Caregiver Skills Training,WHO-CST)项目是一项针对资源匮乏地区孤独症谱系障碍和其他发育障碍儿童家庭的康复培训计划。WHO 的全球调研报告指出,在资源匮乏地区,初级卫生保健和社区一级服务人员中缺乏对发育障碍疾病的专业培训,这成为阻碍孤独症谱系障碍和其他发育障碍儿童获得有效干预服务的主要障碍。在发展中国家,从事孤独症谱系障碍和发育障碍干预的专业人员数量远远不能满足需求。由于专业人员及科学干预资源极度匮乏,有效的干预方法难以被运用和推广,尤其是在资源匮乏和中低收入地区,发育障碍儿童家庭仍面临巨大挑战。为了解决这一问题,并且响应世界卫生组织妇女儿童青少年健康全球战略和联合国可持续发展目标中关于向所有儿童提供养育照护,以实现高质量儿童早期发展的原则,WHO 提出需要加强向资源匮乏地区家庭提供保健服务和支持的机会和质量,提升发育迟缓和障碍儿童家庭的养育和照护技能。

已有临床研究证实,父母(照顾者)能够学习有效促进儿童发展和积极行为的技能。根据 WHO 精神卫生差距行动计划干预指南,建议对包括孤独症谱系障碍在内的发育障碍儿童的父母和照顾者进行管理培训。采用以家庭为中心、阶梯式护理模式,通过较短时间的学习和练习,掌握一系列为发育障碍或发育迟缓儿童提供干预的关键技能,并在日常养育过程中应用这些技能，促进孩子的学习、社交技能发展，提升适应行为。该项目的目标受益者是具有不同发育困难的儿童。同时，有证据表明，社区环境中的非专业人员可以有效地为孤独症谱系障碍和发育障碍儿童的家庭提供照顾者介导的干预措施，对父母和照顾者进行低强度的培训计划，可以改善儿童的发育和行为结局以及家庭福祉。因此，WHO 呼吁通过培训非专业人员，向家长提供基于循证医学的教养技能训练。这一方法被认为是降低孤独症谱系障碍和其他发育障碍致残率的经济而有效的途径，且容易在资源匮乏地区推广。

（一）WHO-CST 的培训模式

WHO-CST 项目是针对专业人员匮乏的现状，为非专业人员设计的孤独症谱系障碍和发育障碍干预推广课程，即由少数专业人员作为主培训师（master trainer，MT）培训多个社区 / 一级保健人员作为引导师（facilitator），再由引导师进入家庭进行培训，实施由引导师即非专业人员向照顾者传授基于循证医学证据的养育干预策略，通过形成“专业人员 - 非专业人员 - 照顾者 - 孤独症谱系障碍和发育障碍儿童”的技能传递链条，有助于建立适宜普及和推广的家庭干预指导模式。这是在有限资源的基础上最大限度上进行可持续发展的孤独症谱系障碍和发育障碍儿童社区干预服务，形成社区儿童保健 - 社区康复保障链条，并使该模式成为有效的孤独症谱系障碍和发育障碍儿童家庭 - 社区综合保健网络的重要组成部分。该项目团队的主培训师最低要求需要具备专业的医学背景并熟悉发育障碍的相关知识，完成全套 CST 项目培训并获得相应资质。非专业人员包括提供初级医疗保健服务的医生、护士、校医、教师、社区康复工作者、护理人员、社会工作者、社区志愿者和照顾者同伴等。为了确保非专业人员能够为照顾者提供高质量的服务，CST 项目制定了一整套完善的非专业人员培训和考核机制，并由专业人员（主培训师）对其实施的过程进行全程督导。经过培训和督导，引导师掌握了 CST 干预课程的核心内容，并将其传授给孤独症谱系障碍和发育障碍儿童的父母或照顾者，为他们提供持续的指导和支持。以此模式推进，通过最少的专业医疗服务资源使孤独症谱系障碍和发育障碍家庭获得适当的干预治疗，防止出现严重结局，并使该群体的社会适应性有所改善，达到最优化的家庭和社会收益。

（二）WHO-CST 课程目标和结构

CST 项目的理论基础是自然发展行为干预理论框架和神经发育障碍应用行为分析技术。目标群体是 2~9 岁有发育障碍或发育迟缓儿童的照顾者，为尽可能体现服务具有包容性，明确儿童诊断并不必要。该项目旨在加深人们对发育障碍及发育迟缓儿童的认识与理解，减少对发育障碍人群的歧视；同时，促进家长运用有益于儿童发展的技能，特别是促进社会沟通和适应的能力，从而减少儿童的破坏性和挑战性行为；此外，项目还致力于提高照顾者的应对技能、养育自信和心理健康水平，进一步增强照顾者在家庭中的作用和功能。从而进一步提高孤独症谱系障碍以及其他发育障碍儿童参与日常家庭和社区活动以及融入社会的程度，并保持照顾者与孩子之间的良好亲子关系。

课程目标包括两部分。①针对儿童的课程目标有 4 个，分别是学习使用手势和语言交流；在活动中与照顾者和其他人有更多时间进行分享参与；增加恰当行为并减少不良行为；学习新的技能并在日常活动中更加独立。②针对照顾者的课程目标包括在帮助儿童交流和学习新技能方面感到更有信心；通过分享日常活动与儿童保持更亲密的亲子关系；与其他有相似经历的照顾者联系；学习让自己保持良好状态的策略。

课程的内容有 9 个模块（表 6-4），包括促进共同参与，促进口头和非口头交流，行为管理技能，教导日常生活技能，促进解决问题能力和照顾者自我关爱。课程针对儿童和照顾者的关键功能领域的干预策略，通过小组课的形式由引导师培训照顾者后并使用，同时辅以 3 次家访。家访安排在第 1 次小组课之前、项目中点之前和最后 1 次小组课之后，目的是根据个体化的家庭环境、目标和需求调整相应的干预措施。同时，整个 CST 项目嵌入目标设定环节，确保干预措施可以根据儿童的发展水平和家庭的优先事项，以及儿童进步的情况进行灵活地调整。因此，在第一次家访期间，引导师（非专业人员）与每个家庭共同设定符合家庭需求和匹配儿童发展水平的“目标交流技能和目标行为”，这些目标技能和行为在项目实施期间可根据其适用性定期进行修订。

表 6-4 WHO-CST 项目课程内容

小组课程和家访	课程内容
家访 1	
1	课程简介，让孩子参与
2	让孩子继续参与
3	帮助孩子在日常生活和游戏中创造学习机会
4	了解交流
家访 2	
5	促进交流
6	防止不良行为，帮助孩子保持参与和情绪可控
7	教导不良行为的替代行为
8	使用小步骤和不同级别的辅助教导新技能
9	问题解决策略和自我关爱
家访 3	

（三）WHO-CST 课程内容

1. 促进共同参与 为保障训练活动的顺利完成，在开始活动之前需要对家庭环境进行基本设置：选择安全的家庭训练场地，整理并移走干扰物，创造一个小而整洁的活动环境，避免选择可能影响儿童注意力的场所。同时，根据儿童的发展能力和兴趣，选择适合家庭环境的游戏或日常活动，并挑选2~3个能够吸引儿童的活动开始。在活动前，应准备好所需的物品、材料或玩具。在活动中，照顾者应遵循儿童的兴趣与选择，以促进他们在活动中的分享参与。当准备开始活动时，照顾者需要走到儿童面前，面对面并保持视线在同一水平，让活动在照顾者和儿童之间进行。

CST 项目通过将日常活动（用餐、洗澡、外出等）和游戏活动转化为儿童主导的学习机会，并具有明确的结构（常规）。为了强化照顾者的自然角色，在常规中，照顾者与儿童互动不是被要求扮演“治疗师”角色执行额外的结构化任务，而是作为“搭档”与儿童进行压力更小和更积极的互动沟通方式。整个过程嵌入预先设定的适合儿童发展的目标技能和行为。照顾者通过与儿童共同参与并建立日常活动和游戏的常规来帮助他们发展。在活动中，照顾者可以通过模仿儿童的恰当行为加入活动常规，并通过示范和语言指导的方式教导儿童学习新的步骤。儿童在有趣、积极且充满表扬的活动中学习效果最佳。因此，照顾者需要关注儿童感兴趣的活动或其注意力所在，在观察并捕捉到儿童的恰当行为、技能，甚至尝试沟通的行为时，给予及时的社会奖励（表扬），以强化儿童的恰当表现。

2. 促进口头和非口头交流 交流技能不足是孤独症谱系障碍和其他发育障碍儿童的常见表现，在活动中，照顾者通过示范和语言指导的方式教导儿童交流技能，即可用于交流的语言和手势；对于儿童所有的交流信号包括声音、词语、手势或眼神等，即使是不清晰的交流行为，照顾者都需要及时回应，以鼓励儿童的主动交流行为；示范和回应时均应使用符合儿童口语发展水平的语言和手势进行沟通；日常活动中应给予积极的关注，描述儿童关注的焦点和活动，同时重复以及扩展儿童的语言，鼓励他们学习更复杂的交流技能。为了促进交流，需要暂停等待以便给儿童更多的沟通时间和机会，还可以提前策略性地安排环境或情境，创造更多表达需求和进行分享交流的机会，例如通过控制对感兴趣玩具或食物的获取，一次提供少量物品，或放在视线范围内但够不着的地方等方法，创造表达需求的机会，通过有预期地等待、尝试某些出乎意料的事情等方法创造情感冲突但需要儿童积极参与的环境帮助其进行分享交流。

3. 行为管理技能 孤独症谱系障碍和发育障碍儿童由于社交沟通和理解能力不足、存在重复刻板行为模式、感知觉异常等原因，常常出现不良行为。首先，照顾者可继续使用表扬鼓励和环境安排策略，帮助儿童保持平静可控的情绪状态，以预防不良行为的发生；其次，对于任务理解困难的儿童，可使用图片程序表去帮助他们理解活动并保持冷静可控。当出现不良行为时，鼓励照顾者思考分析儿童出现该行为的可能原因，包括获取物品、引起照顾者或他人的关注、逃避任务、想要寻求感官刺激等，根据不同的原因作出相应的回应和处理。对于儿童为获取某样物品而出现的不良行为，可以通过教导使用语言和非语言的方式回应；在确认安全和可行之后，忽略儿童为获取关注的不良行为；为了减少因逃避或要求停止某项任务出现的不良行为，可在活动开始前设定好任务要求，以儿童可以理解的方式清楚地告知并在其出现不良行为时仍然保持一致的要求；对于存在感觉寻求等不典型感官反应的儿童，可教导一种同样带来感觉输入但更恰当的“替代行为”，以减少寻求感官刺激的不恰当行为，即帮助家长运用符合发展水平的替代行为来取代原本存在的问题行为。

4. 教导日常生活技能 照顾者教导儿童需要学习的日常生活技能，可以将技能分解成小步骤并且一次教给儿童一小步，在教导的过程中需要给予明确和一致的指示，保持积极的态度并及时表扬儿童的每一次尝试，儿童需要辅助时，根据其不同的能力水平给予成功所需的最低级别的帮助。通过在每天的生活中不断练习，照顾者能够帮助儿童学习到新的技能。

5. 促进照顾者应对能力和自我关爱 与典型的发育儿童相比，发育障碍儿童的照顾者会经历更大的压力和痛苦，并影响育儿及行为干预的结果。因此，CST 项目强调了照顾者自我照顾的重要性，在整个课程中引入放松练习；还建议他们花费额外的时间和精力来关爱自身，保持身心健康，这样才能更好地帮助儿童。照顾者关爱自身的最好方式是尽量吃得好，睡眠充足并保持健康，参加重要并且喜欢的活动，接触其他人并保持联系。遇到困难时，可以使用“问题解决策略”来解决自己控制范围内的问题。

（池　霞　邓红珠）

| 自 | 我 | 测 | 试 |

一、单项选择题

1. 促进儿童早期发展最直接、有效的方法是

A. 做好孕前准备

B. 养育照护

C. 做好孕期的营养

D. 良好的经济条件

2. 下列行为中，属于回应性照护的有

A. 婴儿哭的时候不能抱，磨磨性子以后好带养

B. 冲泡的奶粉尽量让宝宝吃完，减少浪费

C. 定时定量喂奶养成良好生活规律

D. 敏感识别婴儿发出的饥饿或饱足信号，给予相应喂养行为

3. 下列行为中，以下安全保障做得不正确的是

A. 提供安全饮用水

B. 家人和孩子保持良好的卫生习惯

C. 孩子在做出不恰当的行为时未能进行提醒

D. 国家出台政策，减低环境污染

4. 关于早期学习机会，说法科学严谨的是

A. 儿童是天生学习者，自己会从环境中学习

B. 照护者尽早给儿童教育启蒙，如数数，认字

C. 需要给儿童买各种益智玩具来提供早期学习机会

D. 照护者在日常生活中与儿童的互动玩耍、游戏和交流都在提供早期学习机会

5. 从养育照护组成和服务策略中可以推测，与婴幼儿养育照护最直接相关的部门是

A. 医疗卫生部门

B. 教育部门

C. 社会保障部门

D. 农业部门

6. WHO-CST 项目的适用年龄是

A. 0~6 岁

B. 2~6 岁

C. 2~9 岁

D. 6~12 岁

7. 关于 WHO-CST 项目描述不正确的是

A. WHO-CST 项目是通过培训专业人员从而由他们向家长提供教养技能的培训课程。

B. WHO-CST 项目是通过培训非专业人员从而由他们向家长提供教养技能的训练方法。

C. WHO-CST 项目是通过形成“专业人员 - 非专业人员 - 照顾者 - 发育障碍儿童”的技能传递链条进行推广的模式。

D. WHO-CST 项目尤其适用于在资源匮乏地区开展。

8. WHO-CST 项目课程中家访的次数是

A. 1 次

B. 3 次

C. 2 次

D. 与小组课频次相同

9. 关于 WHO-CST 项目中促进交流技能的策略使用不正确的是

A. 通过示范和语言指导的方式教导儿童交流技能

B. 及时回应儿童口语和手势的交流行为

C. 回应儿童不清晰的交流行为

D. 使用完整的句子进行沟通，以鼓励儿童学习更复杂的交流技能

10. 关于 WHO-CST 项目行为管理技能的策略使用不正确的是

A. 使用表扬鼓励

B. 使用图片程序表

C. 教导使用恰当的方式表达

D. 忽视不良行为

二、多项选择题

1. 下列属于儿童早期发展范畴的有

A. 感知觉　　B. 运动

C. 语言　　D. 情绪

E. 个性

2. 养育照护的组成部分包括

A. 健康　　B. 充足的营养

C. 回应性照护　　D. 安全保障

E. 早期学习的机会

3. WHO-CST 项目的针对儿童的课程目标有

A. 学习使用手势和语言交流

B. 在活动中与照顾者有更多时间进行分享参与

C. 增加恰当行为

D. 学习新的技能

E. 与其他有相似者经历的照顾者联系

4. WHO-CST 项目的针对照顾者的课程目标有

A. 增加恰当行为

B. 帮助儿童交流和学习新技能方面感到更有信心

C. 通过分享日常活动与儿童保持更亲密的亲子关系

D. 与其他有相似经历的照顾者联系

E. 学习让自己保持良好状态的策略

三、病例分析题

5 月龄女孩，因健康体检来诊。

G_1P_1，母亲怀孕时 24 岁，父亲 28 岁，母亲孕期体健，足月顺产，出生体重3.25kg，生后Apgar评分不详，母乳喂养。

查体：一般状态良好，可逗笑出声，不会翻身，四肢肌力、肌张力及腱反射查体未见异常，心肺腹查体未见异常。

问题：应给予该婴儿什么样的养育照护及服务策略？

参考文献

[1] World Health Organization, United Nations Children's Fund, World Bank Group. Nurturing care for early childhood development: a framework for helping children survive and thrive to transform health and human potential. Geneva: World Health Organization, 2018.

[2] 中华人民共和国国家卫生健康委员会. 3岁以下婴幼儿健康养育照护指南(试行). 中国儿童保健杂志, 2023, 31 (1): 1-9.

[3] 中国妇幼保健协会婴幼儿养育照护专业委员会. 婴幼儿养育照护专家共识. 中国儿童保健杂志, 2020, 28 (9): 1063-1068.

[4] 池霞. 脑科学视野下的养育照护. 中国儿童保健杂志, 2022, 30 (11): 1161-1163.

[5] 张悦. 婴幼儿养育照护中早期学习机会的概念与内涵探析. 中国儿童保健杂志, 2022, 30 (10): 1088-1090.

[6] HAMDANI S U, AKHTAR P, ZILL-E-HUMA, et al. WHO parents skills training (PST) programme for children with developmental disorders and delays delivered by family volunteers in rural Pakistan: study protocol for effectiveness implementation hybrid cluster randomized controlled trial. Global Mental Health, 2017, 4: e11.

[7] CATALANO D, HOLLOWAY L, MPOFU E. Mental health interventions for parent carers of children with autistic spectrum disorder: practice guidelines from a critical interpretive synthesis (CIS) systematic review. International Journal of Environmental Research and Public Health, 2018, 15 (2), 341.

[8] SALOMONE E, PACIONE L, SHIRE S, et al. Development of the WHO caregiver skills training program for developmental disorders or delays. Front Psychiatry, 2019, 10: 769.

[9] TEKOLA B, GIRMA F, KINFE M, et al. Adapting and pre-testing the World Health Organization's caregiver skills training programme for autism and other developmental disorders in a very low resource setting: findings from Ethiopia. Autism, 2020, 24 (1) 51-63.
[10] 陈碧媛, 邹小兵, 柯晓燕, 等. 2~9 岁孤独症谱系障碍儿童 WHO-CST 干预中国实施方案. 中国儿童保健杂志, 2023, 31 (8): 913-919.

第七章　发育行为儿科诊治特点

发育行为儿科学(developmental-behavioral pediatrics, DBP)是顺应医学模式的转变,即从传统的生物医学模式向生物 - 心理 - 社会模式转型而逐渐发展起来的儿科学分支,主要研究从出生至18岁儿童及青少年在发育过程中的多样性、发育和行为问题以及各种障碍。相较于传统儿科,发育行为儿科更关注儿童不断发展的动态过程,以理解和界定正常儿童的体格、认知、心理、行为、情绪等方面的发展特征及规律为基础,动态看待儿童及青少年的发育行为问题或障碍。

处在发育阶段的儿童出现的任何一种神经发育障碍、行为障碍、情绪障碍或应激相关障碍,其临床特征、起病形式等虽有诸多不同,但同时又有一些共同的特征,这些共同的特征包括以下几个方面。

1. 用发展的框架评估　一些发育行为儿科学疾病是儿童发育进程落后或受阻的原因,因此,临床医生需要牢记儿童语言、运动、认知、社会情绪等各项能力发展的里程碑,结合必要的评估,给出恰当的诊断。例如智能发育障碍、功能性遗尿症都属于这一类疾病。

2. 儿童发展存在个体的差异性　儿童发展虽然有规律可循,但是每一个个体的发育节奏并不相同,因此在临床判断发育的落后或异常时,也要考虑到这一点,在得出诊断后仍需要进行临床随访,以便及时修正诊断。甚至可以给予临时性诊断,等待疾病的进一步发展。例如暂时性发育迟缓、早期非典型孤独症谱系障碍都属于临时性诊断。

3. 用关系的框架评估 儿童无法离开环境而独立存在，儿童各类障碍的形成与照顾者的养育特征密切相关，如对立违抗障碍儿童家庭的养育模式经常是过于严厉且强制性的，而焦虑障碍儿童家庭的养育特征则多为过度小心、回避危险、对儿童的能力抱有怀疑，且儿童孩子的回避性行为。理清儿童背后的家庭等环境因素在其中的作用，不仅有助于理解儿童的疾病是如何发生的，而且有助于给予有针对性的指导和治疗。

4. 建立关系的联盟 在临床诊治过程中，建立与家庭或学校良好的工作联盟至关重要。这种联盟不仅能获得家长或教师的理解，还能及时识别异常、如实提供病史，并促进他们积极参与干预与随访。

5. 临床表型的复杂性 各类疾病的成因均可简单地理解为基因与环境相互作用的结果，同时临床上也可以看到同一个基因缺陷可以导致多种临床表型，或者同一个临床表型可能由不同的基因缺陷所致。例如脆性X综合征虽然有相同的基因缺陷，但可以出现不同程度的智能损害、注意力的问题以及社交的障碍；多达600多种基因缺陷参与了孤独症谱系障碍的致病。因此，形成了同一种疾病严重程度不同、多种神经发育障碍共存，以及神经发育障碍与情绪行为障碍高比例共病等复杂的局面。这就要求临床医生有能力同时做出恰当的临床诊断、严重程度分型、病因诊断、鉴别诊断以及共患病诊断。

6. 强调多因素对临床转归的影响 影响各类发育行为儿科学疾病的预后因素通常是多维度的，除了个体因素外，还需要考虑家庭因素、学校因素、同伴因素、医疗因素以及社会因素等。例如影响选择性缄默患儿预后的因素，有患儿自身的气质类型、发育水平；也有家庭的反应方式，同学、老师以及社会大众等对其缄默行为的反应等；同时是否有机会得到恰当的临床诊治，如根据病情需要给予心理教育、心理治疗以及药物治疗，也可以影响患儿的预后。这就要求临床上制订干预方案时，要把可能影响预后的各类因素都纳入治疗体系之中。

正是由于上述共同特征，决定了发育行为儿科在临床诊治过程中的特殊性，以下将具体介绍发育行为儿科的诊断和治疗过程，并在诊治过程中展现本学科的特点。

一、发育行为儿科的诊疗流程

不同专科的临床诊疗流程既有跨学科的普遍性特征，又有不同学科的专科特征，发育行为儿科的常规诊疗流程如下（图 7-1）。

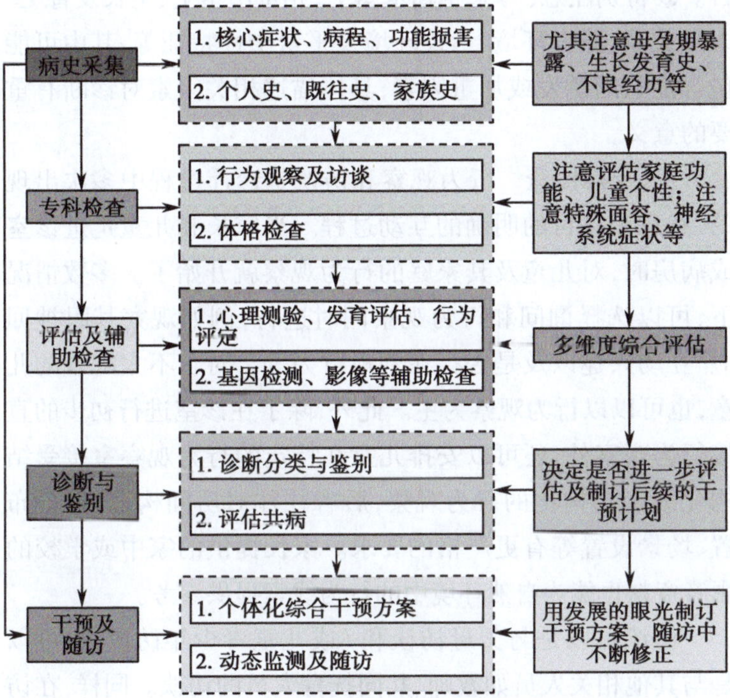

图 7-1　发育行为儿科的常规诊疗流程

二、发育行为儿科的诊断过程

1. 病史采集 病史采集主要包括以下内容。①一般资料：包括儿童的姓名、性别、年龄、教育状况、家庭住址、联系方式等，可在分诊环节完成。②主诉及现病史：对儿童就诊的主要症状、起病时间、形式、就诊史、有无诱发因素等进行详细询问。发育行为医师需熟练掌握儿童的发育里程碑，及其不同年龄段的心理生理特征，并与正常儿童的相应发育水平相比较以进行评定。不同年龄段儿童因其发育特征不同，症状表现各异，需注意仔细甄别特定年龄及发育水平下表现异常与否。③特别注意：母亲孕期暴露史，儿童出生史、生长发育史、人际关系、养育环境、学校环境及平素个性特征等，其中可能包含症状的诱发或加重因素，具体描述相关因素对诊断有重要的意义。

2. 专科检查 行为观察和访谈是诊疗过程中多次出现的、有意识且目的明确的互动过程。当家长和儿童走进诊室或病房时，对儿童及其家庭的行为观察就开始了。多数情况下，可以选择询问和行为观察同时进行，例如观察其眼神回应、互动兴趣以及是否存在刻板行为等。对于不太配合的儿童，也可以以行为观察为主。此外，除了在诊室进行初步的直接行为观察外，还可以安排儿童在特定的行为观察室接受结构化或半结构化的行为观察，后者往往对房间构造、设备布置、场景设置等有更严格的要求。家长提供的家中或学校的影音资料也能为自然环境中的行为线索提供参考。

访谈可以是与父母访谈和/或儿童青少年访谈，也可以是与其他相关人员如教师、共同抚育人员的访谈。同样，在访谈时应根据环境、儿童年龄等因素灵活调整安排。其中，与儿童青少年直接访谈或互动有利于直观采集病史信息，但需注意充分考虑其发育水平，如年龄较小者语言能力有限，可考虑在游戏场景中进行互动评估。

3. 体格检查 同一般儿科体格检查程序一致，需对儿童进行全面的体格检查，但在检查过程中应着重关注以下方面。①体格情况：身高、体重、头围等生长发育数据，发育行为儿科很多疾病可能存在生长发育指标异常，如 Rett 综合征的小头围等；②面容及躯体畸形：部分神经发育障碍伴有特殊面容及躯体畸形，可作为诊断线索；③神经系统检查：主要包括头颅脊柱、脑神经功能、运动功能（步态、肌力、肌张力）、感觉、神经反射等方面检查。

4. 心理评估 除临床访谈和行为观察外，心理测验是主要的评估手段。心理评估可以根据评估的目的分为：筛查性评估、发育水平评估、社会适应性评估、诊断性评估、症状性评估、执行功能评估、个性特征评估、家庭环境与功能评估、生活事件评估、疗效评估等。临床医生可以根据需要选择必要的评估，避免滥用心理评估工具；同时也要能正确解读评估结果，充分利用心理评估工具，实现临床诊治的科学性，又不机械照搬、用评估工具直接替代临床诊断。

5. 辅助检查 医学辅助检查主要包括神经影像学检查、遗传学检查、免疫学检测等内容，其目的是探索发育行为障碍疾病的病因或排除其他躯体性疾病。根据发育行为障碍相关症状，具体可包含以下内容。①常规实验室检查：如内分泌检测、甲状腺功能检查、激素水平检测、代谢物筛查，以排查各类代谢内分泌疾病；②神经影像学检查：如颅脑 CT、结构或功能颅脑 MRI，以排查脑结构和功能异常；③神经生理检查：如脑电图、听觉或视觉诱发电位、事件相关电位等，对可能伴有癫痫、听觉、视觉异常者进行排查；④基因检测：部分发育行为障碍疾病与基因变异密切相关，如 Rett 综合征、Williams 综合征等疾病。

6. 诊断标准 临床医师需基于临床病史、专科检查、心理测评、体格检查及辅助检查信息综合分析，并结合世界卫生组织颁布的《国际疾病分类(第 11 版)》(*International Classification of Diseases*, *Version 11*, ICD-11) 或《精神障碍诊断和统计手册(第 5 版)》(*Diagnostic and Statistical Manual of Mental Disorders.5th ed*, DSM-5) 诊断分类系统提出神经发育障碍及共病诊断。

在诊断过程中，需充分考虑儿童发育行为多样性，例如家长关注到儿童易散发的特殊行为症状，但尚未出现功能损害，可考虑是由儿童发育行为多样性导致。部分儿童出现异常发育行为症状，且出现功能损害，但尚未达到障碍诊断标准，可考虑早期行为问题，如饮食行为、冲动行为、攻击性行为问题等。若儿童出现相关症状，且出现持续功能损害，符合诊断标准，则可诊断为相关障碍，如注意缺陷多动障碍、特定性学习障碍、抽动障碍等。对于上述分层诊断，可参考《精神障碍诊断和统计手册》的初级保健版本(DSM-PC)。对婴儿和幼儿来说，DSM-5 或 ICD-11 诊断标准具有局限性，可参考美国 "ZERO TO THREE" 团队于 2016 年推出的最新 DC 诊断分类标准，即《DC：0-5 婴幼儿与儿童早期心理及发育障碍诊断分类》，我国已有中文版。

7. 鉴别诊断 鉴别诊断的思路应贯穿整个诊断过程。如在病史采集环节需带着鉴别诊断思路开展，如主诉为语言落后，专业人员需从语言相关症状询问，同时探究孩子运动、适应能力、社交等发育是否落后，各个发育领域之间落后是否有不平衡现象，是否伴有其他特殊行为问题；语言落后是发育早期发生还是由语言功能倒退导致，是否有明确的创伤性事件诱发。后续的体格检查、心理评估、辅助检查均是进一步鉴别诊断方式，如怀疑癫痫导致语言问题需进行脑电图检查。在ICD-11或DSM-5诊断标准中，每条主诊断后均列举了主要的鉴别诊断条目，可供临床使用参考。

8. 共病诊断　共病诊断是发育行为专科诊疗中十分重要且容易被忽视的步骤。因此，要求临床医生在进行共病诊断时做到以下三点。

第一，在接诊任何一种神经发育障碍儿童时，需要常规筛查是否存在其他神经发育障碍。例如以注意缺陷多动就诊的儿童，常规要进行智能、运动协调性、学习技能以及社交能力的筛查。

第二，接诊任何一种儿童行为、情绪障碍时，要通过病史或必要的评估判断是否存在潜在的神经发育障碍的可能。例如一个社交焦虑障碍的儿童，是否伴有边缘智力、发育性学习障碍。

第三，在专科治疗和随访过程中，重视新出现的问题或者治疗效果不佳的患儿，并及时补充、修正诊断。

三、发育行为儿科的干预与治疗

（一）基本原则

神经发育障碍疾病的干预基本原则包括早期干预、个体化治疗计划、综合干预方式、多学科团队合作、家庭积极参与，设立明确的治疗目标，提供综合的康复和教育支持，长期随访，以最大程度地促进患儿的发展和改善其生活质量。

（二）干预与治疗手段

1. 教育干预　教育干预的目的在于改善神经发育障碍

的核心症状，同时促进认知发展，培养生活自理和独立生活能力，减轻残疾程度，提高生活质量，争取使部分患儿在成年后具有独立学习、工作和生活的能力。部分神经发育障碍儿童需在特殊环境或有限制的环境中接受教育，例如在学校和家庭中创造一个支持性、理解和鼓励的环境。家长或教育者应该关注并提供结构化的学习环境、个体化的学习计划和支持性的学习资源。教育干预应该根据儿童的发展水平、兴趣和能力来制订具体的计划和目标，即制订个体化教育计划（individualized education program，IEP）。这些儿童的教育项目旨在促进语言、运动、适应和社会技能的发展，并为他们的高等教育或就业做好准备。例如，针对孤独症谱系障碍儿童的TEACCH 干预，使孤独症儿童在视觉提示的引导下完成事先安排的各种活动。

2. 行为干预 行为干预是发育行为儿科的核心治疗方法之一。基于行为分析原则的早期干预主要集中于幼儿，但也可以用于任何年龄的人，以帮助他们获得特定的技能，解决现存及后续生命阶段的问题行为。行为干预关注基于理解和操纵诱发的环境条件或事件的行为改变，这些环境条件或事件可能在特定行为发生后强化特定的行为。行为治疗是孤独症谱系障碍、注意缺陷多动障碍、对立违抗障碍、进食与排泄障碍等多种发育行为儿科常见疾病的有效治疗方法。

3. 药物治疗 在某些情况下，药物治疗可能是必要的，特别是对于一些行为问题，如 ADHD 或抑郁症。发育行为儿科医生可以评估是否需要药物治疗，并监测药物的效果。在对有发育行为障碍的儿童进行药物治疗之前，必须进行全面的评估，以做出诊断和制订全面的治疗计划。父母或法定监护人需要积极参与计划的制订，并必须对其子女或青少年服用药物给予充分的知情同意。此外，在用药期间应进行全面系统地回顾及疗效评价。

4. 心理咨询和治疗 儿童少年心理咨询与心理治疗的服务对象既有交叉又有不同，心理咨询的对象主要是有心理困扰的正常儿童少年或已恢复或正在恢复的患儿；而儿童少年心理治疗的对象往往是有精神障碍的患儿。心理咨询和治疗旨在减少心理痛苦和不良适应行为，并增加适应行为，通常通过咨询、支持、互动或指导的方式进行。对于年龄较小的儿童，这种干预是由儿童本人、他们的父母、老师和/或他们生活中的其他重要人士进行的。影响儿童少年的心理社会因素繁多，心理咨询和治疗范围较广泛。大致归纳为以下三大类：①儿童少年心理发展咨询；②儿童少年行为与情绪适应性问题咨询；③儿童少年各类心理障碍的治疗。发育行为专科重点开展前两类服务，若是怀疑儿童伴有明显精神障碍，可考虑向儿童精神心理卫生专科转诊。

5. 家庭干预 随着社会的发展，儿科医生、患儿及家庭之间的关系有所转变。发育行为儿科体系越来越推崇以家庭为中心的护理(family-centered care)，即形成医疗家庭模式。家庭是儿童生活中的稳定因素，而医疗体系中人员则会改变。家庭和医疗专业人员合作时可及时交流信息，充分考虑个体和家庭的实际情况，在医院、社区、家庭多个系统全面灵活地推进儿童服务。通过家庭培训，可有效促进儿童各方面能力发展，改善其结局。

6. 其他替代及补充方案 补充和替代方案大致可分为五个广泛的领域：基于生物学的疗法，身心医学，能量疗法，徒手操作及以身体为基础的疗法，以及替代医疗系统。其中，基于生物学的疗法包括膳食补充剂、维生素、矿物质和草药产品等；身心医学可基于神经生理机制开展，如脑电生物反馈、感觉统合、听觉整合训练、音乐疗法。此外，智慧医疗和远程康复技术作为新兴领域也备受关注。但是,整体而言,上述替代及补充方案和新兴方案的治疗效果仍需进一步研究考证。

（柯晓燕）

自我测试

一、单项选择题

1. 发育行为儿科常规病史采集相关说法中错误的是

A. 采集完整的儿童基本信息,包括姓名、性别、年龄、学校经历等

B. 父母陪伴儿童时间最久,要以父母描述信息为主进行逐条记录

C. 注意收集儿童围产期暴露因素及危险因素

D. 不同年龄段儿童因其发育特征不同,症状表现各异,采集病史时应参照其发育水平进行仔细甄别

2. 在发育行为儿科医师对儿童行为观察的过程中,以下说法错误的是

A. 行为观察应该从儿童进入诊室开始就同步进行

B. 参照行为观察要点清单,按顺序逐条开展以防漏掉项目

C. 除诊室观察,可安排配备有专业设备及自然游戏场景的空间进行

D. 行为观察中的简单互动,可结合儿童生理年龄和发育年龄选择适当的游戏

3. 发育行为儿科诊断过程中常用的辅助检查不包括

A. 影像学检查

B. 血生化、血尿代谢检验等

C. 基因检测

D. 骨髓穿刺

4. 发育行为儿科常用的干预手段中错误的是

A. 教育干预与行为心理治疗，根据其综合评估结果制订方案

B. 如有情绪问题、ADHD 等情况，可依据症状选择相应药物治疗

C. 一旦制订干预方案，应按照方案执行，不应该轻易变动

D. 家庭和医疗专业人员可形成协作团队，积极制订方案并根据疗效及时调整

二、多项选择题

1. 发育阶段的儿童可能出现任何一种神经发育障碍、行为障碍、情绪障碍或应激相关障碍，其临床特征及起病形式的共同特征有

A. 用发展的框架评估

B. 儿童发展存在个体的差异性

C. 用关系的框架评估

D. 建立关系的联盟

E. 临床表型的复杂性及强调多因素对临床转归的影响

2. 发育行为儿科制订干预方案的基本原则有

A. 早期干预

B. 个体化治疗计划

C. 综合干预方式

D. 多学科团队合作

E. 家庭积极参与

三、病例分析题

患儿男，7 岁，因“自幼注意力不集中、社交差”就诊。

父母陪伴就诊，患儿现上小学一年级。患儿自幼语言发育落后，1 岁半时会发“bama”音，2 岁时只会说 2~3 个字，2 岁半时行康复训练，家长自觉语言进步较大，但整体能力仍落后于同龄儿，现可讲简单句子。患儿时有自言自语、重复讲话，明知故问、答非所问，察言观色能力较差，常常讲一些让人尴尬的话。经常呼名不应，目光接触欠佳。对同龄儿有一些社交兴趣，但社交技巧不足，难以融入集体。喜欢反复看手。患儿诉自己不喜欢上小学，在学校没有好朋友，听不懂老师上课讲的内容。老师反映患儿上课注意力不集中，做小动作，自言自语，撩人，干扰课堂。既往有“荨麻疹”病史。患儿系 G_1P_1，足月顺产，围产期无特殊，12 个月可独走。无特殊家族史。

查体：一般情况可，心肺腹未见异常，神经系统检查未见阳性体征。

专科检查：神志清楚，接触可，目光交流不持续，社交互动单向性，答非所问，讲自己感兴趣的话题，小动作多，注意力不集中，好动。

问题：①该患儿初步考虑什么诊断？支持诊断的依据有哪些？②下一步需完善哪些评估和检查？

参考文献

[1] WEITZMAN C C, BAUM R A, FUSSELL J, et al. Defining developmental-behavioral pediatrics. Pediatrics, 2022, 149 (4): e2021054771.

[2] 郑毅, 柯晓燕. 陶国泰儿童少年精神医学. 南京: 江苏凤凰科学技术出版社, 2023.

[3] 美国 0-3 团队. DC: 0-5 婴幼儿与儿童早期心理及发育障碍诊断分类. 柯晓燕, 译. 南京: 江苏凤凰科学技术出版社, 2021.

[4] HIROTA T, KING B H. Autism spectrum disorder: a review. JAMA, 2023, 329 (2): 157-168.

[5] THAPAR A, COOPER M, RUTTER M. Neurodevelopmental disorders. Lancet Psychiatry, 2017, 4 (4): 339-346.

Manual of Diagnosis and Treatment for Pediatric Neurodevelopmental Disorders

第二篇

临床篇

第八章　神经发育障碍门诊病历书写特点

神经发育障碍性疾病的门诊病历既遵循一般的特点，又具有 NDDs 诊断所需的特点，病史通常包括一般项目、主诉、现病史、个人史（出生史、喂养史、生长发育史、预防接种史）、既往史、家族史、体格检查、实验室检查和评估、诊断、治疗十个方面。然而，NDDs 具有自身特点，主诉不一定是诊断的关键词，现病史的描述按照诊断标准书写，包括主诉的描述、功能损害和鉴别诊断，4 岁以下儿童可将发育水平写入现病史，在发育史处注明“见现病史”，4 岁以上儿童发育水平按照常规病史书写格式，体检栏包括重要行为观察和访谈，实验室检查主要包括神经心理评估，治疗方案主要采用综合治疗，包括心理行为干预和药物治疗，与传统儿科有较大不同。

一、一般项目

包括姓名、性别、年龄、民族、病史叙述者与儿童的关系。其中，年龄应记录实际年龄，婴儿应以月龄记录，1 岁以上记录几岁几个月；在一般项目中，多用“儿童”替代“患儿”，一方面可减少儿童和家长的病耻感，另一方面也是体现“神经发育多样性”的理念。

二、主诉

描述家长就诊的主要原因、持续时间及变化情况。然而，

NDDs没有客观标志，与内科疾病以阳性症状或体征（如肺炎的发热、咳嗽等）作为诊断线索有很大区别，主要是因为相应的发育里程碑行为没有出现，即以阴性行为来判断是否患病。大多数家长分不清什么是孩子最主要的问题，喜欢采用中性词汇（如语言落后、注意力不集中、学习困难）作为主诉，但主诉未必能准确反映真正的疾病情况，这对医务人员来说具有很大的挑战性。例如，4岁前最常见的主诉是“不说话”，背后可能的疾病是GDD、语言障碍（LD）、ASD其中一种，也可能是三种疾病共患，这些情况都存在语言发育迟缓；4岁后的儿童主诉最多的是注意力不集中，背后可能的疾病是ASD、轻度ID和ADHD，因此需要仔细甄别主诉描述的症状表现。在发育行为儿科就诊的主要原因有以下三种常见情况：第一种情况与传统内科情况相似，主要包括家长发现了儿童的主要症状和持续时间；如家长发现孩子存在注意力不集中1年，可根据家长的描述直接记录主诉为“注意力不集中1年”；再如家长发现原本发育正常的儿童出现语言功能倒退6个月，主诉可记录为“语言功能倒退6个月”。第二种情况在临床上更为多见，多为学龄期之前的儿童，特别是婴幼儿，主要表现为家长发现患儿语言、社交等发育方面落后，未达到同龄儿童的发育水平；如实际为3周岁的儿童不会主动叫“爸妈”；可记录为“生后至今不会主动叫爸妈”，也可记录为“生后至今（3岁）不会主动叫爸妈”，更能清晰地提示其存在着发育方面的落后。第三种情况为家长或抚养人并未发现异常，而是到初级保健机构保健筛查时被发现运动、社交、语言等方面发育异常，或者是幼儿园老师或小学老师发现孩子存在社交、注意力、情绪等方面问题而建议就诊，例如9个月婴儿，去社区保健机构进行保健检查时，保健人员发现婴儿对叫名无反应，婴儿与保健人员目光交流少，建议家长就诊；这种情况下可记录为“社区保健检查(9个月)发现叫名无反应、目光交流少”。

三、现病史

为病历的主要部分。对于有明确主要症状和持续症状为主诉的就诊儿童，现病史可以按照传统儿科学病历书写模式进行记录。详细描述包括主要症状、病情发展和诊治经过。特别需要注意以下几点：①主要症状要仔细询问症状的特征，如症状是甩胳膊，需询问其为持续性/间断性、剧烈/轻微、看起来为有目的性/无目的性、有无伴随症状及诱因等；②有鉴别意义的症状包括阴性症状，如无头痛，无舞蹈样动作；③对儿童的学习、社交和生活功能有无影响；④病后儿童的一般情况，如精神状态、吃奶或食欲情况、大小便、睡眠等，以及其他系统的症状；⑤已经做过的检查和结果；已经进行干预的儿童要询问既往诊断、干预方案、用药的情况，以及干预效果及有无不良反应等。例如在学龄前婴幼儿以语言问题为主诉，早期常需要鉴别的三个疾病包括GDD、语言迟缓(LD)、ASD，建议以生长发育史为主线书写现病史，同时要注意社交的发育落后；在此基础上，描述可疑神经发育问题或障碍的有鉴别意义的症状，描述发育落后对儿童的学习、社交和生活功能的可能影响。

四、个人史

生产史包括孕产史和孕龄，生产方式，有无难产，孕期有无不良因素，出生体重和身长等；喂养史包括喂养方式、有无营养问题及特别挑食行为等；生长发育史包括大运动、精细运动、语言、个人社会、适应性等能区发育情况，对于6岁以下儿童，将生长发育史写入现病史者此处可省略；预防接种史，如无特殊情况，预防接种史可简写或略写。

五、既往史

与颅脑有关疾病。

六、家族史和养育环境

主要记录家族三代近亲中有无NDDs（如ID、ASD、ADHD等）和精神疾病（如强迫症、抑郁症、精神分裂症等）。

记录喂养人亲子互动、户外活动，以及屏幕暴露内容、情况和时间。

七、体格检查

该部分包括行为观察和访谈。体格检查与传统儿科检查程序基本相同，应特别关注头围、面容、是否有畸形和异常神经系统体征。

八、实验室检查和评估

根据初步诊断，选择评估项目和实验室检查。心理行为评估对诊断和鉴别诊断尤为重要，建议常规进行智力发育评估（反映儿童发育水平的年龄）和适应性行为评估（功能），根据初步诊断选择相应障碍的筛查/诊断量表，如社交迟缓的诊断性量表、ADHD筛查量表、语言障碍诊断性量表。根据需要选择血常规、甲状腺功能、染色体核型、血尿代谢筛查、脑电图、头颅磁共振等；有明确家族史或遗传性疾病可能时，建议尽可能进行遗传学检查。

九、临床诊断

NDDs 诊断可以不用一次性完成，根据上述信息，可提出初步临床诊断，如初步诊断疾病尚不明确，可暂时不下初步诊断。如果家长心理上不接受 NDDs，尤其是 ASD 诊断，可暂时不下初步诊断，或暂时给予导向干预方向的社交发育迟缓、疑似 ASD 或不确定 ASD 的临时诊断。但需要根据症状和功能影响立即启动对儿童的干预或管理，边干预、边观察，3 个月后再进行复诊，观察儿童神经心理行为发育改善情况，作出最后诊断。

十、治疗

治疗的方案包括特殊教育干预，家庭干预，药物干预和随访。对于神经发育障碍性疾病，需要医院、家庭和学校作为同盟的干预体系，同时，也需要社会的支持来帮助治疗神经发育障碍儿童青少年。

参考病历

某某，男，2 岁 1 个月。汉族，由母亲讲述病史。

主诉：生后至今很少主动叫“爸妈”。

现病史：出生后至今只有着急时，偶叫“爸爸”“妈妈”，不会主动说其他字词。不看人，叫名字有反应，不用手指东西；不玩假扮游戏，不喜欢与同龄人玩耍，喜欢与年长儿玩耍；特别喜欢圆形的物体，喜欢排列玩具小汽车，玩车轮，并将小汽车放耳边听车轮声。1 岁会走路，现可单独上下楼梯，可双脚跳，会用勺子吃饭，拿笔画直线。可示意大小便，睡眠可。出生听力筛查正常。

个人史：G_2P_2，足月剖宫产，出生体重3kg，否认产伤窒息史。母亲孕期体检无明显健康问题。

家族史：父母体健，家族无类似疾病史，无抑郁症、精神分裂症等心理障碍家族史。

养育环境：平常母亲个人带养，母亲忙于家务时孩子自己玩为主。户外活动时间少，每天不到1小时；1岁开始看电视，屏幕暴露时间大约为2h/d。

体格检查：身长85.5cm，体重14.15kg，头围48.5cm。叫名字无反应，与检查者无眼神交流，无特殊面容，皮肤未见色素脱失斑和咖啡牛奶斑，心肺腹听诊未见异常，其余查体不配合。

评估：Griffiths发育评估（GDS-C）、SM、ABC、CARS、ADOS-2，听力检查。

临床诊断：孤独症谱系障碍、语言发育迟缓。

治疗：①孤独症家长课堂；②孤独症教育康复家长培训；③孤独症儿童密集康复训练；④随访：3个月后复查；必要时进行脑电图、头部MRI、遗传学检查。

（贾飞勇　李廷玉）

自我测试

一、单项选择题

1. 病历书写中，记录就诊的主要原因部分为

A. 主诉　　　　B. 现病史

C. 个人史　　　　　　D. 生长发育史

E. 家族史

2. 病历书写中的主要部分为

A. 主诉　　　　　　　B. 现病史

C. 体格检查　　　　　D. 生长发育史

E. 家族史

3. 发育行为儿科病历书写中，体格检查部分内容为

A. 记录生长发育史

B. 记录神经系统体征

C. 记录访谈和行为观察内容

D. 与传统儿科体格检查内容一致

E. 包括访谈、行为观察以及传统儿科体格检查内容

4. 关于发育行为儿科病历书写中，初步诊断和临床诊断部分正确的是

A. 与传统儿科一样，应明确初步诊断和临床诊断

B. 与传统儿科不同，可暂时不下初步诊断和临床诊断

C. 不需要下初步诊断和临床诊断

D. 需要明确初步诊断，可不下临床诊断

E. 不需要下初步诊断，必须下临床诊断

5. 病史记录中一般项目中，下面描述记录年龄错误的是

A. 年龄应记录实际年龄

B. 婴儿应以月龄记录

C. 1 岁以上记录几岁几个月

D. 早产儿也记录实际年龄，而不是纠正月龄

E. 年龄记录的是发育年龄

二、多项选择题

1. 生长发育史应记录内容包括

A. 粗大运动发育　　B. 精细运动发育

C. 语言的发育　　D. 个人 - 社会发育

E. 适应性发育

2. 以下属于神经发育障碍性疾病的包括

A. 智力低下　　B. 孤独症谱系障碍

C. 抽动障碍　　D. 特定学习障碍

E. 注意缺陷多动障碍

3. 以下属于发育行为问题的是

A. 咬指甲　　B. 吸吮手指

C. 遗尿症　　D. 夜惊

E. 注意缺陷多动障碍

参考文献

[1] 黄国英, 孙锟, 罗小平. 儿科学. 10 版. 北京: 人民卫生出版社, 2024.

[2] 中华医学会儿科学分会发育行为学组, 中国医师协会儿科分会儿童保健学组. 中国低龄孤独症谱系障碍患儿家庭干预专家共识. 中华儿科杂志, 2022, 60 (5): 395-400.

[3] 中华医学会儿科学分会发育行为学组, 中国医师协会儿科分会儿童保健学组. 中国低龄儿童孤独症谱系障碍早期诊断专家共识. 中华儿科杂志, 2022, 60 (7): 640-646.

[4] 中华医学会儿科学分会发育行为学组. 注意缺陷多动障碍早期识别、规范诊断和治疗的儿科专家共识. 中华儿科杂志, 2020, 58 (3): 188-193.

[5] 中华医学会儿科学分会发育行为学组, 中国医师协会儿科分会儿童保健专业委员会, 儿童孤独症诊断与防治技术和标准研究项目专家组. 孤独症谱系障碍患儿常见共患问题的识别与处理原则. 中华儿科杂志, 2018, 56 (3): 174-178.

第九章　智力发育障碍

一、概述

智力发育障碍(intellectual developmental disorder,IDD)是指起病于发育阶段的存在显著的多维度智力功能缺陷,同时伴有显著适应行为缺陷的发育障碍性疾病。智力发育障碍是我国目前导致儿童残疾的主要原因,早期诊断与治疗是改善预后的关键,需要早期积极防治。

二、诊断标准

(一) ICD-11 中智力发育障碍的诊断标准

智力发育障碍是一种始于发育阶段的障碍,包括智力功能和适应行为缺陷。智力发育障碍的诊断必须符合下述三个标准(表 9-1)。

表 9-1　ICD-11 中智力发育障碍的诊断标准

标准	描述
智力功能多个维度存在显著缺陷	如知觉推理、工作记忆、加工速度和言语理解。在标准化智力功能测试中需要低于平均值 2 个或 2 个以上标准差(即约小于第 2.3 百分位数)

续表

标准	描述
个体表现出适应行为的显著缺陷	适应行为是人们在日常生活中习得和表现的一系列概念性技能、社会性技能和实践性技能。概念性技能是指涉及知识的应用(例如阅读、写作、计算、解决问题和决策)和交流的技能;社会性技能与管理人际互动和关系、社会责任、遵纪守法以及避免受害有关;实践性技能与自我照料、健康和安全、职业技能、娱乐、使用资金、外出和使用交通工具以及使用家用电器和技术设施等有关。在标准化适应性行为测试中需要低于2个或2个以上标准差(即约小于第2.3百分位数)。在无法进行标准化测试的情况下,评估适应行为就需要更多地依赖可靠的、基于适当评估的临床判断
智力和适应缺陷起病于发育年龄	若先前未被诊断的成年智力发育障碍个体引起临床关注,可以通过收集个人史来确定在发育阶段的起病时间,即回顾性诊断

(二) ICD-11 中智力发育障碍的严重程度分级

严重程度的判断基于个体在智力功能和适应行为3个维度(即概念性技能、社会性技能和实践性技能)的总体受损状态。一般通过适当常模的个体标准测试的智力功能和适应行为分数判断。当无标准化测试时,智力功能和适应行为评估更需要依赖临床判断(表9-2)。

表9-2 ICD-11 中智力发育障碍严重程度分级

程度	智力测试和适应行为程度	适应行为特点
轻度	低于平均值2~3个标准差(0.1~2.3百分数)	往往表现出掌握和理解复杂语言概念和学习技能困难。大多数人能进行基本的自我照料、家务和实践活动。轻度智力发育障碍个体通常可以相对独立地生活和工作,但是可能需要适当的帮助

续表

程度	智力测试和适应行为程度	适应行为特点
中度	低于平均值 3~4 个标准差(0.003~0.1 百分数)	语言和学业成就能力表现差异较大,但一般仅限于拥有基本技能。有些个体可以掌握基本的自我照料、家务和实践活动技能。但多数需要大量和持续的帮助支持,才能在成年后独立生活和工作
重度	至少低于平均值约 4 个标准差(小于大约 0.003 百分数)	表现出非常有限的语言和学业成就能力,也可能有运动障碍,通常需要在受监护的环境中获得日常帮助与大量的照顾,但可以通过强化训练获得基本的自我照料技能
极重度	大约低于平均值至少 4 个标准差(小于大约 0.003 百分数)	拥有非常有限的交流能力和局限于基本具体技能的学业成就能力,也可能同时有运动和感觉障碍,通常需要在受监护的环境中获得日常帮助与大量的照料

注:1. 重度与极重度智力发育障碍的鉴别完全依靠适应行为的差异,因为现有标准化智力测试不能可靠或有效地鉴别智力低于第 0.003 个百分位数的个体。2. ICD-11 中婴儿或 4 岁以下儿童存在智力发育障碍的证据,或目前难以确定观察到的损害是否为暂时性发育延迟。在这种情况下,暂定的智力发育障碍是指全面的发育迟缓。当有证据显示存在智力发育障碍,但由于存在感觉或生理损害(如失明、学语前聋)、运动或交流障碍、严重的行为问题及其他精神行为障碍的症状而暂时不能进行有效的智力功能和适应性评估时,可以给予暂定智力发育障碍的诊断。

三、诊断思路

智力发育障碍病因复杂,临床上具有高度异质性。需要综合考虑产前、产时、产后的高危因素,临床表现、体征、实验室检查及评估结果进行诊断。

1. **临床诊断**　按以下程序进行(图 9-1)。

2. **病史采集要点**　见表 9-3。

3. **体格检查和行为观察**　体格检查需要关注身高(矮小或过高)、体重(肥胖或消瘦)、特殊面容(如眼距宽、低鼻梁、内眦赘皮、招风耳、三角嘴、嘴角向下、下颌后缩等)、头围大小、皮肤异常(咖啡斑、色素脱失斑、鲨鱼皮样改变等)、手掌皮纹、手指微小畸形等。

4. **实验室和辅助检查**　辅助检查包括神经心理评估及必要的实验室检查。临床常用诊断评估工具见表 9-4,常涉及的实验室检查见表 9-5。

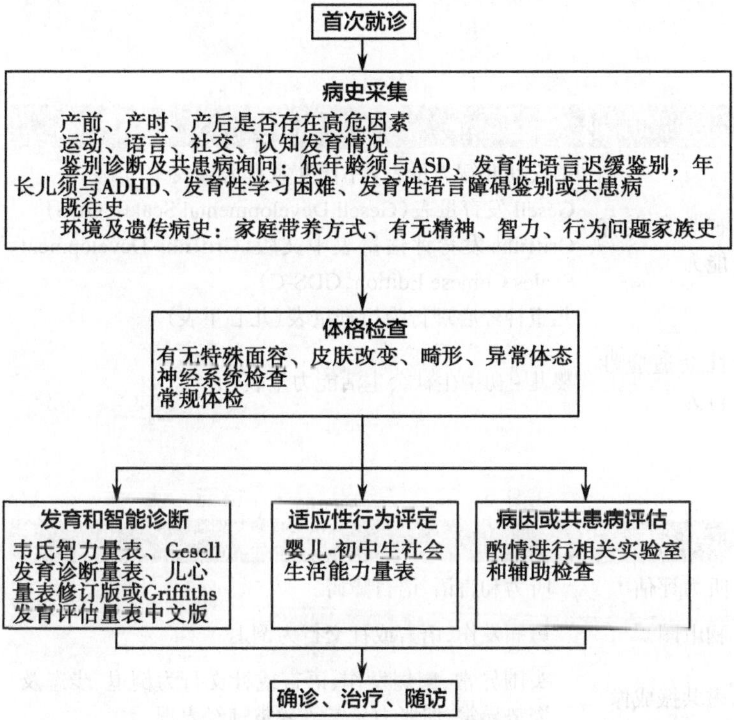

图 9-1　智力发育障碍诊断思路

表 9-3 病史采集要点

病史采集	关键因素
围产期情况	父母年龄、母亲孕期情况（情绪、多种维生素补充、感染、代谢疾病等）或药物史、出生胎龄、出生体重、新生儿评分、产程情况、新生儿期疾病史、足跟血筛查情况等
发育轨迹	运动（1 岁 3 个月开始走路、1 岁半还走不好须除外 GDD）、语言、个人 - 社会、认知发育情况；有无发育倒退表现
既往史	神经系统疾病、遗传代谢性疾病史、手术史
家族史	精神、神经发育异常家族史
养育环境	家庭状况、主要带养人、屏幕暴露、互动游戏情况
既往诊断干预	既往检查、评估报告、诊断干预情况

表 9-4 临床常用 IDD 诊断评估工具

评估项目	量表
智力或发育能力	韦氏幼儿智力量表 / 韦氏儿童智力量表 Gesell 发育量表（Gesell Developmental Scales，GDS） Griffiths 发育评估量表中文版（Griffiths Development Scales Chinese Edition，GDS-C） 儿童神经心理行为检查量表（儿心量表）
社会适应性行为	婴儿 - 初中生社会生活能力量表

表 9-5 常见实验室及病因学检查

项目	临床线索
听力评估	听力和言语、语言障碍
脑电图	癫痫发作，语言或社交行为倒退
磁共振成像	头围异常、癫痫发作、语言或社交行为倒退、步态及姿势异常、肌张力异常等异常神经表现

续表

项目	临床线索
甲状腺功能	所有 IDD 患儿均应检查
代谢测试	建议所有 IDD 患儿均应检查，尤其存在家族中不明原因死胎及夭折、周期性呕吐、轻微疾病状态下出现嗜睡、发育倒退和癫痫发作、特殊气味、多器官功能障碍等情况者。基础代谢筛查包括血尿常规(含尿酮体)、肝肾功能、心肌酶谱、电解质、血脂、血糖、乳酸、血氨、血气分析、同型半胱氨酸、铜蓝蛋白、甲状腺功能、血串联质谱分析、尿有机酸分析等。特定的代谢病检测：骨髓细胞学检查、极长链脂肪酸分析、眼底检查、视听诱发电位、酶学检测、成纤维细胞培养、尿肌酸或肌醇、线粒体基因等
染色体核型分析及脆性 X 综合征检测	母亲有不明原因流产和死胎、染色体疾病阳性家族史、特殊面容者
染色体微阵列基因检测 / 二代测序	建议对于任何发育障碍、畸形或先天性异常病因不明者

四、鉴别诊断

智力发育障碍需要与孤独症谱系障碍、发育性语言障碍、儿童精神分裂症等进行鉴别。鉴别要点见表 9-6。

表 9-6　智力发育障碍鉴别诊断要点

疾病	社交	行为	智力测试
智力发育障碍	有社交动机，社交技能落后	无刻板行为	各分测验普遍性低下
孤独症谱系障碍	社交意愿不足 共同注意差 情感互动缺陷	有刻板行为	智力发展不平衡，如共病智力发育障碍，也可智力分测验普遍得分低下

续表

疾病	社交	行为	智力测试
发育性语言障碍	有社交动机，社交技能落后	因沟通不畅，容易出现行为问题，易发脾气，进攻性强	语言智商明显低于操作智商，通常在一个标准差以上，而操作智商在正常范围
儿童精神分裂症	有社交动机，因精神分裂症状影响社交功能	被害妄想、幻觉、情感淡漠等精神病症状	智力可正常

五、共患病

智力发育障碍常共患精神障碍、神经发育障碍及躯体疾病(如脑性瘫痪和癫痫)，其发生率约为普通人群的3~4倍。最常见的共患精神和神经发育障碍疾病为注意缺陷多动障碍、抑郁和双相障碍、焦虑障碍、孤独症谱系障碍、刻板行为障碍(伴或不伴自伤行为)和冲动控制障碍等。较严重的IDD患儿，可能同时表现攻击行为和破坏行为，包括对他人或财产的破坏。

六、治疗

该病的治疗原则是：早期发现、早期诊断、查明原因、尽早干预。应运用教育训练、药物治疗等综合措施改善患儿症状，促进患儿智力和社会适应能力的发展。

(一) 对因治疗

部分病因明确的智力发育障碍可进行对因治疗。如苯丙酮尿症确诊后给予低苯丙氨酸饮食。半乳糖血症停用乳类食品，给予米麦粉或代乳粉。枫糖尿症给予维生素 B_1 治疗。

（二）对症治疗

对于伴有精神运动性兴奋、攻击或冲动行为、自伤或自残行为者，可用抗精神病药物如奋乃静、氟哌啶醇、可乐定等。对活动过度、注意缺陷和行为异常者，可用中枢神经兴奋剂或其他抗精神药物。

（三）康复治疗

在完善相关评定的基础上，开展全面的康复训练。总的康复训练原则为：①早期筛查、早期诊断、早期干预、早期康复；②全面评定，全面康复；③个体化治疗；④家庭、学校、社会共同参与，共同支持。

1. 早期认知训练 通过视觉、触觉、听觉、嗅觉等多感官刺激训练，促进婴幼儿认知发育，与特殊教育相结合，促进脑发育和提高认知功能。

2. 言语治疗 智力发育障碍儿童在理解与表达上均存在不同程度的障碍，根据能力水平，其言语治疗分为前语言能力训练、字词的理解与表达能力训练、词组的理解与表达训练、句子的理解与表达训练、短文的理解与表达能力训练 5 个阶段。

3. 教育干预

(1)特殊教育：由教师、家长、治疗师等共同参与及实施。特殊教育是智力发育障碍儿童的主要康复训练手段，最终目的是提高智力发育障碍儿童生活自理能力的水平，尽可能减少其参与学校、参与社会的受限程度。

(2)融合教育：轻度智力发育障碍儿童提倡在普通学校随班就读的融合教育。对中重度的智力发育障碍儿童，要在特殊教育学校或机构进行生活自理能力、社会适应能力和劳动技能的训练，可接受部分文化课教育。对极重度的智力发育障碍儿童，则主要是教育训练其简单的交流和简单的生活技能，提高他们的生活质量。

(3)引导式教育：以儿童最需要的日常生活能力为优先训练，尊重儿童的兴趣和爱好，引导诱发儿童学习动机，最大限度地引导开发儿童的自身潜力和解决其面临问题的能力。

4. 游戏治疗 通过游戏让儿童在欢乐愉快的环境中主动接受语言、运动、交流、认知和行为等各种功能训练。

5. 物理治疗 智力发育障碍儿童存在运动发育落后，在跑跳等运动技能、运动速度和平衡协调能力方面均落后于同龄儿。改善儿童的运动功能，有利于扩大其活动范围，使其获得更多社会技能。

6. 作业治疗 通过日常生活动作的训练，如进食、更衣、书写等，提高其生活自理能力，从而提高其适应能力。通过治疗师或家长与智力发育障碍儿童有目的的互动训练，提高智力发育障碍儿童对他人、环境等的兴趣反应，提高其社会交往能力。

7. 感觉统合训练 感觉统合训练是指基于儿童的神经需要，引导其对感觉刺激做适当反应的训练，训练内容包括前庭（包括重力与运动）、本体感觉（包括肌肉与感觉）及触觉等多感官刺激的全身运动。

8. 行为管理及家庭教育 训练方法包括减少引发行为问题的诱因，用新的技能代替不良行为（如用手势代替尖叫以表示需求）等。由于智力发育障碍儿童及家庭面临巨大困境，通过视频指导、角色扮演、正念干预等家长教育手段，可以改变消极和强迫性的亲子互动，并有助于预防或减少智力发育障碍儿童行为问题的产生。在家庭康复训练中，家长承担了康复训练的主要任务，而且要长期稳定地参与康复训练，并得到其他家庭成员的支持和配合。

9. 中医康复 采用针灸、推拿、按摩等中医康复疗法，对智力发育障碍儿童的功能改善起到一定的作用。

七、预后及预防

（一）预后

轻中度 IDD 儿童经过积极的综合干预，大部分患儿可参与社会活动，从事一些简单的工作，能够自食其力。重度智力发育障碍儿童经过综合干预后部分可生活自理。极重度智力发育障碍儿童经过综合干预后，能力可有一定程度地改善，但生活难以自理，大部分患儿需要被终身照顾。

（二）预防

1. 一级预防 目的在于消除引起智力发育障碍的病因，预防疾病的发生。

2. 二级预防 目的在于早期发现引起智力发育障碍的疾病，尽可能在症状未出现之前，做出诊断，进行早期干预，使其不发生缺陷。

3. 三级预防 智力发育障碍诊断后，应采取综合治疗措施，正确诊治疾病，防止并发症的发生，降低残疾率，提高患儿日常生活活动能力和生活质量。

八、病例解析

患儿，男，8 岁，因“自幼反应呆滞，语言发育迟缓”就诊。

该患儿1岁5个月会走路，2岁会自己进食，2.5岁可以表示大小便意图，3岁开始叫“爸、妈”，目前会说短句，呼名反应可，眼神对视可，无刻板行为。5岁时于医院就诊，用韦氏学前及初小儿童智力量表IQ 50，婴儿-初中生社会生活能力量表7分，诊断为“智力发育障碍（中度）”，给予药物及康复治疗，效果不佳。目前饮食、穿衣、洗澡和排泄等需要帮助。

足月剖宫产，出生时无缺氧窒息史，无新生儿高胆红素血症，出生体重3 100g，母亲孕期未见明显异常。父母体健，父母非近亲结婚。

体格检查：身高126cm，体重26kg，头围50.0cm，一般情况可，外貌无畸形，无手掌皮纹异常，心肺听诊、腹部查体未见明显异常，全身皮肤无咖啡斑、发绀，脊柱四肢无畸形，肌力、肌张力无异常，双膝腱反射可引出。

（一）接诊该患儿，首先应考虑什么疾病？需要进一步采集哪些病史？

根据该患儿的病史及体格检查结果，首先应考虑诊断智力发育障碍。需询问产前、产时、产后导致疾病的相关危险因素。是否存在听力异常、癫痫、偏头痛、运动障碍、孤独症谱系障碍、注意缺陷多动障碍、抑郁、焦虑、强迫症以及自残行为等共患病的相关症状。

（二）为明确诊断，需要完善哪些实验室检查和评估？

需要对孩子进行智力测试及适应性行为测试，根据患儿年龄，完善韦氏儿童智力量表、婴儿-初中生社会生活能力量表。同时查找病因，进行颅脑磁共振及血尿常规（含尿酮体）、肝肾功能、心肌酶谱、电解质、血糖、血脂、乳酸、血氨、血气分析、同型半胱氨酸、铜蓝蛋白、甲状腺功能、血串联质谱分析、尿有机酸分析、基因检测等。

（三）该患儿的诊断和诊断依据是什么？

该患儿韦氏儿童智力量表测定结果显示：总 IQ<40；婴儿 - 初中生社会生活能力量表得分 6 分。患儿在概念性领域发展非常有限，在理解书面语或某些概念（数字、数量、时间及金钱方面）方面的能力很有限。社交领域方面：只能说短句，只能进行实时实地的沟通，语言多用于社交沟通而非解释说明。可以理解简单的对话或肢体沟通，与家庭成员或亲密朋友的关系会给他带去愉悦或帮助。实践领域：在饮食、穿衣、洗澡和排泄等方面需要帮助。一直需要看管和监护。诊断为重度智力发育障碍。病因相关检查无特殊异常。没有特殊共患病。

（四）该患儿应该如何治疗？

该患儿应进行如下康复治疗：早期认知训练，言语治疗，教育干预，游戏治疗，物理治疗，作业治疗，感觉统合训练，行为管理及家庭教育。

（曹爱华）

自 我 测 试

一、单项选择题

1. 智力发育障碍的诊断标准不包括

A. 智力功能缺陷

B. 适应功能缺陷

C. 智力和适应缺陷的发生是在发育时期

D. 语言障碍

2. 基于疾病严重程度将ID分为轻度、中度、重度和极重度,分型的依据不包括

A. 概念性领域的适应性功能

B. 生活领域的适应性功能

C. 社会领域的适应性功能

D. 实践领域的适应性功能

3. 9岁智力发育障碍儿童,应使用的评估工具是

A. 韦氏儿童智力量表(WISC)

B. 韦氏学前及初小儿童智力量表(WPPSI)

C. Gesell发育诊断量表

D. 贝利婴儿发育量表

二、多项选择题

1. 智力发育障碍需要进行鉴别诊断的疾病有

A. 儿童孤独症　　B. 脑性瘫痪

C. 儿童精神分裂症　　D. 语言障碍

2. 智力发育障碍常见的共患病有

A. 注意缺陷多动障碍

B. 焦虑障碍

C. 孤独症谱系障碍

D. 癫痫

3. 智力发育障碍儿童康复原则包括

A. 早期筛查、早期诊断、早期干预、早期康复

B. 全面评定,全面康复

C. 个体化治疗

D. 上特殊教育学校

4. 关于智力发育障碍预后，正确的是

A. 轻中度智力发育障碍，经过积极的综合干预，大部分可参与社会生活，做一些简单的工作，能够自食其力。

B. 重度智力发育障碍，经过综合干预后部分可生活自理。

C. 重度智力发育障碍，经过综合干预后仍生活难以自理。

D. 极重度智力发育障碍，经过综合干预可有一定程度改善，但生活难以自理，大部分患儿需要终身照顾。

5. 智力发育障碍儿童前语言能力训练阶段，儿童可能达到的语言或与语言相关的一般认知目标或参考认知目标为

A. 发展视觉和听觉注意能力，包括对词语的注意。

B. 发展对语音的感知能力，对知觉信号的理解能力。

C. 提高语音识别能力和发音水平。

D. 发展有意识交流能力以及对因果关系的感知。

三、病例分析题

患儿，男，9 岁，因“学习成绩差，语言发育迟缓”来诊。

该患儿学习成绩差，2.5 岁时会说话，目前会说短句，呼名反应可，眼神对视可，无刻板行为。对数字、数量、时间及金钱方面理解差。只能说短句，只能进行实时实地的沟通，语言多用于社交沟通而非解释说明。在饮食、穿衣、洗澡和排泄等方面需要帮助。一直需要看管和监护。

足月剖宫产，出生时无缺氧窒息史，无新生儿高胆红素血症，出生体重 3 000g，母亲孕期未见明显异常。患儿 15 个月独立行走，父母体健，父母非近亲结婚。

体格检查：身高 135cm，体重 30kg，头围 51.0cm，一般情

况可，头颅无畸形，心肺听诊、腹部查体未见明显异常，全身皮肤无咖啡牛奶斑、发绀，脊柱四肢无畸形，肌力、肌张力无异常。

辅助检查：韦氏儿童智力量表测定结果显示：IQ<40；婴儿-初中生社会生活能力量表得分6分。

1. 该病例的诊断及诊断依据是什么？

2. 该病例应进行哪些辅助检查？

参考文献

[1] 金星明，静进. 发育与行为儿科学. 2版. 北京：人民卫生出版社，2022.

[2] 李晓捷. 儿童常见疾病康复指南. 北京：人民卫生出版社，2020.

[3] 肖农. 儿童康复诊疗规范. 北京：人民卫生出版社，2023.

[4] 中华医学会儿科学分会神经学组，中国医师协会神经内科分会儿童神经疾病专业委员会，儿童智力障碍或全面发育迟缓病因诊断策略专家共识. 中华儿科杂志，2018，56 (11)：806-810.

[5] 世界卫生组织. ICD-11 精神、行为与神经发育障碍临床描述与诊断指南. 王振，黄晶晶，译. 北京：人民卫生出版社，2023.

第十章　发育性语言障碍

一、概述

语言障碍按照是否继发于其他疾病分为广义的语言障碍和狭义的语言障碍。广义的语言障碍指由多种原因或疾病引起的语言问题，如听力障碍、孤独症谱系障碍、智力发育障碍以及神经性损伤等引起的语言技能显著缺陷。狭义的语言障碍指《国际疾病分类（第 11 版）》（ICD-11）中界定的发育性语言障碍（developmental language delay，DLD）或在美国《精神障碍诊断和统计手册（第 5 版）》（DSM-5）中界定的语言障碍，具有无特殊病因且无明显脑损伤的特点，主要表现为语言理解和 / 或表达困难。2022 年数据显示，中国学龄前儿童中，8.5% 患有发育性语言障碍。

由于 4 岁前儿童语言发育尚不成熟，不能预测今后是否发生语言障碍，因此，在临床实践中，4 岁前儿童出现明显的语言落后通常给出暂时性诊断称谓即语言发育迟缓（language developmental delay，LDD）或者语言迟缓（language dclay，LD）。LDD 指儿童在 4 岁以下特定的发育阶段，其语言发育虽遵循正常儿童发育的顺序但速度较慢，语言能力未能达到同龄儿童的水平。

DLD/LDD 会对儿童产生长期影响，表现为社会适应能力不足、情感调节和行为问题增加，学业表现不佳，甚至可能影响成年后的职业发展及人际关系。

二、诊断标准

根据世界卫生组织颁布的《国际疾病分类》第11版(ICD-11)进行诊断(表10-1)。

表10-1 ICD-11中发育性语言障碍诊断标准

领域	标准	举例
临床表现	在语言(口头或手势)的习得、理解、表达或使用方面存在持续性困难	使用语言规则的困难(句法、词态或语法等);讲故事或进行对话的困难(叙事或会话)和在社交情境中理解和使用语言的困难(语用)
	语言能力显著低于同龄儿童水平	
功能损害	社交沟通能力受限,并对家庭、学校和工作中的日常功能产生影响	行为、社会、适应和交流困难
起病时间	在儿童生长发育早期出现	DLD很难与4岁之前发生的语言发育迟缓进行区分,DLD的诊断一般在4岁及以上才稳定下来。建议针对4岁以下语言发育大幅度落后于同龄人的儿童使用LDD的诊断
原因	不可归因于智力发育障碍、孤独症谱系障碍、其他神经发育障碍、感觉障碍或神经系统疾病	需除外脑损伤或感染的影响(如外伤、卒中、癫痫或脑膜炎等)

DLD按照其主要受损的功能分为四个亚型,具体见表10-2。

表 10-2 ICD-11 中 DLD 分型

DLD(6A01.2)		
代码	类别	临床表现
6A01.20	混合性发育性语言障碍	儿童在学习和理解语言(包括口语和书面文字)方面的能力显著低于同龄儿童的水平,并表现出语言表达(包括口语和书写)能力的持续受损
6A01.21	表达性发育性语言障碍	儿童在获取语言、语言表达方面存在持续的困难,语言表达的能力明显低于同龄儿童的水平,但理解口语、文字的能力相对完整
6A01.22	语用性发育性语言障碍	在社交情境中理解和使用语言有持续且显著的困难,如做推论、理解口语幽默和解决歧义等,明显低于同龄儿童的水平,但语言理解与表达的其他成分相对完整
6A01.23	其他特定语言功能的障碍	儿童表现为在获取、理解、产生和使用语言(口语或书面)方面存在持续的困难,沟通能力显著受限,低于同龄儿童的水平。符合 DLD 的诊断标准,但不符合 DLD 中其他亚类的描述

三、诊断思路

发育性语言障碍的诊断不仅需要直接评估儿童的语言能力,还要对儿童进行全面评估,包括评估社交沟通能力、言语能力、认知、感知觉、运动以及家庭社会环境等因素,其中社交沟通、语言和言语能力是评估的核心内容。为确保诊断的准确性并制订有效的干预策略,应以儿童和家庭为中心,依托由发育行为儿科医生、言语语言病理学家或言语语言治疗师、听力学家、心理学家以及特殊教育老师组成的跨学科团队共同协作完成。

1. 发育性语言障碍的临床诊断程序见图 10-1。

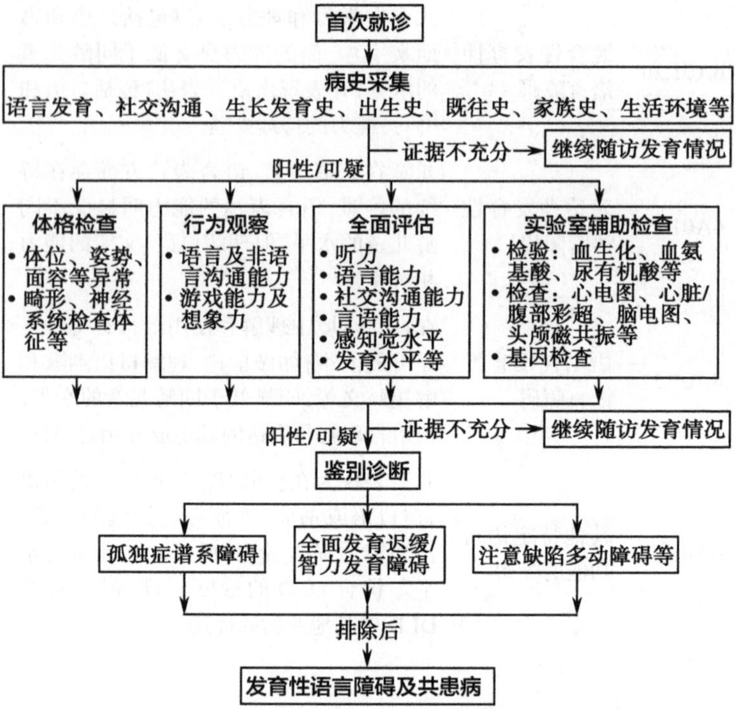

图 10-1　发育性语言障碍的诊断思路

2. 病史采集　现病史、生长发育史、出生史、既往史和家族史(表 10-3)。

3. 体格检查　包括儿童体位、姿势、面容等有无异常，有无畸形、有无皮肤咖啡牛奶斑，神经系统检查体征等。

4. 行为观察　观察儿童与医生、家长之间互动的行为特征，观察儿童遇到适当的挑战时的应对能力和行为特征(表 10-4)。

5. 评估 包括听力、视力、认知、行为和发育水平评估，语言标准化和非标准化评估等(表 10-5，表 10-6)。

6. 实验室和辅助检查 根据需要进行心电图、脑电图、心脏或腹部彩超、头颅磁共振、血生化、血氨基酸、尿有机酸、基因检查等。

表 10-3 DLD 临床病史采集关键因素

病史采集	关键因素
DLD 核心症状	达到关键语言发育里程碑的时间；非言语沟通能力，包括眼神沟通、共同关注、手势、肢体语言等；与同龄儿童的社交互动能力，能否参与游戏并遵守规则，能否遵守集体活动规则等
行为 - 发育轨迹	大运动、精细运动、认知能力、语言表达、社会适应行为等方面的主要发育里程碑
围产期情况	母亲的围孕期状况(如孕期感染、药物使用、妊娠并发症等)、分娩方式、胎龄和出生体重，以及新生儿出生状况(如窒息、黄疸、早产等)，尤其关注有无高危因素
既往史	是否有视力或听力障碍、中耳炎、颅脑损伤等神经系统疾病史，以及是否有遗传代谢疾病史和其他神经发育障碍病史等
家族史	是否有语言发育迟缓、晚说话、孤独症谱系障碍、智力发育障碍等神经发育性障碍疾病史，是否存在遗传性疾病或基因异常的危险因素
养育环境	了解儿童家庭背景、父母教育程度和家庭经济状况，以及儿童是否经历过重大不良生活事件(如亲人离世、家庭冲突等)，以及日常生活和社交环境的较大变迁
既往诊断干预	既往检查、评估报告，并了解家长是否寻求过专业帮助及其效果等

表 10-4 DLD 临床行为观察重点内容

项目	重点内容举例
语言及非语言沟通能力	观察儿童的呼名反应、执行指令能力、语言表达、共同关注及分享能力；评估儿童眼神交流、面部表情、肢体动作、语调变化及社交手势（如指物、挥手）能力；观察儿童与医生、家长等的互动能力
游戏能力及想象力	通过用游戏和玩具与儿童进行互动，观察其功能性、象征性游戏和轮流互动能力；观察在不同年龄阶段儿童的游戏能力和想象力的表现，如 1 岁多的儿童可能会模仿打电话或玩捉迷藏游戏；2 岁多的儿童能用道具（如胡萝卜）喂玩具动物（如小兔子）；3 岁以上的儿童能进行角色扮演游戏
面对挑战的应对能力和行为特征	在观察中对儿童设置一定的挑战（略高于其里程碑），观察儿童面对挑战的反应、行为、情绪变化，是否寻求帮助等特征，并确认其发育里程碑

表 10-5 DLD 评估内容

项目	评估内容
语言能力	评估儿童语言发育里程碑，详细记录语言发育轨迹，综合评估语言理解、语义、句法及语用能力
社交沟通能力	对于尚未掌握口语的儿童，重点观察其前语言行为，如游戏和手势；对于已使用非语言交流方式的儿童，评估其沟通效能
言语能力	关注儿童语音清晰度和言语流畅度，针对“说话不清”的儿童，全面评估言语和语言能力
听觉	对疑似语言障碍儿童进行听力检查，包括 OAE、ABR，考虑中耳炎进行鼓室图检查，并注意其他健康和发展因素
整体发育水平	全面评估儿童各项发展，包括认知、注意力、运动技能、情绪调节及行为气质，注意运动和象征性游戏能力对语言发展的影响
家庭及环境因素	了解家庭背景和环境对儿童语言刺激、陪伴时间和质量的影响

语言评估量表包括筛查量表和诊断量表（表 10-6）。

表 10-6　DLD 常用筛查和诊断评估工具

内容	量表	对象、内容
语言评估筛查量表	早期语言发育进程量表（Early Language Milestone Scale，ELMS）	适用于 0~3 岁的婴幼儿，包括语音和语言的表达、听觉感受和理解、视觉相关的理解和表达三个部分，全面评估婴幼儿语言能力
	梦想婴幼儿语言沟通测评系统（Diagnostic Receptive and Expressive Assessment of Mandarin-Infant & Toddler Screener，DREAM-IT-S）	适用于 0~3 岁婴幼儿的普通话语言筛查工具，包含语言理解、语言表达、社交沟通、认知玩耍四个主要能区，结果可显示通过或未通过
	梦想普通话儿童语言能力筛查（Diagnostic Receptive and Expressive Assessment of Mandarin-Screening，Dream-S）	适用于 2.5~8 岁儿童，包含语言理解和语言表达两部分，结果可显示通过或未通过
语言评估诊断量表	梦想普通话听力理解和表达能力标准化评估（Diagnostic Receptive and Expressive Assessment of Mandarin-Comprehensive，DREAM-C）	适用于 2.5~8 岁儿童，包括听力理解、语言表达、语义和句法共四个方面，是中国大陆首个诊断性的参照常模的儿童普通话标准化语言测试
	梦想婴幼儿语言沟通测评系统（Diagnostic Receptive and Expressive Assessment of Mandarin-Infant & Toddler，DREAM-IT）	适用于 0~3 岁的婴幼儿，包括语言理解、语言表达、认知玩耍、社交沟通等四个方面，能够对婴幼儿语言能力和相关沟通能力进行全面测评

四、鉴别诊断

发育性语言障碍常需与其他神经发育障碍疾病进行鉴别，包括听力障碍、发育性语音障碍、发育性言语流畅性障碍、智力发育障碍 / 全面发育迟缓、孤独症谱系障碍、注意缺陷与多动障碍、神经系统性疾病、遗传代谢性疾病和不同文化环境下语言发育的偏差等，其鉴别要点见表 10-7。

表 10-7　发育性语言障碍鉴别诊断关键点

疾病类别	鉴别关键点
听力障碍	通过 OAE、ABR、鼓室图评估，并鉴别感音神经性听力障碍、传导性听力障碍、中耳炎等
发育性语音障碍	语音障碍主要表现为发音困难（如错误、替换、省略或扭曲），影响语音而非理解
发育性言语流畅性障碍	流畅性障碍包括声音重复、延长、阻塞，影响表达流畅度，但语言理解和语用通常不受影响；而 DLD 影响语言理解和 / 或表达
智力发育障碍 / 全面发育迟缓	影响多个发展领域，包括运动、语言、认知、社会适应能力等，语言能力与智力和社会适应预期水平一致；而 DLD 影响语言理解和 / 或表达能力，且非语言智力水平通常正常
孤独症谱系障碍	表现为社交沟通障碍、重复行为和限定兴趣，可伴有语用障碍（如难以理解隐含意义或维持对话）；而 DLD 影响语言理解和 / 或表达，如语法和词汇使用
注意缺陷与多动障碍	核心症状为注意力不集中、多动和冲动，发生在 2 个以上场景，可影响学习、社交和情绪等功能；鉴别 DLD 不一定有上述典型症状，但如是共患病则可能

续表

疾病类别	鉴别关键点
神经系统性疾病、遗传代谢性疾病	获得性失语症、获得性癫痫性失语等神经系统疾病，以及唐氏综合征等遗传代谢性疾病可能导致语言障碍，基因及遗传代谢检查则有助于诊断
不同文化环境下语言发育的偏差	评估时应考虑地理、社会及文化/种族差异对语言发展的影响

五、共患病

DLD 患儿可存在共患病，如学习障碍、睡眠障碍、对立违抗、ADHD、焦虑症、抑郁症、双相情感障碍等。

六、治疗

1. 治疗原则 语言障碍的早期治疗目的在于强化儿童语言及社交技能，缓解语言落后带来的负面效应。为保障干预效率，实施团队应包括家长、发育行为儿科医师、护士、言语语言治疗师和心理学家等。

康复治疗核心理念如下。

(1) 无评估不康复：所有的康复治疗首先需全面评估儿童的语言及其他相关能力，并考虑语言环境因素。

(2) 不快乐不康复：基于儿童最近发展能区（zone of proximal development，ZPD）理论，通过营造积极愉悦的学习环境，确认康复治疗符合儿童兴趣，激发学习动力，并通过支持其潜在发展区域来整合资源与策略。评估时确定儿童的 ZPD 至关重要。ZPD 是维果茨基社会文化理论的核心概念，描述了儿童独立能达到的发展水平与其在教育辅助下所能达到的潜在发展之间的差距。语言的早期干预应该锁定儿童的ZPD,通过设计适当难度的教学内容,调动儿童积极性并帮助他们超越当前的发展水平。

(3)制订个别教育计划(individualized education program, IEP):依据儿童当前功能发展水平,确定儿童的ZPD来制订IEP,以优化康复效率。

(4)康复治疗方法:首推以家庭为中心的模式,通过言语语言治疗师指导家长成为干预的主体,加强亲子沟通交流,尤其对交通不便或经济落后地区的儿童格外重要。

(5)定期评估与随访:需进行定期(每3~6个月)随访及评估,通过语言测试和家长报告评估社交参与和生活质量,若未达到预期效果,应及时调整治疗方法。

2. 常见康复方法 儿童语言发展训练涉及众多方法,适用于不同年龄和发展阶段的儿童。言语语言治疗师根据具体情况,需灵活选择并整合各种有效的方法。目前,在自然情境下的语言发育训练已经被循证医学证实是行之有效且符合语言发展规律的康复方法,更适合儿童语言发展,如强化式情境教学和游戏治疗等方法。

七、预后

早期康复治疗对DLD的预后有重要作用,如婴幼儿早期的词汇储备、句法结构和叙事能力可以作为评估儿童未来语言水平、阅读和学术成就的重要指标。DLD的预后也受到认知能力、社交沟通技巧、家庭教育环境等因素的影响,它们也是影响语言发展的关键变量。在临床实践中,通过跨学科的协同的工作模式,结合言语语言病理学、发育行为儿科学、听力学和神经科学等领域的专业知识，将深化对语言障碍预后的理解，并丰富干预的手段。

八、病例解析

患儿，男，2 岁 7 个月。

家长主诉：语言落后 1 年余。

现病史：患儿 1 岁 7 个月能叫“妈妈”，2 岁 5 个月可以说词组(含动词)，不能讲短句。能执行绝大部分 2 步连续指令，配合度高。眼神沟通好，共同关注可，能看懂大人大部分表情。喜欢与小朋友玩，合群，但易发脾气和耍赖，常哭闹不止，易发生冲突。

1 岁能正确玩躲猫猫，同时也会用玩具电话假装打电话。2 岁后可以假装用胡萝卜喂小兔子等 2 步连续的假想性游戏。食欲可，不挑食。能控制大小便。未发现刻板行为和感知觉异常。此次就诊前一个月在外院做发育评估，拟诊“ASD”。为确诊再次就诊。

体格检查：身高 90.2cm(P_{10}~P_{25})，体重 13.0kg(P_{25}~P_{50})。步入诊室，步态正常，身材匀称。皮肤正常，无咖啡牛奶斑，无特殊面容。心肺腹及神经系统检查无异常。

专科检查：表情丰富，眼神灵活，与奶奶对视好，看医生比较多，怕医生，共同关注好。对答好，以词组交流为多，配合度高。在诊室内喜欢玩厨房内的玩具，用小锅炒菜并分到盘子里。对新玩具好奇、有兴趣。不顺心时易发脾气，哭闹。

(一) 接诊该患儿，首先应考虑什么疾病？需要进一步采集哪些病史？

除现病史外(包含语言发育水平、社交沟通技能)，还需要进一步采集以下病史。①出生史：足月剖宫产，出生身长 50cm、体重 3.3kg，出生无抢救史、无窒息史；②生长发育史：1 岁 3 个月能走路，现能跑，能上下楼梯，不易摔跤；③既往史：2 岁时曾患中耳炎，已治愈。无其他特殊病史；④母孕史：母亲于 38 岁生下该患儿，G_3P_3。孕期无特殊，无妊娠高血压病史，无糖尿病史；⑤家族史：未诉有遗传性疾病史。家中没有晚说话的家长。有 2 个姐姐。大姐，G_1P_1，18 岁。二姐，G_2P_2，15 岁。2 个姐姐说话、智力均正常，成绩中等。

（二）为明确诊断，需要完善哪些检查和评估？

以下是一些可能需要进行的检查和评估：①听力评估；② ASD 筛查评估，如 ABC、M-CHAT 等；③发育评估，如 Gesell 发育量表、儿心量表评估等；④智力评估；⑤非标准化的语言评估，如早期语言发育进程量表；⑥标准化语言评估，如 DREAM-IT 评估；⑦其他，如脑电图、头颅磁共振等。

（三）该患儿的诊断和鉴别诊断是什么？

在接诊这位患儿时，首先需要做以下鉴别诊断。

1. 听力障碍 患儿有语言发育迟缓，并曾有中耳炎病史，首先需要排查听力障碍，但该患儿中耳炎已经治愈，且听力筛查结果正常、表情丰富、眼神灵活，语言理解能力正常，能执行 2 步指令。

2. 孤独症谱系障碍 对语言发育迟缓儿童需要重点排查 ASD。该患儿目光对视恰当、共同关注可；可执行 2 步指令，配合度高；有 2 步假扮游戏；能与小朋友玩耍，合群；ASD 筛查评估结果正常。

3. 神经系统疾病 无特殊相关的临床表现，神经系统查体无阳性发现，暂不考虑。

4. 遗传代谢性疾病 该患儿有语言发育迟缓、神经心理发育落后，因此还需排查遗传代谢性疾病，但该患儿表情丰富、眼神灵活，无特殊面容，体格检查未发现先天畸形、神经病理征等特殊阳性体征，无家族史，不支持遗传代谢性疾病。必要时需要做尿有机酸、血氨基酸或基因检测等。

另外，还需要鉴别注意缺陷多动障碍（年龄太小，暂不考虑），环境及家庭因素等。然后，才可诊断为语言发育迟缓，依据如下：患儿除语言落后外，其他非语言沟通均正常；发育评估仅语言能力落后于正常同龄儿童；DREAM-IT 提示语言理解能力正常，语言表达能力在边界值；韦氏智力测试提示认知能力在正常范围；听力评估正常；既往史及体格检查不支持遗传代谢病和神经系统疾病。

（四）该患儿应该如何治疗？

对待该患儿的治疗应采取以语言康复训练或家庭语言治疗为主的综合干预策略，其中包括定期的语言康复训练或家庭语言治疗，提升其语言能力；提供心理治疗与亲子互动疗法，辅助情绪和冲动控制；进行家庭辅导和父母培训，支持家庭环境建设；与学校专业团队合作，保障教育支持。综合策略应聚焦提供一个全面且协同的支持网络，通过跨学科专业团队的合作为患儿提供恰当的支持和干预。

（郝 燕）

自我测试

一、单项选择题

1. 关于发育性语言障碍的诊断，下列不属于典型特征的是

A. 语言理解能力受损

B. 语言表达障碍

C. 在无其他智力发育障碍的情况下，语言能力显著低于预期水平

D. 社交沟通问题

2. 以下选项正确的是

A. 家长反映儿童存在沟通困难前来就诊，因此只需要考虑儿童存在语言障碍，其他问题可以排除。

B. 家长反映儿童存在沟通困难前来就诊，要详细询问儿童病史，收集儿童神经系统检查、听力、智力、发育水平、沟通能力等报告。

C. 家长反映儿童存在沟通困难前来就诊，完成一项标准化语言测评后，治疗师将诊断结果告知家长。

D. 家长反映儿童存在沟通困难前来就诊，可直接告诉家长不用担心，是正常现象。

3. 对于存在语言发育迟缓的儿童来说，通常不被推荐的策略是

A. 提供丰富的语言输入

B. 忽视非语言的交流方式

C. 通过实际活动促进语言学习

D. 创造多元语言环境

4. 以下选项不正确的是

A. 语言评估应把语言内容拆分开,单独评估,结果会更精确。

B. 语言包括语言理解和语言表达,应从这两方面入手进行语言评估。

C. 语言评估结果是以后语言训练的重要参考依据。

D. 语言涵盖内容之间相互联系,应综合分析评估结果。

5. 以下选项不正确的是

A. 评估前应收集儿童基本信息,如姓名、性别、出生日期、年龄等。

B. 非标准化语言评估内容也是重要的参考依据之一。

C. 标准化语言评估可以根据儿童状态灵活调整评估内容和时间限制。

D. 非标准化评估可以根据儿童状态灵活调整评估内容和时间限制。

二、多项选择题

1. 关于语言障碍的干预,可能被考虑为关键组成部分的因素有

A. 家庭参与和教育

B. 单一的治疗策略应用

C. 个性化的干预方案

D. 跨学科团队的协作

2. 可出现语言障碍的疾病有

A. 智力发育障碍　　B. 听力障碍

C. 唐氏综合征　　D. 孤独症谱系障碍

3. 以下属于语言理解范畴的有

A. 听指令完成任务

B. 对图片进行描述

C. 回答/选出“是/否”问题

D. 听名称配对图片

4. 以下属于语言表达范畴的有

A. 听指令完成任务　　　　B. 对图片进行描述

C. 抄写　　　　D. 对话

5. SOAP 评估记录法包括

A. 主观资料　　　　B. 客观资料

C. 评估　　　　D. 计划

三、病例分析题

患儿，女，G_1P_1，足月剖宫产出生，出生时身高体重正常，3 个月竖头，18 个月独走。现 2 岁 7 个月，家长述 1 岁 8 个月能叫对“爸爸、妈妈”，不会说其他词语，有需求时用“万能音：Jie”表示。呼名时患儿立即回应，目光交流无异常，共同关注多。有分享炫耀，能模仿较多简单动作，能完成简单轮流游戏。会做怪相，会用简单肢体语言表达情绪或几种动物，能用示指指物。可执行 2 步相关的日常指令。会假装给娃娃喂水、盖被子。听得懂“不”，会指认五官，无明显语言倒退现象，无明显刻板行为，无明显感知觉敏感，平素脾气大，易哭闹。

初步判断为儿童语言发育迟缓，但需要与智力发育迟缓、ASD 先进行鉴别诊断。18 个月独走提示可能有智力发育迟缓，社交互动正常可排除 ASD。医生要进行全面的面诊并与儿童互动，了解儿童的发育水平及障碍点。也需要进行相关评估，评估结果如下。

早期语言发育进程表（评分/发育月龄）：语言和语言发

育：8/10；听觉感受和理解：11/14；与视觉相关的理解和表达：12/13；全量表：31/12。

儿心量表（发育商 / 发育月龄）：大动作：71/22.5；精细动作：62/19.5；适应能力：67/21；语言：48/15；社会行为：67/21；警示行为：0/19.8。

儿童孤独症家长评定量表（ABC）：31（阴性）；儿童孤独症评定量表（CARS）：20（阴性）；CHAT-23 A 部分：阴性，B 部分：阴性。

诊断：智力发育迟缓（轻度）。

1. 该患儿智力发育迟缓（轻度），其中语言发育落后最明显，用"Jie"来表示所有需求属于什么？

2. 家长进行家庭干预首要目标是什么？

3. 根据这名患儿，应该如何引导家长进行家庭干预？

参考文献

[1] American Psychiatric Association. Diagnostic and statistical manual of mental disorders. 5th ed. Arlington: American Psychiatric Association Publishing, 2013.

[2] 世界卫生组织. ICD-11 精神、行为与神经发育障碍临床描述与诊断指南. 王振，黄晶晶，译. 北京：人民卫生出版社，2023.

[3] 刘雪曼. 儿童语言障碍与语言评估. 中国听力语言康复科学杂志，2019，17 (3)：161-165.

[4] 唐丽娜，颜田，徐璐，等. 基于儿童保健门诊的强化式情境教学模式在语言发育缓干预中的作用. 中华儿科杂志，2021，59 (11)：916-921.

[5] 国家卫生和计划生育委员会新生儿疾病筛查听力诊断治疗组. 婴幼儿听力损失诊断与干预指南. 中华耳鼻咽喉头颈外科杂志，2018，53 (3)：181-188.

第十一章　孤独症谱系障碍

第一节　低龄儿童孤独症谱系障碍

一、概述

孤独症谱系障碍（autism spectrum disorder，ASD）是以社会交往、交流障碍和重复刻板行为、兴趣狭窄为核心特征的神经发育障碍疾病。美国 8 岁儿童 ASD 最新患病率为 2.76%，全球患病人数至少 7 800 万人，是全球患病数增速最快的疾病之一，我国 2013 年的流行病学调查显示 ASD 患病率为 0.7%，男性较女性多见，男女比例约为 4∶1。目前，病因尚不完全明确，起病可能与遗传、感染、自身免疫、神经生化、环境因素等有关。

二、诊断标准

根据世界卫生组织颁布的《国际疾病分类》第 11 版（ICD-11）进行诊断（表 11-1）。ICD-11 指出 ASD 患儿可能在整个智力和功能性语言能力方面存在差异，并给出了细分建议（表 11-2）。

表 11-1 ICD-11 的 ASD 诊断标准

领域	标准	举例或说明
A. 在建立和维持社交沟通与互动性社交方面存在持续缺陷（多个场景，包括熟悉情况）	1. 社交沟通动机不足和互动技能缺陷	不（少）应； 不（少）分享； 无（少）同理心
	2. 用于社交的非言语交际行为频率或强度降低	言语和非言语沟通整合不良； 不（少）看，不（少）指； 面部表情不灵动，点头摇头困难
	3. 发展、维持和理解关系缺陷	难以调整行为以适应各种社会情境； 假扮想象游戏落后或交朋友困难
B. 持续存在受限、重复和刻板的行为方式、兴趣和活动，与年龄和社会背景不符	1. 刻板的或重复的运动、物体的使用或言语	简单的刻板身体动作，排列玩具，仿说，怪异语句
	2. 坚持同一性，坚持常规，或仪式化的模式或对改变过分抵抗	在陌生环境认生和适应明显困难，专注在自己的世界，不容易转变自己的思维模式，生活规律建立困难，特别挑食，食物种类局限
	3. 高度狭隘、固定的兴趣，特别的行为和认知（不包括典型安抚物）	表现为注意力具有高度选择性，对喜欢的事情特别专注和做得好或特殊记忆力（如数字、背诗、画画、音乐等）
	4. 对感官输入的高反应或低反应，或对环境中的感觉刺激感官方面表现出的异常兴趣	对疼痛 / 温度的刺激反应不恰当，对特定声音或纹理的不良反应，对物体的过度嗅觉或触摸，对光线或运动的视觉迷恋

续表

领域	标准	举例或说明
C. 症状在儿童早期出现		诊断年龄并没有明确限制，特征性症状在婴幼儿时期可出现，也可能不会完全显示，病情较轻的儿童当社交需求超过其受限的能力范围时才表现出症状(可以在青少年和成年被诊断)
D. 症状明显限制和损害社会、职业或其他领域的功能		如婴幼儿期社交功能损害主要表现为不能与家人建立依恋关系，不会主动逗乐讨好父母，对其他小朋友不感兴趣，听不懂指令等；学龄前儿童不在意老师和同学的评价，不能跟随老师的集体指令，沉溺于自己喜欢的事情等
E. 功能损害不能用智力障碍或全面发育迟缓来解释		ASD 智力结构不平衡，社交水平明显低于智力水平，低龄儿童表现为发育商各能区不平衡，年长儿童智力结构不平衡

表 11-2　ICD-11 中 ASD 的分型

ASD(6A02)*		
代码	智力障碍	功能性语言 ** 障碍
6A02.0	无	无或轻度
6A02.1	有	无或轻度
6A02.2	无	有
6A02.3	有	有
6A02.4	—	无功能性语言
6A02.5	有	无功能性语言

注：* 还有另外两个类别(6A02.Y/6A02.Z)分别代表“其他”和“不明”，** 功能性语言指个体为达到目的而使用语言的能力，包括口语或书面语，而不是 ASD 核心特征中的语用交流障碍。

三、诊断思路

（一）临床诊断

孤独症谱系障碍的临床诊断程序见图 11-1。

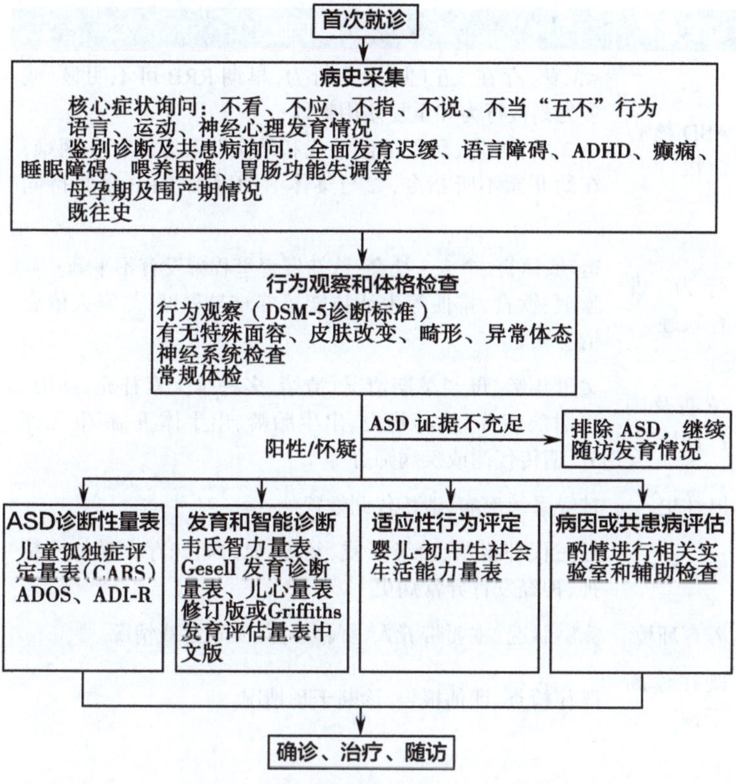

图 11-1　孤独症谱系障碍临床诊断思维导图

（二）病史采集

病史采集应围绕 ASD 的核心症状如社会交往、交流障碍和狭隘兴趣、重复刻板行为（restricted and repetitive behaviors，RRB）展开，同时应该系统了解儿童感知运动、语言、认知、社交发育轨迹及当前水平，明确是否存在发育迟缓、语言和个人与社会各能区明显低于大运动能区或倒退，需明确功能损害（表 11-3）。

表 11-3　ASD 临床病史采集关键因素

病史采集	关键因素
ASD 核心症状	<3 岁：存在“五（少）不”行为，早期 RRB 可不明显，或多为刻板行为和重复使用物体； ≥3 岁：模仿、玩象征性游戏和结交朋友方面存在困难，在幼儿园不听指令，参与集体活动困难，RRB 多坚持同一性
行为 - 发育轨迹	运动、语言、个人 - 社会、认知发育里程碑发育不平衡； 睡眠、饮食、排便等生活技能培养难易程度，与家人依恋情感缺乏
孕期及围产期情况	父母年龄、母亲孕期情况（情绪、多种维生素补充、感染、代谢疾病等）或药物史、出生胎龄、出生体重、新生儿评分、遗传代谢或疾病筛查等
既往史	神经系统疾病、遗传代谢性疾病
家族史	近三代即祖辈、血缘亲戚、父母、兄弟姐妹存在类似或精神、神经发育异常病史
养育环境	家庭状况、主要带养人、屏幕暴露、互动游戏情况
既往诊断干预	既往检查、评估报告，诊断干预情况

（三）体格检查和行为观察

体格检查需要关注特殊面容、头围大小、前额大小、面部微小特殊（如眼距宽、眼角高或低、低鼻梁、招风耳、三角嘴、嘴角向下、下颌后缩等）、皮肤咖啡斑、手掌皮纹、手指微小畸形垫脚走路、斜着眼睛看物体等，为明确病因寻找线索，同时必须做好儿童行为观察(表 11-4)。

表 11-4 ASD 临床行为观察重点内容

项目	重点内容举例
社会 - 情感互动品质	是否答非所问，叫名字的反应，听指令的程度
肢体语言表达情况	是否主动看妈妈以外的人，看人时间，眼光无神飘忽，交谈时较少注视对话者，面部表情较僵硬、无正常小朋友的灵动，在 1 岁半后才会指或不指，没有指向的发声
游戏	轮流游戏(如球、车来回滚)、3 岁以下不会功能性游戏(如给假娃娃喂食、洗澡、打假电话)、象征性游戏，3 岁以上不会做假想游戏，如扮演做饭给家人吃，或角色扮演，如扮演妈妈、老师、校长等做事情
重复刻板行为	简单的刻板动作、重复语言；听觉、视觉等感官异常

(四) 实验室和辅助检查

辅助检查包括神经心理评估及必要的实验室检查。临床常用诊断评估工具见表 11-5，常涉及的实验室检查见表 11-6。

表 11-5 ASD 常用诊断评估工具

内容	量表	对象、内容、评定标准、地位
ASD 核心症状	儿童孤独症评定量表(Childhood Autism Rating Scale，CARS)	适用于 2 岁及以上儿童；包括人际关系、模仿能力、情感反应、感知觉、语言及非语言交流等共 15 项；总分在 30~36 分评为轻 - 中度，总分 ≥36 分为重度；是国内常用的诊断评估工具

续表

内容	量表	对象、内容、评定标准、地位
ASD核心症状	孤独症诊断观察量表（Autism Diagnostic Observation Schedule，ADOS）	适用于1岁及以上儿童；包括沟通、社交互动、利用物品玩耍/想象性的使用，以及个人刻板和重复性行为；评分的界限值会根据所选模块有所不同，具体参考操作说明；是国际常用的ASD诊断评估工具，建议有条件的单位用于临床诊断和研究
智力或发育能力	韦氏学前及初小儿童智力量表第4版/韦氏儿童智力量表第4版（Wechsler-Preschool and Primary Scale of Intelligence，WPPSI-Ⅳ）/Wechsler Intelligence Scale for Children，WISC-Ⅳ）	WPPSI-Ⅳ适用于2.5~6岁儿童，WISC-Ⅳ适用于6~16岁儿童；包括总体认知能力、言语理解、知觉推理、工作记忆和加工速度等；85~115分为人群平均范围，70~85分为边缘智力水平，70分以下提示智力低下，是智力评估和智力低下诊断的主要依据；ASD儿童无论智力是否正常，其各分项结构多表现为峰谷不平衡趋势；是我国最常用的综合发育水平诊断性评估工具
	Gesell发育量表（Gesell Developmental Scales，GDS）	适用年龄1月龄到6岁；包括适应性、大运动、精细运动、语言和个人-社会5个方面，85分以下提示可能有某些器质性损伤，75分以下提示发育落后，ASD儿童各能区发育水平不平衡；是我国最常用的发育诊断性评估工具

续表

内容	量表	对象、内容、评定标准、地位
智力或发育能力	Griffiths 发育评估量表中文版（Griffiths Development Scales Chinese Edition，GDS-C）	适用于 0~8 岁儿童；包括运动、个人 - 社会、语言、手眼协调、表现和实际推理能力 6 大领域，85~115 分为人群平均范围，70 分以下提示发育落后；ASD 儿童智力结构表现不平衡；是较先进的儿童发育评估诊断工具之一
	儿童神经心理行为检查量表（儿心量表）	适用于 0~6 岁儿童；包括适应性、大运动、精细运动、语言和个人 - 社会 5 个方面，新修订完整版《儿心量表》新增儿童交流警示行为指数，拓展了 ASD 的筛查功能；85~115 分为人群平均范围，70 分以下提示发育落后，ASD 儿童各能区发育水平不平衡；该量表填补了中国儿童发展诊断量表的空白
社会适应性行为	婴儿 - 初中生社会生活能力量表	适用 6 月龄到 15 岁儿童；包括独立生活能力、运动能力、职业能力、沟通能力、社会化、自我管理 6 部分 132 个项目；边缘(9 分)以下需进行智力测试，ASD 儿童即使智力水平正常的也普遍存在社会适应性行为低下；有助于协助诊断和制订干预方案

表 11-6　ASD 常见实验室及病因学检查

项目	临床线索
听力评估	语言障碍
脑电图	癫痫发作，非典型退行性变、步态及姿势异常
磁共振成像	大头、小头畸形、癫痫发作、非典型退行性变、步态及姿势异常等异常神经表现

续表

项目	临床线索
血铅水平	异食癖或生活在高危环境中
代谢测试	家族中有不明原因死胎及夭折、周期性呕吐、轻微疾病状态下出现嗜睡、发育倒退和癫痫发作、特殊气味、多器官功能障碍等
染色体核型分析及脆性 X 综合征检测	母亲有不明原因流产和死胎、染色体疾病阳性家族史、特殊面容者
染色体微阵列基因检测	
二代测序(核心家系全外显和全基因测序)	建议对于任何发育障碍、畸形或先天性异常病因不明者

(五) 后续评估与随访

对诊断存在疑问的儿童需进行及时的后续评估或转诊,随着患儿年龄的增长,ASD 的行为特征及严重程度可能会发生明显改变,对 3 岁以下的患儿建议每 3 个月随访一次,3 岁以上患儿每半年随访一次,尽早确认或排除 ASD 诊断。

四、鉴别诊断

常需与 ASD 鉴别的神经发育障碍疾病包括全面发育迟缓(global developmental delay,GDD)/智力障碍(intellectual disabilities,ID),发育性语言障碍(developmental language disorder,DLD),注意缺陷多动障碍(attention deficit hyperactivity disorder,ADHD),其鉴别要点见表 11-7。

表 11-7 常见神经发育障碍疾病的鉴别要点

疾病	社交	玩耍	行为模式
ASD	社交意愿不足 共同注意差 情感互动缺陷	模仿受限/象征性游戏少 对物比对人更有兴趣	注意力呈选择性、重复刻板行为 感官刺激 对感兴趣的事完成出色
GDD/ID	社交动机强烈 智力结构普遍低下，社交落后与整体落后水平一致[1]	有模仿/假扮游戏	因整体发育水平低受挫
DLD	社交动机强烈，共同注意好 情感互动好[2] 因语言能力造成一定困难	有模仿/假扮游戏	因不能理解或缺乏交流能力而受挫
ADHD	社交动机强烈 主动干扰他人、与人冲突[3]	有模仿/假扮游戏	注意力普遍不集中、多动、冲动

注：[1] 当社会交流和互动明显落后于其发育年龄的非语言技能（如大运动、精细运动技能、非语言问题解决能力的发展水平）时，可诊断 ASD 共病全面发育迟缓；而当社交技能与其发育水平无明显差异时，则应诊断为 GDD/ID。

[2] DLD 儿童可以在早期发育进程中使用与自身智能相当的非言语交流，如与社交场合匹配的眼神交流、面部表情、手势、共同注意、分享快乐、模仿或象征性游戏，可与 ASD 鉴别。

[3] ADHD 儿童可能有完整的社交知识，社交表现方面往往在发展社交技能、控制情绪方面存在困难，更有可能是由于存在负面行为，如打扰和插话等表现导致人际关系较差，但通常没有本质性社交缺陷，与 ASD 儿童缺乏社交知识，缺乏积极社交行为（如社交方法、眼神接触）不同。

五、共患病

大多数 ASD 患儿在诊断之前、同时或之后被发现存在共患病，如语言发育迟缓或障碍、运动发育迟缓或障碍、睡眠障碍、胃肠功能失调、癫痫、对立违抗、ADHD、焦虑症、抑郁症、双相情感障碍、强迫症等，且多数患儿共患至少两种疾病。

六、治疗

目前仍缺乏行之有效且针对核心症状的药物治疗，需要长期的教育训练和行为干预。

（一）教育训练和行为干预

ASD 的主要治疗是教育干预。较早的开始治疗年龄和较高的治疗强度与较好的结果相关。干预应个性化。较高的认知、游戏和联合注意技能，以及基线时较低的症状严重程度，是核心症状、智力功能和语言功能预后较好的预测因素。

临床广泛采用基于应用行为分析（applied behavior analysis，ABA）原则的行为干预方法。自然发展行为干预的综合行为干预方法，如早期介入丹佛模式（ESDM），共同关注象征性游戏参与和规则（JASPER）以及社交沟通 / 情绪调节 / 交易支持（SCERTS），具有较好的临床效果。家长培训模式对年幼的孩子也很有帮助。

教育方法，如结构化教学（TEACCH）将结构化教学、视觉支持和环境调整结合起来，以满足 ASD 儿童的个人需求，如沟通困难、理解时间和日常需求。这些方法已经证明对提高认知和适应能力有效。对于症状更严重的大龄儿童，除了调整环境外，使用行为原则的方法可能是最有效的。

言语和语言治疗可以帮助建立词汇、理解和实用技能。ASD 儿童具有视觉空间的记忆优势，使用照片或图片图标的辅助交流方法可以提高理解能力和沟通能力。使用补充性交流并不会抑制口头语言的习得。

运动迟缓和难以获得适应性技能(如穿衣和如厕)的个体可能需要职业和物理治疗。

(二) 药物对症治疗

目前还没有药物可以治疗 ASD 的核心症状,药物可用于 ASD 的共患病。应该注意的是,对 ASD 儿童来说,药物疗效可能稍差,副作用可能更为常见。如哌甲酯、托莫西汀可用于治疗 ADHD。5- 羟色胺选择性再摄取抑制剂(serotonin-selective reuptake inhibitor, SSRI)氟伏沙明等可用于治疗焦虑和强迫症,在青少年中也可用于治疗抑郁症。褪黑素可以用来改善睡眠,但不能解决夜醒问题。可乐定或曲唑酮可用于睡眠开始和维持。利培酮和阿立哌唑可减少 ASD 儿童易激惹、攻击性和自残行为。可根据共患癫痫类型选用相应的抗癫痫药物。

(三) 补充替代治疗

补充和替代医学(complementary and alternative medicine, CAM)方法包括营养素补充、饮食调整、按摩或物理治疗等,但有效性证据尚不足。

七、预后

少数人对治疗反应良好,因此不再符合诊断标准。大多数人会有所改善,但成年后在社交和行为功能上仍有一些损害。ASD 的严重程度等级反映了 ASD 核心症状的损害程度和个人需要帮助的程度,可能随环境而变化,并随时间波动。长远来看,轻度 ASD 症状同时智力正常或者高智商孩子能就读大学甚至研究生，甚至在某些领域发挥特殊才能。中度 ASD 同时智力处于边缘性或正常者通过行为训练最后可以就读小学和生活自理。重度 ASD 终身需要监护。

八、病例解析

患儿男，3 岁 5 个月，因“言语差，不爱与人玩 2 年”首次就诊。

1 岁 2 个月无意识发“爸爸妈妈”音，近 2 年语言表达无明显进展，只会无意识描话，自言自语，叫名字不理人，不太与人玩，对指令配合差，无示指指物、点头、摇头示意行为，倾向于拉大人的手拿东西。无想象性游戏，喜欢反复开关门、按按钮，喜欢看广告，反复转广告灯箱，喜欢抠墙灰吃，容易发脾气，咬人、抓人，乱摔东西。1 岁 4 个月会走路，现可双足跳，不能单足跳，运动协调性差，用勺自喂多洒落；食欲较差，夜间易醒。不能示意大小便，大便正常。母亲孕期 40 岁，父亲 38 岁，否认母亲孕期阴道流血史，否认孕期感染、用药和毒物接触，否认产时、产后窒息史，无惊厥发作。否认家族中有类似病史。母亲和奶奶带养，陪伴较多，每日电视暴露约 1 小时。

查体：目光注视差，共同注意差，互动差，一刻不停地动。耳朵大，双手通贯掌。余无异常。

（一）接诊该患儿，首先应考虑什么疾病？

患儿因“言语差，不爱与人玩”就诊，运动、语言、社交均落后，伴随重复刻板行为和攻击性行为，应首先考虑 ASD 共患全面发育迟缓。全面发育迟缓也可出现不同程度的社交功能缺陷，但这些缺陷是归因于全面发育迟缓还是全面发育迟缓与 ASD 共患情况，是临床诊断的难点。该患儿的运动能力超过 1 岁，但叫名字不理人，无示指指物行为，其社会交流和互动明显落后于运动技能的发展水平，可诊断 ASD 与全面发育迟缓共病。该患儿反复开关门等重复刻板行为也很突出，对日常生活干扰程度较明显，支持 ASD 与全面发育迟缓的共病。

（二）为明确诊断，需要完善哪些评估？

对于 ASD 患儿，对 ASD 核心症状的评估在诊断中起着重要的作用，可以帮助临床医生判断是否符合诊断标准；虽然不能单凭量表结果诊断 ASD，但量表可作为诊断的补充及参考。另外，语言、认知、运动、个人 - 社会适应能力的正式评估是诊断过程的重要且必须的组成部分，有助于诊断和鉴别诊断，更有利于制订并实施干预计划。该患儿发育评估结果如下：婴幼儿孤独症筛查量表（M-CHAT）：高危项目 6 项，任意项目 11 项，阳性；孤独症行为量表（ABC）：82 分，阳性；CARS 38 分；Gesell 发育评估：适应性发育龄 9.8 月龄，发育商 24 分；大运动能发育龄 21 月龄，发育商 51 分；细运动能发育龄 12 月龄，发育商 29 分；言语能发育龄 6.69 月龄，发育商 16 分；个人社交发育龄 10.57 月龄，发育商 26 分。

（三）该患儿的诊断和诊断依据是什么？

该患儿有社交障碍和重复刻板行为，伴随运动、语言落后，孤独症筛查和诊断量表阳性，Gesell 发育评估全面落后，支持 ASD 共病全面发育迟缓。CARS 总分 ≥ 36 分为重度。鉴于脑发育早期高度的可塑性，可以不对低龄 ASD 儿童进行严重程度分度。

（四）该患儿的病因是什么？需要完善哪些实验室检查？

ASD 具有高度的临床和病因异质性，由遗传、环境、神经生物学三者共同作用引起发病。遗传因素在ASD发病因素中占主导作用，来自瑞典等少数国家报道其遗传度高达80%。单基因遗传因素占20%左右，大部分可能由低风险的多基因遗传引起。此外，非遗传性因素也被认为参与ASD的发生发展，如母亲孕期和围产期压力和多种生物学因素、有毒化学物质及污染物、感染、免疫、代谢等。结合该患儿的病史，母亲孕期40岁，父亲38岁，遗传变异的风险较大，且耳朵大，双手通贯掌(似父)，可酌情考虑以下相关实验室检查：听力检查无异常；头颅MRI检查未见异常；血氨、乳酸均无明确异常；脑电图有异常，前额、额、前颞区尖、棘(慢)、慢波发放。综合病史和初步实验室结果，建议完善基因检测，明确病因。全基因组低深度测序(trioCNVseq检测)和全外显子捕获测序(trioWES)结果显示：trioCNVseq阴性，trioWES检测到*TMLHE*基因gain(EXON：2-8)可疑。*TMLHE*基因定位于Xq28区，长度为250kb，编码肉碱生物合成中的第一个酶，即定位于线粒体的6-N-三甲基赖氨酸双加氧酶(TMLD)。*TMLHE*基因突变可导致ε-三甲基赖氨酸羟化酶缺乏症(一种以先天性肉碱合成代谢障碍为主要特征的疾病)可增加ASD发病的风险。本例存在*TMLHE*基因缺陷，并符合ASD的临床表现，但2次血、尿遗传代谢性疾病串联质谱均未发现患儿肉碱代谢异常，考虑有以下几种可能：①本例*TMLHE*基因缺陷是2-8外显子存在重复，而其他研究阐明的*TMLHE*基因致病机制均为基因点突变或外显子缺失引起。②血浆中肉碱水平并不能敏感地提示患儿真实的肉碱代谢情况。因此，本病例*TMLHE*基因突变导致ASD的病因仍欠明确，不足以支持后期肉碱替代治疗。

(五)该患儿应该如何治疗？

教育训练和行为干预必不可少。针对脑电图提示临床下放电，建议转神经内科随访。

（六）该患儿如何随访？

每 3~6 个月随访一次，以观察干预疗效和病情变化，调整训练方案。

第二节 高功能孤独症谱系障碍

一、概述

孤独症谱系障碍（autism spectrum disorder，ASD）患者之间的智力水平和语言/言语能力存在极大的差异，对于智力水平高于 70 的孤独症谱系障碍患者被称为高功能孤独症（high functioning autism，HFA），以区别于智力水平低于 70 的群体（low functioning autism，LFA），两者在预后、日常生活中需要的帮助支持程度不同。高功能孤独症术语最初出现在 20 世纪 80 年代的文献中，用来指不伴有中重度智力障碍（moderate to severe intellectual disability，ID）或者智商高于 70 的孤独症患者。高功能孤独症并不是 DSM 和 ICD 中使用的专业术语，但是在临床实践和研究中被广泛使用。

既往研究多报道的是 ASD 的患病率，未见关于高功能 ASD 的患病率报道。根据美国疾病控制与预防中心孤独症和发育障碍监控网络［Autism and Developmental Disabilities Monitoring（ADDM）Network］的报道，ASD 患者在 8 岁儿童中的患病率为 1/36，其中男女比例约为 3.8∶1，在这个群体中，有智力障碍的患者约占37.9%，也就意味着高功能ASD患者在ASD中约占62.1%。

二、诊断标准

高功能ASD患者不同于其他ASD群体的特征，基于现有研究，主要体现在认知方面，那么现有研究关于认知方面的发现主要分为以下几部分：①智力；②注意力、语言和社交技能；③特殊能力、学业能力和学习方式；④执行功能。

首先，在智力方面，现有研究提示高功能ASD患者在认知结构上表现不平衡，有优势和劣势，即多数患者表现出明显的峰谷特点，言语智商低于非言语智商，理解这个特点对全面认识和帮助这些患者具有重要作用。其次，在注意力的研究中发现，高功能ASD患者在联合注意和符号使用方面存在问题。早期言语发育迟缓在这个群体中是非常常见的，同样存在言语和非言语交流的障碍，尤其是非言语技能比如面部表情或者姿势的使用不够灵动自如。在优势能力方面，高功能ASD患者在视觉空间感知和视觉记忆方面有优势，比如他们很关注细节，对于细节的记忆非常深刻，但不一定理解相关内容。此外，在执行功能方面，比如威斯康星测试等，高功能ASD患者明显弱于正常发育组。

在DSM-5和ICD-11诊断系统中，诊断疾病名称均为ASD，DSM-5根据患者所需的支持和帮助级别，划分为三级：第一级，需要支持。第二级，需要高强度的支持；第三级，需要非常高强度的支持；在ICD-11中，根据患者是否伴有智力发育障碍和语言能力损害程度，划分为以下六个亚型：①ASD，不伴智力发育障碍，功能性语言能力无损害或轻度损害；②ASD，伴智力发育障碍，功能性语言能力无损害或轻度损害；③ ASD，不伴智力发育障碍，功能性语言能力明显受损；④ ASD，伴智力发育障碍，功能性语言能力明显受损；⑤ ASD，不伴智力发育障碍，功能性语言能力完全缺失；⑥ ASD，伴智力发育障碍，功能性语言能力完全缺失。

1992 年，Tsai 根据 ICD-10 诊断标准，提出高功能 ASD 的诊断标准：①符合 ICD-10 中童年 ASD 诊断标准 A、B、C、D。②在个体化施测的标准化测验中，非言语智商高于 70。③标准化测验的言语理解得分在 8 岁以下儿童中不低于均值减去一个标准差，在 8 岁及以上儿童中不低于均值减去两个标准差。④标准化测验的表达性语言技能得分在 8 岁以下儿童中不低于均值减去一个标准差，在 8 岁及以上儿童中不低于均值减去两个标准差。⑤标准化测验的社交技能得分在 8 岁以下儿童中不低于均值减去一个标准差，在 8 岁及以上儿童中不低于均值减去两个标准差。⑥临床症状不是由其他广泛性发育障碍、社会经济问题、继发性接受性语言发育障碍、反应性依恋障碍、阿斯伯格综合征、强迫性障碍、抽动秽语综合征以及早发型精神分裂症所致。

三、诊断思路

（一）高功能孤独症的临床诊断

高功能 ASD 的临床诊断按以下程序进行（图 11-2）。

（二）病史采集

病史采集应围绕 ASD 核心症状（如社会交往、交流障碍和狭隘兴趣、重复刻板行为）展开，同时应系统了解儿童感知

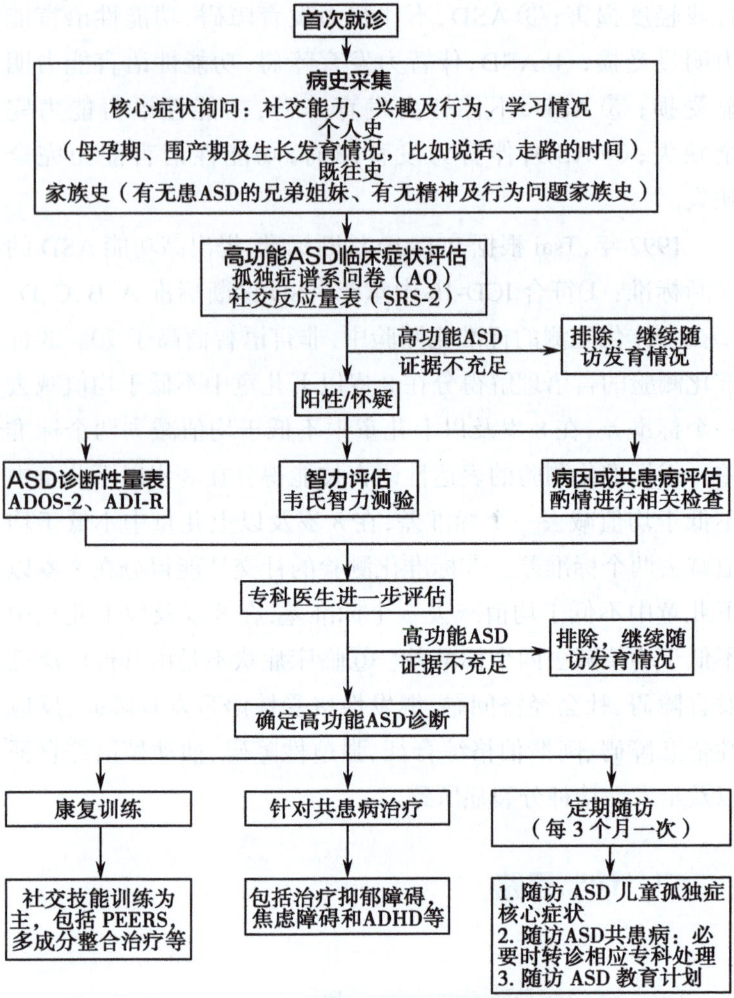

图 11-2　高功能 ASD 诊治思路

运动、语言、认知、社交发育轨迹及当前水平，明确是否存在视觉空间感知和视觉记忆方面的优势。

（三）体格检查和行为观察

体格检查及行为观察除低龄 ASD 儿童需要关注的重点

以外，需在社交-情感互动方面关注分享、展示、炫耀、共情能力等情感能力；游戏方面需要关注是否能够很好地遵守游戏规则、轮流、等待的能力；重复刻板行为关注是否存在谈话主题狭窄、学习兴趣狭窄等。

（四）实验室和辅助检查

目前只有阿斯伯格综合征和高功能 ASD 的诊断访谈是专门针对阿斯伯格综合征和高功能 ASD。其他诊断及评估工具是针对 ASD 患者的，但是在临床实践和科研工作中被广泛地应用于高功能 ASD 的评估。其中孤独症诊断访谈量表修订版和孤独症诊断观察量表是目前用于 ASD 诊断的金标准。孤独症谱系问卷、社交反应量表第 2 版是用于临床症状评估的工具。

1. 孤独症诊断访谈量表修订版 孤独症诊断访谈量表修订版（Autism Diagnostic Interview-Revised Edition，ADI-R）由 Catherine Lord 编制，由 93 个项目组成，内容侧重以下三个功能域：语言/沟通、社交互动、局限重复和刻板的行为和兴趣。由经过专业培训的评估者对家长进行访谈，约需 90~150 分钟，适用于 2 岁以上的儿童或成人。

2. 孤独症诊断观察量表第 2 版 孤独症诊断观察量表第 2 版（Autism Diagnostic Observation Schedule-2，ADOS-2）由 Catherine Lord 编制，ADOS-2 可用于评估几乎所有疑似 ASD 的患者（从不会言语的 1 岁儿童到言语流利的成年人）。

ADOS 包括 4 个模块，ADOS-2 增加了幼儿模块。每一模块都包含一系列活动组合，这些活动均按顺序编号，被设计用于某一特定发育水平及语言能力的儿童及成人。在使用时，检查者需要根据被检查对象的言语表达水平及生理年龄，选择与其水平最相适应的模块，每次只能使用其中一个模块检查某特定阶段的儿童及成人。ADOS 的一个模块操作大概需要 30~45 分钟。

(1) 幼儿模块：适用于 12~31 个月的儿童，他们很少使用短语表达。

(2) 模块 1：以自由活动为主，加入简单游戏，主要是观察游戏和反应，适用于无语言交流和基础社交能力较弱儿童的临床评估。适用于 31 个月及以上少语言表达的幼儿。

(3) 模块 2：主要针对学龄前儿童，以儿童自由活动为主，加入简单游戏，观察基本社交能力。适用于任何年龄但口语表达不流利的儿童。

(4) 模块 3：主要针对有流利语言的儿童。主要考查互动游戏、沟通、同理心和对他人情绪的评论等方面的社交能力。适用于口语表达流利的儿童和青少年。

(5) 模块 4：由一些有关社交以及情感方面的问题，以及在此基础上增加的其他任务和一些与日常生活相关的问题组成。这一模块主要针对言语相当流利的青少年及成人。

3. 阿斯伯格综合征和高功能孤独症的诊断访谈 阿斯伯格综合征和高功能孤独症诊断访谈（Asperger Syndrome and High Functioning Autism Diagnostic Interview，ASDI）由 Gillberg 编制，是一个 15~20 分钟的简短访谈。它由 20 个项目组成，分为 6 组，分别是（A）言语问题（5 个项目），（B）非言语沟通问题（5 个项目），（C）社会交往障碍（4 个项目），（D）兴趣受限（3 个项目），（E）生活常规（2 个项目）和（F）运动笨拙（1 个项目）。要确诊为阿斯伯格综合征或高功能 ASD，患者必须在 A 组中的 3 个项目、C 组中的 2 个项目以及 B、D、E、F 组中的至少一个项目中都有明确的得分。

4. 孤独症谱系问卷 孤独症谱系问卷（Autism Spectrum Quotient，AQ）由 Simon Baron-Cohen 编制，由 50 个项目组成。在后续的研究中，将 AQ 进一步简化为 AQ-S（Autism

Spectrum Quotient-Short，AQ-S）和 AQ-10（Autism Spectrum Quotient-10）。AQ-S 由 28 个条目组成，是 AQ 的缩减版本，被试用李克特四级量表回答每项陈述，答案分为“1= 完全同意”、“2= 有点同意”、“3= 有点不同意”和“4= 完全不同意”。如果“同意”的回答是 ASD 的特征，则该项目为反向计分。项目得分相加后，AQ-S 的最低分为 28 分（表示无 ASD 特征），最高分为 112 分（完全认可所有 ASD 特征）。AQ-S 量表具有清晰的因子结构，由两个高阶因子组成，分别评估社交功能方面的广泛困难（23 个项目）以及对数字和模式的痴迷（5 个项目）。社交行为因子可进一步分解为四个低阶因子，分别用来评估社交技能（7 个项目）、常规（4 个项目）、转换（4 个项目）和想象（8 个项目）。AQ-10 被试用李克特四级量表回答每项陈述，答案分为“1= 完全同意”、“2= 有点同意”、“3= 有点不同意”和“4= 完全不同意”。如果“同意”的回答是 ASD 的特征，则项目的计分方法相反。AQ-10 是一份由 10 个项目组成的自我评分问卷，用于判断一个人是否应被转介接受 ASD 的评估。每个项目有四个选项，分别是“完全同意”、“有点同意”、“有点不同意”和“完全不同意”。在项目 1，2，9，10 中，“完全同意”或“有点同意”的回答得 1 分；在项目 3，4，5，6，7，8 中，“完全不同意”或“有点不同意”的回答得 1 分。由于 AQ-10 只输出一个分数，因此并不能提供很多信息。根据该测试，6 分或更高的分数表明患有 ASD 或具有大量 ASD 特征。其中没有任何一项测试是决定性的，AQ-10 也并不全面，但较高的分数可能更值得进一步进行评估调查。

5. 孤独症广泛表型问卷 孤独症广泛表型问卷（Broad Autism Phenotype Questionnaire，BAPQ）是由 Hurley 等人于 2007 年编制的，要求 ASD 患者的父母进行填写，用于诊断和描述 ASD 患者成年亲属的广泛孤独症表型（BAP）。包括

3 个分量表：孤僻(aloof)、刻板(rigid)和语言应用(pragmatic language)。3 个分量表共有问卷条目 36 项，其中各 12 项用于测算三个分量表的得分。孤僻：条目 1,5,9,12,16,18,23,25,27,28,31,36；刻板行为：条目 3,6,8,13,15,19,22,24,26,30,33,35；语言应用：条目 2,4,7,10,11,14,17,20,21,29,32,34。评分标准按照 36 项条目事件发生的频率：极少 =1，很少 =2，偶尔 =3，有时 =4，较多 =5，通常 =6。总分为所有条目之和除以条目数的平均值，即分量表总分 = 各分量表总分 /12，量表总分 = 所有量表总分 /36。

6. 社交反应量表第 2 版 社交反应量表第 2 版(Social Responsiveness Scale Second Edition，SRS-2)由 Constantino 和 Gruber 编制，是一个包含 65 个项目的筛查工具，为 ASD 的诊断提供了依据。SRS-2 只需 15~20 分钟就能完成，能识别出与 ASD 相关的社交障碍，并量化其严重程度。

SRS-2 针对不同年龄段，设置了不同量表，每个量表有 65 个项目，从多个角度评估自然环境中的社交障碍。学龄前期量表：适用于 2 岁半至 4 岁半的儿童，由家长或老师填写。学龄期量表：适用于从 4 岁至 18 岁的儿童，由家长或老师填写。成人量表：适用于 19 岁及以上年龄的成人，由亲戚或亲近的朋友填写。成人自我报告量表：适用于 19 岁及以上年龄的成人，自我报告选项。

7. 韦氏智力测验 韦氏智力测验用来评估患者的智力水平，因高功能 ASD 的名称与智力水平关系较大，所以智力水平的测验对于高功能 ASD 是必需的。韦氏智力测验量表各分项呈峰谷(可相差 2 个标准差以上)特点，导致高功能 ASD 患者的注意力选择性明显，兴趣爱好具有明显选择性，学习出现明显偏科，可用作 ASD 鉴别诊断，同时在干预中利用优势带动劣势。要注意的是，当智力呈明显峰谷结构时，如果没有功能的损害则考虑为孤独症特质。

目前对于高功能 ASD 的诊断基于临床症状，一般不做实验室检查，但是如果患者伴有其他精神疾病共病时，可能会涉及药物治疗，此时可以进行相关化验检查。

四、鉴别诊断

高功能 ASD 需要与以下疾病进行鉴别诊断(表 11-8)。

表 11-8 高功能 ASD 鉴别诊断

疾病名称	鉴别点
精神分裂症	精神分裂症通常起病于青壮年时期，而 ASD 通常起病于生命早期，两者在发病年龄存在很大差异。另外，ASD 患者的重复刻板行为方式与精神分裂症患者的怪异行为，ASD 患者的社交障碍和精神分裂症患者的社交功能损害可能存在鉴别困难，但是核心的问题是：精神分裂症患者的言行异常是由于其幻觉、妄想核心症状所致，社会功能损害也是如此；而 ASD 患者的社交损害和重复刻板行为方式是核心症状
智力障碍	智力障碍主要表现为智力低下和社会适应能力缺陷，智力结构各分项平衡没有峰谷特点，交流能力与智力水平相当，智力发育障碍的诊断要求智力水平低于 70，而高功能 ASD 患者的智力水平高于 70，智力发育障碍患者不存在高功能 ASD 的社交缺陷。另外，智力发育障碍患者如果有重复刻板行为，重复刻板的行为也不如高功能 ASD 突出
阿斯伯格综合征	阿斯伯格综合征在 DSM 系统中曾经作为独立的疾病诊断，作为 ASD 亚型之一，在新的 DSM-5 诊断系统和 ICD-11 诊断系统中，均不再作为独立的亚型，统一为 ASD。高功能 ASD 只是在临床研究中使用，不是诊断系统中的疾病。因阿斯伯格综合征和高功能 ASD 患者智力水平和认知能力较好，目前不再细分阿斯伯格综合征，两者均称为高功能 ASD

续表

疾病名称	鉴别点
社交焦虑障碍	社交焦虑障碍的核心问题是害怕负面评价，担心与人交往，恐惧与回避社交是其特征性表现，对于社交焦虑障碍群体，是担心自己的社交技能不足，而非社交技能的不足
人格障碍	人格障碍是指个体存在明显偏离正常的行为方式，具有适应不良的特点，给个人或社会带来不良影响。人格障碍通常开始于童年、青少年或成年早期，并一直持续到成年乃至终身。人格障碍更多是偏离正常的行为模式，而高功能 ASD 的一个核心特点是重复刻板的行为模式
注意缺陷多动障碍	高功能 ASD 韦氏智力测验各分项呈峰谷(可相差 2 个标准差以上)特点，导致其注意力选择性明显，对感兴趣的事情专注很长时间，不感兴趣的事情注意力不集中，常被误认为注意力不集中而就诊。注意缺陷多动障碍患者的主要特征是注意力不集中、多动冲动，人际关系的影响是由于其核心问题引起，不存在社会交往的损害，也不存在重复刻板的行为。由于两者共患率高，进行鉴别时注意询问患者有无特别优势的认知能力及注意力维持时间

五、共患病

ASD 患者易共患焦虑、抑郁、注意缺陷多动障碍、抽动障碍、精神病性症状、情绪不稳定等相关精神问题 / 疾病。高达 80% 的 ASD 患者共患焦虑障碍。Hofvander 等的研究表明，成人患者中，53% 的高功能 ASD 共患抑郁，50% 共患焦虑，43% 共患 ADHD，24% 共患强迫障碍，20% 共患抽动障碍，12% 共患其他精神障碍。Lehnhardt 等学者的研究表明，高功能 ASD 患者精神障碍共患病率约为 78%。

（一）高功能孤独症共病焦虑障碍

分离焦虑障碍共病率最高，约为 38%；其次是广泛性焦虑障碍，约为 35%；最后是社交焦虑障碍，约为 30%。共病焦虑障碍会导致患者社交功能损害更明显，加重 ASD 相关的严重程度，尤其是社交回避相关行为、睡眠、家庭成员和同伴的互动，不参与学校活动等方面表现更为明显。并且，随着年龄增长，患者社交焦虑水平更高。

（二）高功能孤独症共病抑郁障碍

共病抑郁障碍患者较其他非 ASD 患者症状更严重，病程更长。同时，在成人中更易共患抑郁障碍，可能与其社交退缩相关。

（三）高功能孤独症共病强迫障碍

强迫障碍和高功能 ASD 的症状存在重叠，会导致准确诊断存在困难。儿童耶鲁 - 布朗强迫问卷（Children’s Yale-Brown Obsessive Compulsive Scales，CYBOCS）对鉴别 ASD 和强迫障碍有很大帮助，但该问卷主要针对智力偏低的 ASD 儿童，而非高功能 ASD 儿童。

（四）高功能孤独症共病 ADHD

高功能孤独症共病 ADHD 时，患者会表现出 ADHD 的相关核心症状，比如注意力不集中，多动、冲动特点，但是也有研究提出共病 ADHD 更多见于智力偏低的 ASD 患者中。由于 ASD 和 ADHD 共患率高，建议 4 岁以上 ASD 患儿常规筛查 ADHD 以排除 ADHD 共患。

（五）高功能孤独症共病抽动障碍

抽动障碍主要表现为运动肌肉和发声肌肉的抽动，在临床中是比较容易发现的症状，肌肉抽动会导致患儿可能有些怪异动作，在诊断中要注意与高功能ASD患儿刻板行为鉴别。

（六）高功能孤独症共病其他精神障碍

既往研究报道，高功能ASD患者满足精神病性症状和人格障碍诊断，会给诊断和治疗带来更大的困境。

高功能ASD诊断存在困难，同时与其他精神疾病存在较高的共患病率，而这个群体在处理和表达自己的感受、情绪等方面存在困难，诊断更多基于家庭成员的讲述或者社交场景的观察，而非本人的直接描述，这进一步增加了诊断的困难。此外，在高功能ASD群体中，缺乏相应的评估工具。

六、治疗

目前，ASD的治疗以康复训练为主，高功能ASD的治疗亦是如此。常用的干预方案主要是针对其社交技能训练。目前主要的社交技能干预方案包括以下几种。

（一）社交技能教育和促进项目

社交技能教育和促进项目（Program for the Education & Enrichment of Relational skills®，PEERS）是美国加州大学洛杉矶分校开发的针对社交技能的培训课程，针对社交技能不足的青少年，旨在提高社交技能的教育和训练方法，主要适用于ASD青少年，也适用于有ADHD、焦虑障碍、抑郁障碍和社交焦虑障碍等社交问题的儿童和青少年。该项目可分为父母协助的 PEERS 和基于学校的 PEERS，被翻译为多种语言，在全球使用，目前该干预方案已经由上海市精神卫生中心杜亚松教授引入国内。

（二）多成分整合治疗

多成分整合治疗（multi-component integrated treatment，MCIT）是一种专门针对 12~17 岁的高功能 ASD 青少年开发的新型治疗方案。MCIT 是一种基于认知行为疗法（cognitive-behavioral therapy，CBT）原则的手工干预措施，它将高功能 ASD 的社会技能发展技术（如建模、特定反馈、社会强化）与治疗儿童焦虑（如暴露、认知挑战、教育）的循证方法结合起来。在 MCIT 中，焦虑和社会化缺陷被概念化为相互影响。因此，焦虑和社交技能缺陷都是治疗的目标。MCIT 提供个人治疗、父母教育和团体治疗（技能实践）。虽然是手工干预措施，但这个短期、模块化的认知行为治疗项目允许灵活性，以满足个人的需求，同时坚持项目基础的 CBT 模式。MCIT 总共提供多达 13 个独立的治疗模块，每个持续 50~75 分钟。其中，五个模块组成“核心”治疗内容，每个治疗内容都应包含这五个模块，并为治疗者提供治疗指导，为后续模块提供必要的“基础”技能和心理教育。剩下的 7~8 个模块都是基于治疗者独特的与焦虑相关的担忧和社交技能缺陷而提供的，其中包括诸如放松训练、处理同伴拒绝和保持对话的策略等技能。

干预的目标主要是减少焦虑，其次是为了提高社交能力。像 MCIT 这样有时间限制的治疗中，关注焦虑很可能是一个更容易实现的目标，也可以对社会互动产生积极的影响。

（三）行为疗法（角色扮演）

行为疗法（角色扮演）课程结合了心理教育和经验式的社会技能教学方法，重点是通过角色扮演来学习。每组招募7~8名青少年，由从事精神病学青少年工作经验的社会工作者和心理学家领导这些小组，同时包括一名精神病学住院医师作为共同领导，课程共持续14周。

（四）Frankfurt 社交技能训练

Frankfurt 社交技能训练（Frankfurt Social Skills Training，KONTAKT）对ASD儿童和青少年的认知主要集中于学习发起社会建议、对话技巧、理解社会规则和关系、识别和解释语言和非语言社会信号、解决问题、应对策略和提高自信。

治疗每周一次，每次一个小时。干预的原则是理论和实践要素的结合，可预测的规则，对个体困难的考虑，循序渐进的学习和对以前培训事项的概括。KONTAKT遵循一个结构化的会话计划，由自适应组装的基于行为的元素组成。会话包含强制性的、间歇性的和灵活的元素。每节课都包括强制性的活动，如开始时一致的开场形式（热身）和结束时的反馈。在这里，参与者会描述其前一周的经历和自己在会议开始时的情绪。此外，在会议结束前，与会者将提供关于今天会议的反馈。间歇性元素是群体规则或家庭作业。这些元素被定期地应用或重复。

（五）社交胜任力干预

社交胜任力干预（social competence intervention，SCI）包括5个单元（每个单元包括4个1小时的课程），在每个单元中，遵循了一个一致的结构：①回顾先前学习过的技能，并以教学和小组讨论的形式引入一种新技能；②技能建模；③在结构化和自然活动中实践技能机会。

（六）其他干预方案

针对高功能ASD患者的CBT可以单独进行，也可以由家庭成员参与和/或在较大的团体环境中进行。个人治疗可能更有效，因为其灵活性和个性化程度更高，能满足患者的特定技能和需求，但对ASD患者采用团体CBT也有一些明显的优势。小组CBT可以增加社交互动、分享经验、促进自我接纳以及提高对与ASD相关的优势和缺陷的洞察力。在高功能ASD儿童中，CBT是治疗合并焦虑和抑郁症状、破坏性行为ASD核心症状的常用干预方法。有研究采用CBT来干预高功能ASD患者的焦虑症状，取得了较好的结果；有几项荟萃分析也显示了CBT在治疗高功能ASD患者焦虑症状的优势。新的研究提出基于互联网的CBT可改善高功能ASD患者的焦虑症状，同时减少人员、时间成本。

七、预后

诊断为ASD的儿童在成年后有不同的预后结果。大约60%~78%的ASD患者在成年后的独立生活、人际关系和工作机会方面的适应能力较差或非常差。有一些证据表明，高功能ASD患者的治疗效果好于智力偏低的ASD患者。纵向研究表明，大多数患有高功能ASD的成年人没有亲密朋友，就业率较低，他们相对依赖家人。

八、病例解析

患儿男，7岁，因“不爱与人玩2年”首次就诊。

家长反映患儿 1 岁 2 个月会讲单字,2 岁可讲短句子,自幼不爱与人玩,多一个人玩,喜欢看旋转的东西,比如电风扇。目前就读小学一年级,老师常反映患儿课间不与同学玩耍游戏,多自己玩,语言表达能力弱于同龄人,建议就诊精神科。

精神功能检查:意识清,定向力完整,眼神接触欠佳,语言表达能力低于同龄人,其余无异常。

辅助检查:韦氏智力测验第 4 版:总智商 84,言语智商 74,操作智商 86。

(一) 该患儿的诊断是什么

ASD,智商为 84,可考虑是高功能 ASD。

(二) 该患儿应该如何治疗

康复训练,以社交技能训练为主,比如 PEERS。

(代 英　杜亚松)

自 我 测 试

一、单项选择题

1. 关于 ASD,以下说法错误的是

A. 是一种复杂的神经发育障碍

B. 存在社会交流能力缺损

C. 狭隘兴趣、重复刻板行为是核心症状

D. 核心症状有特异药物

E. 早期识别、早期行为干预对治疗具有关键作用

2. 关于 ASD 的流行病学，以下说法错误的是

A. 全球 ASD 患病人数 ≥7 800 万

B. 2020 年美国 8 岁儿童患病率为 2.76%

C. 2013 年我国 8 岁儿童患病率为 0.7%

D. ASD 是常见病

E. ASD 是罕见病

3. 下面不是 ASD 必须评估内容的是

A. 社交评估

B. 刻板行为评估

C. 发育商或智商评估

D. 社会适应性评估

E. 听力评估

4. 关于 ASD 的治疗，以下说法错误的是

A. ASD 治疗是综合治疗

B. 核心症状主要是行为干预

C. 共患病有相应药物

D. 家庭干预是治疗的重要组成部分

E. 精神类药物不能使用

5. 关于高功能 ASD，以下说法错误的是

A. 属于 ASD

B. 存在社会交流能力缺损

C. 狭隘兴趣、重复刻板行为是核心症状

D. 药物作为主要治疗手段

6. 关于高功能 ASD 的诊断工具，以下说法正确的是

A. 只可以用 ADOS-2

B. 只可以用 ADI-R

C. 不可以用 WISC-Ⅳ评估智力水平

D. 只有阿斯伯格综合征(和高功能ASD)诊断访谈是专门针对阿斯伯格综合征和高功能ASD

二、多项选择题

1. ASD病史采集重点有

A. ASD核心症状:社交障碍和重复刻板行为

B. 智能发育水平

C. 围产期高危因素

D. 既往神经系统病史

E. 精神、神经发育异常家族史

2. ASD社交障碍包括

A. 社会情感互动缺陷

B. 用于社交的非言语交流行为缺陷

C. 发展、维持和理解关系缺陷

D. 语言障碍

E. 听力障碍

3. 高功能ASD描述正确的是

A. 智力水平高于70

B. 高功能ASD并不是DSM和ICD中使用的专业术语

C. 在临床实践和研究中被广泛使用

D. 属于ASD

E. 不存在社交障碍

4. 高功能ASD的治疗包括

A. 治疗以康复训练为主

B. 干预方案主要是针对其社交技能训练

C. 不同于ASD

D. 可考虑药物干预

E. 可以使用PEERS

三、病例分析题

1. 患儿，男，3岁11个月，一直说话少。

1岁8个月说话，现有需求时可表达3~4字短句，吐词不清，主动语言少，部分听指令，被叫名字有时给予回应，示指指物、点头、摇头示意少，现上幼儿园，规则意识差，常在教室乱跑，不喜与同龄儿玩耍。喜欢盯着霓虹灯看，喜欢坐车，喜欢反复转车轮、转风车，认识各种车型和车标。1岁6个月会走，现双足跳，不能单足跳，会逐页翻书，不能画圆，不能区分颜色，不能自己穿衣。

体检：头围54.5cm，目光对视偏短暂，有一些互动和共同注意。

问题：如何进行诊断及鉴别诊断？

2. 患儿，男，11岁，与同学交流困难。

1岁2个月会讲话，小学四年级在读，平时喜欢阅读机械类书籍，常与同学讨论机械装备的制作过程，不在乎对方是否感兴趣，难以打断。同学感到与其交流困难。

精神功能检查：意识清，定向力完整，接触主动，检查合作，在诊室内滔滔不绝地讲述机械装备制作过程。

辅助检查：WISC-Ⅳ: 82

问题：如何进行诊断及干预？

参考文献

[1] MAENNER M J, WARREN Z, WILLIAMS A R, et al. Prevalence and characteristics of autism spectrum disorder among children aged 8 years-Autism and developmental disabilities monitoring network, 11 sites, United States, 2020. MMWR Surveillance summaries, 2023, 72

(2): 1-14.
[2] LORD C, CHARMAN T, HAVDAHL A, et al. The lancet commission on the future of care and clinical research in autism. Lancet, 2022, 399 (10321): 271-334.
[3] ZHOU H, XU X, YAN W, et al. Prevalence of autism spectrum disorder in China: a nationwide multi-center population-based study among children aged 6 to 12 Years. Neurosci Bull, 2020, 36 (9): 961-971.
[4] FUENTES J, HERVÁS A, HOWLIN P. ESCAP practice guidance for autism: a summary of evidence-based recommendations for diagnosis and treatment. Eur Child Adolesc Psychiatry, 2021, 30 (6): 961-984.
[5] HYMAN S L, LEVY S E, MYERS S M. Identification, evaluation, and management of children with autism spectrum disorder. Pediatrics, 2020, 145 (1): e20193447.
[6] ALVARES G A, BEBBINGTON K, CLEARY D, et al. The misnomer of 'high functioning autism': intelligence is an imprecise predictor of functional abilities at diagnosis. Autism, 2020, 24 (1): 221-232.
[7] SHARMA S R, GONDA X, TARAZI F I. Autism spectrum disorder: classification, diagnosis and therapy. Pharmacol Ther, 2018, 190: 91-104.
[8] HOFVANDER B, DELORME R, CHASTE P, et al. Psychiatric and psychosocial problems in adults with normal-intelligence autism spectrum disorders. BMC Psychiatry, 2009, 9: 35.
[9] MIRZAEI S S, PAKDAMAN S, ALIZADEH E, et al. A systematic review of program circumstances in training social skills to adolescents with high-functioning autism. Int J Dev Disabil, 2020, 68 (3): 237-246.
[10] AMADORI S, BARBUTI M, PERUGI G. Pharmacotherapy for bipolar disorder in adults with high-functioning autism. Expert Opin Pharmacother, 2022, 23 (15): 1753-1760.

第十二章　注意缺陷多动障碍

一、概述

注意缺陷多动障碍(attention deficit hyperactivity disorder, ADHD)是一种常见的慢性神经发育障碍,起病于童年期,影响可延续至成年,其主要特征是与发育水平不相称的注意缺陷和/或多动冲动。全球儿童发病率约为7.2%。60%~80%ADHD可持续至青少年期,50.9%延续为成人ADHD,约65%的患儿存在一种或多种共患病。ADHD不仅损害学习功能,还存在其他多方面、涉及生命全周期的损害,甚至影响成人期精神与心理健康。早期识别、诊断和规范治疗可显著改善预后。

二、诊断标准

1. 诊断标准　12岁以前即持续出现注意缺陷和/或多动、冲动相关症状(各6项及以上)至少6个月、程度与发育水平不一致的患儿需考虑ADHD。强调患儿核心症状存在于两个或以上场合(如在学校、家中、诊室等),在社交、学业等功能上存在明显的损害,且不能用其他精神障碍或神经系统疾病进行解释。

2. 分度

(1)轻度:存在非常少的临床症状,且导致轻微的社交或学业等功能损害。

(2)中度：症状或功能损害介于轻度、重度之间。

(3)重度：存在非常多的临床症状，或存在若干特别严重的症状，或导致明显的社交或学业等功能损害。

三、诊断思路

存在ADHD核心症状，且伴单一或多个功能损害（如学业、社会功能等）的18岁以下儿童应尽早启动筛查和评估，在全面临床访谈和心理社会评估基础上进行诊断（图12-1）。应谨慎诊断6岁以下儿童ADHD，筛查阳性者可列为监测对象，并进行监测、随访。

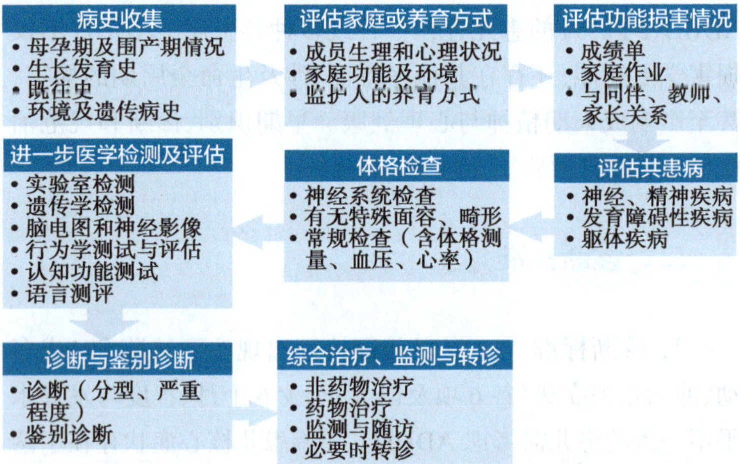

图12-1　ADHD筛查、诊断、治疗及管理流程

1. 病史采集　除围绕ADHD主要临床表现、病程、共患病、社会功能和影响因素采集病史以外，还需特别注意以下问题：收集全面的发育史和可能存在的精神障碍史、访谈并观察家长和儿童（包括精神状态评估、行为观察），重视教师

提供的在校信息，结合儿童临床评估和实验室检查结果综合判断。

(1) 当父母或养育人采集相关信息时，应注意核心症状出现的多个场合（如家庭及托幼机构 / 学校等）、与发育年龄的匹配性，以及是否存在功能损伤和严重程度。

(2) 从学校采集相关信息时，应注意囊括核心症状及强度、功能损伤程度、共患病情况等，了解儿童的学习成绩。可通过书信和 / 或电话及教师问卷等获取以上信息。

2. 临床评估 诊断及治疗前可采用筛查量表或诊断性工具进行评估，治疗后可采用疗效评估问卷、不良反应问卷等进行评估。儿科临床常用的临床评估工具见表 12-1。

表 12-1 儿科临床常用 ADHD 评估工具

类型	工具名称	地位及主要评估内容
症状和 / 或共患病评定工具	ADHD 诊断量表父母版	为主观问卷、筛查性评估工具。内容涉及注意力缺陷、多动 - 冲动核心症状共 18 个条目，用于 ADHD 症状评定
	Vanderbilt 父母及教师评定量表	为主观问卷、筛查性评估工具。分为父母量表及教师量表（均包括首诊、复诊问卷），内容涉及注意力缺陷、多动 - 冲动、对立违抗障碍、品行障碍、焦虑 / 抑郁以及学习问题 6 个方面
	SNAP- Ⅳ父母及教师评定量表	为主观问卷、筛查性评估工具。分为父母量表及教师量表
	Conners 量表	为主观问卷、筛查性评估工具。分为父母量表、教师量表及简明症状量表，内容涉及注意力缺陷、多动 - 冲动和品行问题 3 个方面

续表

类型	工具名称	地位及主要评估内容
功能损害评定工具	QCD 问卷	为主观问卷、筛查性评估工具。内容涉及清晨或上学前、学校、放学后、夜晚、总体行为共 6 个方面，用于 ADHD 社会功能评定
执行功能评估工具	注意缺陷多动障碍执行功能诊断性评估系统	为客观评定的诊断性评估工具。目前的 1.0 版本适用于 6 岁至成人。由冷执行功能、热执行功能测试等共 13 个测试模块组成。其中，冷执行功能包括抑制控制、冲突控制、选择性注意、持续性注意、认知灵活性和工作记忆模块
	BRIEF 量表	为主观问卷、筛查性评估工具。评估成人、青少年及学龄前儿童的执行功能
认知功能评估工具	学龄前儿童能力筛查（50 项儿童智能筛查）	为筛查性评估工具。适用于 3 岁 10 个月 ~ 7 岁 3 个月儿童，用于测验学龄前儿童综合能力
	瑞文测验联合型	为筛查性评估工具。适用于 5~75 岁人群，是一种非文字的智力测验，用于测验个人的观察能力及清晰思维能力
	绘人试验	为筛查性评估工具。适用于 5~12 岁儿童，与其他智能测试的相关系数在 0.5 以上，与推理、空间概念、感知能力的相关性更显著
	图片词汇测验	为筛查性评估工具。适用于 4~9 岁儿童（包括语言或运动障碍者）。可测试儿童视觉、听觉、知识、语言词汇、推理、综合分析、注意力、记忆力等
	Gesell 发育量表	为诊断性发育水平评估工具。适用于 1 月龄至 6 岁儿童。测试内容包括适应性行为、大动作、精细动作、语言和个人 - 社会性行为

续表

类型	工具名称	地位及主要评估内容
认知功能评估工具	韦氏学前及初小儿童智力量表	为诊断性智力评估工具。适用于4~6.5岁儿童。通过对儿童言语智商、操作智商、总智商以及各种能力的测定评价儿童智力水平
	韦氏儿童智力量表	为诊断性智力评估工具。适用于6~16岁儿童。通过对儿童言语智商、操作智商、总智商以及各种能力的测定评价儿童智力水平
行为测试	婴儿-初中生社会生活能力量表	可评定儿童社会生活能力。适用于6月龄~15岁儿童。用于智力障碍诊断与分级的综合评估。内容涵盖：独立生活能力、适应能力、作业能力、交往能力、参加集体活动、自我管理

四、鉴别诊断

活动水平高的正常儿童、生活中特殊变化影响或某些疾病早期均可出现注意缺陷、多动或冲动症状，需注意与ADHD鉴别（表12-2）。

表12-2　ADHD鉴别诊断相关内容

类型	需鉴别的内容	鉴别点
家庭或社会环境问题	虐待、忽视、父母关系不和谐或离婚、家庭经济压力、搬迁、新学校、家庭成员患病等	相关因素撤离后，患儿ADHD样症状出现明显缓解。病史询问中，应注意是否存在相关影响因素

续表

类型	需鉴别的内容	鉴别点
医学相关的基础问题	听力损害、视觉损害、遗传性疾病(如脆性X综合征、Turner综合征、神经纤维瘤等)、阻塞性睡眠呼吸暂停、变应性鼻炎、药物不良反应等	患儿听力或视力测试异常,或存在相应体征,如:厚唇、耳大、睾丸大(鉴别脆性X综合征),颈蹼、乳距宽、肘外翻(鉴别Turner综合征),超过3处直径>0.5cm的咖啡牛奶斑(鉴别神经纤维瘤),打鼾、睡眠呼吸暂停、日间困倦(鉴别阻塞性睡眠呼吸暂停)等。病史询问及查体中应注意鉴别
神经及发育障碍性疾病	脑性瘫痪、抽动障碍、癫痫、肾上腺脑白质营养不良等	患儿存在严重运动障碍、不自主的一小群肌肉抽动或发出声音、癫痫发作表现,或进行性视听觉及认知功能倒退。病史询问及查体时应注意鉴别
精神心理疾病	早期精神分裂症、儿童双相障碍、抑郁障碍、焦虑障碍等	患儿出现个人意识、感知觉、情绪、行为方面出现扭曲(鉴别精神分裂症),情绪亢奋与低落交替出现(鉴别双相障碍),显著而持久的情绪低落(鉴别抑郁障碍),或强烈、过度和持续的担忧和恐惧(鉴别焦虑障碍)。病史询问及行为观察中应注意鉴别

五、共患病

超过65%的ADHD儿童同时共患其他发育障碍、精神心理障碍或躯体疾病。在诊疗中,特别需要注意儿科共患病的诊疗(表12-3),需要明确主次,以制订不同的治疗及管理方案。

表 12-3 ADHD 儿童常见共患病及特点

共患病	特点
睡眠问题与睡眠障碍	①共患率高； ②睡眠问题：主要表现为就寝抵抗、睡眠启动障碍、夜醒、晨醒困难、日间思睡等； ③睡眠障碍：主要表现为不宁腿综合征、周期性肢体运动障碍和阻塞性睡眠呼吸暂停等
语言障碍	多见于 ADHD 混合型和多动冲动为主型的患儿，且共患语言障碍的 ADHD 患儿表现出的学习能力更低
特定学习障碍	ADHD 患儿共患阅读障碍比例较高，多见于 ADHD 注意缺陷为主型和混合型的患儿
抽动障碍	①约 50% 抽动障碍共患 ADHD； ②抽动障碍患者的社会功能损害程度通常由 ADHD 决定，因此，药物治疗 ADHD 比控制抽动更重要，但抽动也是治疗目标之一
遗尿症	共患遗尿症的 ADHD 治疗更困难、依从性相对较低，在治疗 ADHD 的同时，必须兼顾遗尿症的评估和治疗
破坏性行为障碍	更容易与混合型 ADHD 共患，主要包括对立违抗障碍和品行障碍
孤独症谱系障碍	需针对患儿具体情况制订个体化治疗及干预、管理方案
其他	全面发育迟缓、发育性运动协调障碍、社交障碍、儿童失神癫痫、心境障碍与焦虑障碍等

六、治疗

（一）ADHD 的治疗要点

根据总体原则和个体情况设定治疗目标、制订长期治疗计划，定期随访、评估，监控治疗效果和不良反应，按照慢性病管理策略进行管理。若疗效未达预期，应评估诊断和治疗是否正确、依从性如何，以及是否存在共患病等情况。此外，应强调均衡饮食、良好营养和定期运动对ADHD儿童的重要性。在诊疗及随访的过程中，医务人员、家庭和学校需密切合作，达到治疗目标。

（二）ADHD的治疗目标

缓解核心症状，最大限度改善功能损害，提高生活、学习和社交能力。需要注意的是，对复杂ADHD的治疗应该聚焦关键功能的损害，并以改善长期结局为目标，而不仅是改善ADHD当前的核心症状。

（三）ADHD的治疗原则

4~6岁ADHD儿童首选非药物治疗。6岁以后采用药物治疗和非药物治疗相结合的综合治疗，以帮助患儿以较低用药剂量达到最佳疗效。

若4岁以下儿童存在ADHD样症状，且合并实质性功能损害，建议推荐其父母接受父母行为管理培训（parent training in behavior management，PTBM）。

（四）ADHD的治疗方案

ADHD治疗中应该注意全方位、多模态治疗手段相结合，根据患儿具体情况制订个性化的综合干预治疗的方案。治疗方案应当是儿童/青少年、父母/监护人和临床医生共同决策的结果，且必须整合临床医生的判断以及其他参与诊疗的专业人员（如教育工作者）的专业判断等信息，实现基于多渠道、多场景信息的跨专业联合决策。针对复杂的ADHD儿童，治疗中还需要多专业跨学科整合，必要时由儿童神经学、儿童精神病学、心理学、发育行为、儿童保健医生和教师等人员参与。

1. 非药物治疗 包括心理教育、社会心理行为治疗、特殊教育和功能训练。心理教育指对家长和教师进行有关ADHD

的知识教育，是治疗的前提。社会心理行为治疗（如执行功能训练等）指运用行为学技术和心理学原理帮助患儿逐步达到目标行为，是儿童 ADHD 治疗的基石，应在治疗过程中全程开展，以改善和提升患儿的学业技能、人际交往技能、家庭关系及促进成长的环境因素，进而达到改善 ADHD 患儿长期结局的目标。

ADHD 儿童常用的行为学技术包括正性强化法、暂时隔离法、消退法、示范法。治疗方法主要为行为治疗、认知行为治疗、应用行为分析、社会生活技能训练。如果存在家庭问题，则可同时进行家庭治疗。

近年来还出现了一些新的治疗方法（如数字疗法、运动疗法、肠道菌群干预等），需进一步完善并提出充分的循证医学证据，便于临床推广。

2. 药物治疗 非药物治疗效果不佳，或 ADHD 程度为中、重度的患儿建议药物治疗。用药前应评估患儿的用药史、药物禁忌、基线年龄别身高及体重、心血管情况。若药物治疗可能影响 Q-T 间期，还需进行心电图检查。此外，有先天性心脏病史或心脏手术史、一级亲属 40 岁以下猝死家族史、劳累时异于同龄儿的呼吸急促或晕厥、心悸、心律失常以及有心源性胸痛病史的患儿，用药前应参考心脏专科专家的意见。

ADHD 治疗药物以中枢兴奋剂和非中枢兴奋剂为主（表 12-4），注意逐步增加剂量以达到最佳剂量；此外，根据病情还可选择抗抑郁药、抗精神病药等作为辅助治疗。治疗期间除随访疗效以外，还需随访药物副作用、定期监测体格生长指标、心率、血压等。症状完全缓解 1 年以上可考虑减量及停药。6 岁以下儿童原则上不推荐药物治疗，仅在症状造成多方面显著不良的影响时才建议谨慎选择药物治疗。

(1) 中枢兴奋剂：常用中枢兴奋剂有哌甲酯和安非他明。我国目前仅有哌甲酯类制剂，为一线治疗药物。

表 12-4 部分常用 ADHD 治疗药物

药品名	初始剂量及滴定	用药频率	起效时间	持续时间	每日最大剂量
盐酸哌甲酯缓释剂	18mg	每日 1 次	20~60 分钟	12 小时	54mg（<13 岁）；72mg（≥13 岁）
盐酸哌甲酯普通剂型	5mg	每日 2~3 次	20~60 分钟	3~5 小时	60mg
盐酸托莫西汀	体重<70kg 患儿，初始剂量 0.5mg/(kg·d)，至少 3 天后增加剂量至 1.2mg/(kg·d)，2~4 周后未达到最佳反应者可调整至 1.4mg/(kg·d) 或 100mg/d（最大剂量 100mg/d）；体重≥70kg 患儿，自 40mg/d 开始逐步滴定剂量至 80mg/d，2~4 周后未达到最佳反应者可调整至 100mg/d	每日 1~2 次	1~2 周	至少 10~12 小时	1.4mg/kg

(2)非中枢兴奋剂：包括选择性去甲肾上腺素再摄取抑制剂和 α_2 肾上腺素能受体激动剂两大类。选择性去甲肾上腺素再摄取抑制剂如盐酸托莫西汀，也为一线治疗药物。α_2 肾上腺素能受体激动剂包括可乐定、胍法辛等。

（五）分级诊疗

轻度 ADHD 患者可由接受过 ADHD 诊疗培训的基层儿童保健医生或全科医生进行初步评估和一般性干预(如行为治疗)；中、重度 ADHD 患者需要进行专科诊疗。应实现各级医疗机构分层诊疗、双向转诊并合作完成随访、监测和管理，以达到治疗目标(表 12-5)。

表 12-5 ADHD 的分级诊疗及转诊

<table>
<tr><th colspan="2">医疗机构</th><th>分级诊疗及转诊</th></tr>
<tr><td colspan="2">一级医疗机构</td><td>• 高危儿童筛查及早期识别
• 开展学校、家庭、社区宣教
• 向上一级转诊</td></tr>
<tr><td colspan="2">二级医疗机构</td><td>• 筛查及早期识别
• 初步诊断
• 治疗、随访及慢病管理
• 疗效不佳的单纯 ADHD 患儿、合并共病的 ADHD 患儿向上一级医疗机构转诊</td></tr>
<tr><td rowspan="2">三级医疗机构</td><td>发育行为儿科、儿童神经内科及儿童保健科</td><td>• 进一步筛查、筛查共病
• 治疗、随访及管理下级医院转诊患儿，管理不合并心理、精神疾病共病患儿
• 治疗稳定的单纯 ADHD 患儿，向下一级医院转诊并定期随访及管理
• 发现心理、精神疾病共病患儿，向儿童心理科、儿童精神科转诊</td></tr>
<tr><td>儿童心理科、儿童精神科</td><td>• 治疗、随访及管理下级医院或专科转诊患儿
• 治疗稳定、心理及精神疾患痊愈的患儿，向下一级医院转诊并定期随访及管理</td></tr>
</table>

此外，需要特别注意的是：①明确共患精神心理疾病的 ADHD 患儿，需转诊至儿童精神科或儿童心理科进行专科治疗；②需要与早期儿童精神分裂症和儿童双相障碍等精神障碍鉴别的患者，应立即转诊至儿童精神科进一步诊治。

七、预后

ADHD 起病于儿童时期，随着年龄增长，神经系统发育逐渐完善，15%~30% 的患儿 ADHD 的临床症状在成年期之前可得到缓解，能够较好地适应社会生活。50%~60% 的患儿在成年后存在注意力不集中、冲动症状，而且社会功能问题会更加明显，社会适应能力差，例如人际交往差、学习工作困难、冲动、易激惹等。另外，10%~15% 的 ADHD 患儿成年期患精神障碍的危险性增加，包括反社会型人格障碍、成瘾性障碍、情感障碍和焦虑障碍等，其中以情感障碍和焦虑障碍最为常见。影响预后的因素包括遗传、智商、儿童期 ADHD 的严重程度、共患品行障碍和对立违抗障碍等、家庭环境、治疗情况等。早期识别、早期诊断和科学治疗有助于改善 ADHD 患儿的预后。

八、病例解析

患儿，男，9 岁 4 个月。以注意力不集中、多动为主诉就诊。

自幼有多动、似听非听症状，6 岁上小学，现上小学三年级，上课容易走神，能集中注意力 2~3 分钟，小动作多、话多，干扰同学，排队时无法耐心等待。粗心大意，做作业拖拉需要家长辅导，生活丢三落四。成绩中等水平。老师批评多，不服从管教，与老师、家长关系欠佳，与同学关系可。否认阅读困难、书写表达困难及数学学习困难。否认重复刻板行为及狭隘兴趣，无肢体及发声抽动，无遗尿、遗粪，无惊厥发作，否认听力视力障碍，否认心境低落。否认入睡抵抗、入睡困难、频繁夜醒、梦魇等。出生及孕产史、生长发育史、既往史和家族史无特殊。单亲家庭，父亲、奶奶养育为主，父亲较严厉，权威型养育方式。父亲接触患儿多为批评、说教。

查体：神志清楚，未见特殊面容，对答切题，认知水平与同龄儿相符。在诊室小动作多，坐不住，冲动，随意离开座位。心肺腹无明显异常。神经系统查体未见异常。

（一）接诊该患儿，首先应考虑什么疾病？

患儿因“注意力不集中、多动”就诊，学龄期儿童，自幼起病，注意力不集中，有冲动及多动表现，同学、老师关系及学业均受影响，发生于家庭及学校 2 个场所，应首先考虑 ADHD。

（二）为明确诊断，需要完善哪些评估？

对于 ADHD 儿童，应完成症状和 / 或共患病评定（如 ADHD 诊断量表父母版、Vanderbilt 父母及教师评定量表或 SNAP- Ⅳ父母及教师评定量表、Conners 量表或 CBCL 量表）、功能损害评定（如 QCD 问卷或 Weiss 功能缺陷评定量表）、执行功能评估、认知功能评估（如韦氏智力测试）等。

（三）该患儿的诊断和诊断依据是什么？

患儿发育进程无明显落后，无社交障碍、重复刻板行为及狭隘兴趣，无抽动，无惊厥发作，无听力视力障碍，无心境低落，睡眠好；权威型养育方式，父亲对其批评、说教多；临床行为观察及访谈发现患儿有多动、冲动表现，认知水平与同龄儿相符。ADHD 诊断量表父母版、Vanderbilt 父母及教师评定量表、CBCL 量表、QCD 问卷、执行功能评估结果均支持 ADHD 诊断，韦氏智力测试结果正常。故诊断为 ADHD。

(四) 该患儿的病因是什么? 需要完善哪些实验室检查?

ADHD 受遗传、环境综合因素影响，遗传相关度高，部分营养素缺乏也可加重 ADHD 样症状。进一步可行铁蛋白、维生素 D 等营养素检测，对缺乏的患儿需积极干预，对有慢性消化道疾病或其他影响营养素摄入及吸收的患儿需重点关注。若治疗效果欠佳，需进一步进行其他共患病检测及遗传学检测，必要时可行精神心理障碍评估，进一步明确病因、调整治疗方案。

(五) 该患儿应该如何治疗?

首选社会心理行为干预，如执行功能训练。根据患儿治疗反应或严重程度考虑启动药物治疗。药物治疗过程中，需坚持定期随访及评估，及时调整治疗方案。青春期患儿应参与治疗方案制订并重视其治疗反馈和治疗相关诉求。

(六) 该患儿如何随访?

仅给予非药物干预的患儿，每 3~6 个月随访一次，以观察干预疗效和病情变化，调整训练方案。给予药物干预的患儿，首次药物治疗后的第 1、3、6、9、12 个月随访，待规范治疗 1 年、治疗方案及疗效稳定后，每 3~6 个月(可以一个学期为单位）随访一次。调整剂量或换药后的患儿，按照新患者随访要求重新启动规律随访。

（陈　立）

自我测试

一、单项选择题

1. ADHD 的核心认知损害是

A. 注意缺陷　　B. 多动冲动

C. 学习困难　　D. 执行功能损害

E. 社交困难

2. 8 岁儿童，疑诊 ADHD，下列检查组合最适合的是

A. ADHD 诊断量表父母版、Vanderbilt 父母及教师评定量表、CBCL 量表、QCD 问卷、执行功能评估、韦氏智力测试

B. ADHD 诊断量表父母版、Vanderbilt 父母及教师评定量表、头颅 CT、胸部 X 线平扫、执行功能评估、韦氏智力测试

C. ADHD 诊断量表父母版、Vanderbilt 父母及教师评定量表、头颅 CT、胸部 X 线平扫、心电图、韦氏智力测试

D. ADHD 诊断量表父母版、Vanderbilt 父母及教师评定量表、CBCL 量表、Weiss 问卷、执行功能评估、Gesell 测试

E. ADHD 诊断量表父母版、Vanderbilt 父母及教师评定量表、头颅 CT、胸部 X 线平扫、心电图、Gesell 测试

3. ADHD 患儿治疗的基础是

A. 脑电生物反馈　　B. 感觉统合训练

C. 药物治疗　　D. 社会心理行为治疗

E. 针灸

4. ADHD 患儿出现下述情况需转诊至精神科

A. 语言障碍　　B. 抽动障碍

C. 智力障碍　　D. 情绪障碍

E. 特定学习障碍

二、多项选择题

1. ADHD 诊断中,需注意鉴别诊断的疾病有

A. 视觉障碍

B. 听觉障碍

C. 脆性 X 综合征

D. 儿童精神分裂症

E. 双相障碍

2. 儿科常用的 ADHD 治疗药物有

A. 中枢兴奋剂

B. 选择性去甲肾上腺素再摄取抑制剂

C. α_2 肾上腺素能受体激动剂

D. 麻醉药品

E. 抗癫痫药物

三、病例分析题

患儿,女,11 岁 1 个月。以注意力不集中为主诉就诊。

小学一年级开始发现注意力不集中。6 岁 3 个月上小学,现上小学五年级。粗心大意,作业拖拉,生活丢三落四。成绩中下等水平。与老师、家长、同学关系可,否认冲动、

多动。自小学入学开始即发现阅读困难、汉字听写困难、标点符号使用困难、镜像书写，且随年龄增长症状无缓解。否认数理学习困难，但理解数学应用题题干困难。否认重复刻板行为及狭隘兴趣，无肢体及发声抽动，无遗尿、遗粪，无惊厥发作，否认听力视力障碍。睡眠可。出生及孕产史、生长发育史、既往史和家族史无特殊。父母养育，家庭关系和谐。

查体：神志清楚、安静，未见特殊面容，对答切题，认知水平与同龄儿相符。心肺腹无明显异常。神经系统查体未见异常。

问题：如何进行诊断及鉴别诊断？

参考文献

[1] 中华医学会儿科学分会发育行为学组. 注意缺陷多动障碍早期识别、规范诊断和治疗的儿科专家共识. 中华儿科杂志, 2020, 58 (3): 188-193.

[2] WOLRAICH M L, HAGAN J F JR, ALLAN C, et al. Clinical practice guideline for the diagnosis, evaluation, and treatment of attention-deficit/hyperactivity disorder in children and adolescents. Pediatrics, 2019, 144 (4): e20192528.

[3] BARBARESI W J, CAMPBELL L, DIEKROGER E A, et al. Society for developmental and behavioral pediatrics clinical practice guideline for the assessment and treatment of children and adolescents with complex attention-deficit/hyperactivity disorder. J Dev Behav Pediatr, 2020, 41 Suppl 2S: S35-S57.

[4] 金星明, 李廷玉, 陈立, 等. 美国发育行为儿科学会儿童及青少年复杂注意缺陷多动障碍评估和治疗的临床实践指南解读. 中华儿科杂志, 2021, 59 (11): 912-915.

[5] FARAONE S V, BANASCHEWSKI T, COGHILL D, et al. The world

federation of ADHD international consensus statement: 208 evidence-based conclusions about the disorder. Neurosci Biobehav Rev, 2021, 128: 789-818.
[6] 郑毅, 刘靖. 中国注意缺陷多动障碍防治指南. 2 版. 北京: 中华医学电子音像出版社, 2015.

federation of ADHD international consensus statement: 208 evidence-based conclusions about the disorder. Neurosci Biobehav Rev, 2021, 128: 789-818.
[6] 郑毅, 刘靖. 中国注意缺陷多动障碍防治指南. 2 版. 北京: 中华医学电子音像出版社, 2015.

第十三章　发育性学习障碍

一、概述

发育性学习障碍(developmental learning disorder,DLD)是一种具有生物学起源的神经发育障碍,也称狭义的学习困难。其特征是在学习学业技能(包括阅读、书写或算术)方面存在明显而持续的困难,学习成绩明显低于其实际年龄和智力功能所预期的水平。广义的学习困难(learning difficulty)是包括智力发育障碍等所有疾病引起的学习问题,同时也包括由于缺乏适当的教育机会、情感问题或环境经验不足等外界因素而导致的学业问题。DLD的患病率估计为5%~15%,成人约为4%,男女比例约为(1.5~3)∶1,其中阅读障碍约占80%。

二、诊断标准

1. ICD-11 DLD的诊断标准见表13-1。

表13-1　ICD-11 DLD的诊断标准

1. 在阅读、书写或算术相关学业技能方面存在明显缺陷,导致其相关技能显著低于个体实际年龄和智力功能所预期的水平。即使在相关学业领域给予适当指导,仍表现出学习困难。这些困难可能仅局限于某个特定方面(如无法掌握基本的计算,或准确、流利地解码单个单词),或同时影响阅读、书写和算术在内的多个方面。在理想的情况下,学习能力不足可以采用合适的常模和标准化测试进行评估

续表

2. 这些障碍通常出现于学龄早期。但对某些个体来说，可能要到后期包括成年期，当学习要求超过其受限的能力时才被发现
3. 这些障碍无法用外界因素（如经济或不良环境或缺少教育机会）来解释
4. 学习困难并不能仅仅归因于其他疾病或障碍（如运动障碍或视力/听觉等感觉障碍）
5. 学习困难导致个体的学业、职业或其他重要方面的功能严重损害。个体只有通过付出巨大的额外努力，其功能才能得以继续维持

2. 学习障碍的标注 适用于描述评估时发现学业技能显著受损的情况，用标注来反映各类技能受损（表 13-2）。

表 13-2 ICD-11 DLD 的诊断标注

标注	受损领域
6A03.0 伴阅读障碍	学习困难表现为阅读技巧缺陷，例如：单词阅读的准确性、阅读的流畅性或阅读理解能力
6A03.1 伴数学障碍	学习困难表现为数学技巧缺陷，例如：数感、数字事实记忆，计算正确能力、计算流利能力或正确的数学推理能力
6A03.2 伴书写表达障碍	学习困难表现为书写技巧缺陷，例如：拼写的准确性、语法和标点的准确性，写作的组织性和连贯性
6A03.3 伴其他特定学习障碍	存在特定学业技能学习或表现显著受损，但不符合其他任何一种分类标准

三、诊断思路

DLD 是基于临床表现、发育水平、受教育水平和家族史等多方面综合评估后做出的临床诊断(图 13-1)。

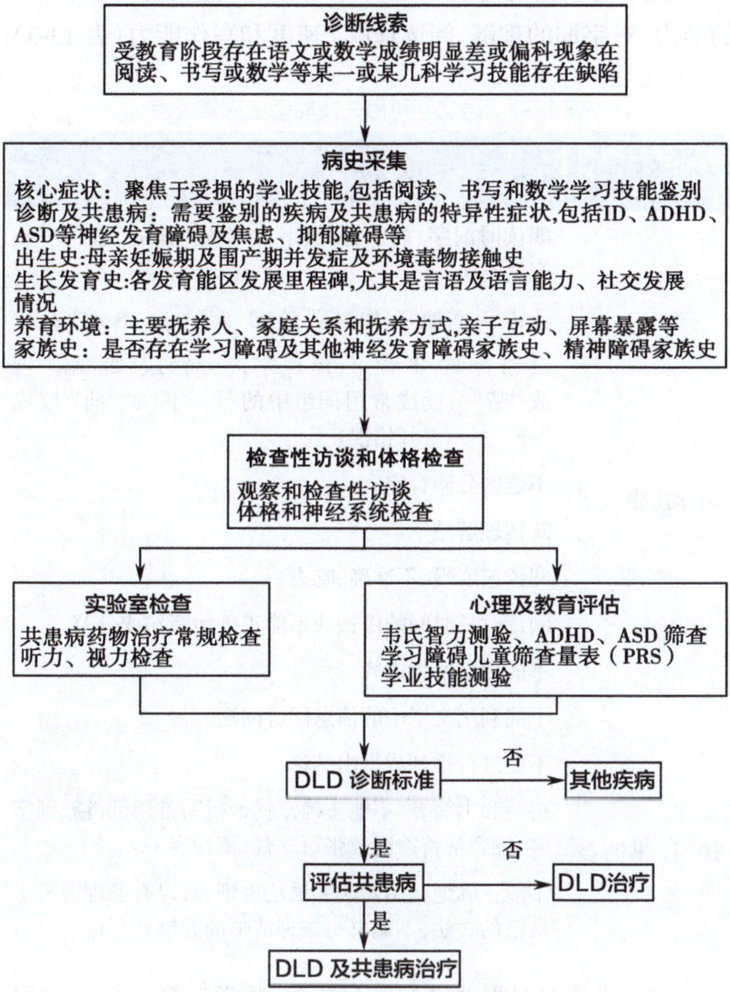

图 13-1　DLD 临床诊断思路

（一）病史采集

1. 现病史　现病史中主要症状访谈聚焦于成绩差的学

科(例如语文或数学)的学习技能。

语文成绩差时需要了解与年级相应的读、拼写拼音/字的能力,对字词的理解、阅读理解/速度和写作能力(表13-3)。

表13-3 语文学科相关技能病史采集要点

语文学科相关技能	
阅读技能	朗读时漏字、加字、读错字(如"左"读成"在"——视觉错误)
	读错字、替换字(如"瓶"读成"碗"——语义错误)
	读错音调、多音字、形声字声旁错误(如"晴"读成"睛"),读成常用词组中的另一字(如"仙"读成"神"——选择错误)
	不能区分同音字
	阅读理解差
	阅读速度慢、不准确、吃力
	阅读时长时间的停顿或不能正确地断句或分节
	不能回忆所读内容
	不能利用文章中的信息回答问题
	不能进行推理或得出结论
拼写/书写技能	拼写和书写差,不能正确流畅地拼写常用词,错、别字多,偏旁部首遗漏或张冠李戴,镜像字
	不能正确地运用句法和语法规则、难以有条理地写下自己的想法,不能书写条理清晰的大纲和写作

数学成绩差时需要了解学习数数、数学运算、对数学词汇和数学概念理解的能力,数学逻辑推理和解决数学应用题目的能力(表13-4)。

表 13-4 数学学科相关技能病史采集要点

数学学科相关技能病史采集要点
难以记忆日期、电话号码
难以理解量的概念
难以对数和字母排序
学习数学运算、计数策略（例如每隔 2 进行计数）困难，难以快速完成简单的数学计算，忘记计算过程的进位或退位
口算、学习数学常识之外的数学概念困难
学习数学词汇和理解数学概念困难
数学函数、概念长期记忆差，当天可做数学题目，但第二天重做时不会
学习更高级的数学过程时难以形成思维图像或解决方程

现病史采集时需要特别注意如下几点。

（1）大部分 DLD 患儿因“学习成绩差”来就诊，对于语文数学成绩都差的儿童，首先需了解其认知能力及逻辑推理能力，其次由于 ADHD、ASD 是 DLD 的常见共患病，建议对所有怀疑 DLD 的儿童均进行相关排查。这些决定了病史采集及诊断的方向。

（2）病程、起病方式很重要。DLD 呈慢性病程，一般开始上学即出现某一学科的成绩差，或者成绩逐渐变差。一个各方面表现正常的儿童突然出现学习问题，首先要排除其他因素所致，对于青少年，要尤其注意焦虑、抑郁等情绪障碍或精神病性障碍所继发的学习问题。

（3）存在特定学习障碍的儿童在受损的学业学习（上课、做作业）时，会存在注意力不集中的表现，例如阅读受损的儿童可能在语文学习时由于阅读能力受损而存在注意力易分散的情况，在病史采集时应与原发的注意缺陷相鉴别。

（4）低年级儿童可能会存在明显偏科情况，存在阅读受损的儿童数学成绩可能正常，高年级时可能由于阅读能力受损而导致数学题目理解的困难。

(5)DLD在受影响的学业技能方面的表现远低于同年龄平均水平,表现为学习成绩明显低于同年龄水平或平均成绩,但某些儿童通过高水平的努力或支持(如延长考试时间),学业成绩可能影响不大。

(6)对于大部分个体而言,DLD在上学的早期阶段已然很明显了。然而,对于某些个体而言,DLD直到学习需求增加并且超出其有限能力的上学较晚阶段才完全表现出来。

2. 出生史 重点了解母亲妊娠期是否存在情绪问题、先兆流产、感染等,围产期是否存在疾病并发症及环境毒物接触史。

3. 生长发育史 重点了解各发育能区发展里程碑,尤其是言语及语言能力发展情况,是否存在语言发育迟缓、发音不清等问题,家庭语言暴露情况。早期阅读问题的一个主要起源表现在语言领域。学龄前言语或语言方面的延迟或障碍或认知功能(如语音意识、工作记忆、快速连续命名)损害,可预测以后的阅读和书面表达方面的特定学习障碍。

4. 生活史 需要了解主要抚养人、家庭关系和抚养方式。

5. 家族史 应着重了解是否存在智力发育、学习困难及其他神经发育障碍家族史、精神疾病家族史。大部分学习能力具有高度遗传性,估计遗传度>0.6。阅读障碍的遗传度可达50%或更高,尤其是语音阅读障碍。阅读障碍先证者的一级亲属患阅读障碍的概率约为40%。

(二)检查性访谈

主要针对儿童进行,宜采用适合儿童年龄的方式和语言。

观察了解儿童语言、认知水平、情绪、社会行为及运动异常等表现。了解儿童对自己学业问题的看法，包括对课程内容的理解、对学校的态度、同伴关系、与老师的关系、因为学习问题与父母的可能冲突等；了解儿童的内心体验，特别是情绪感受、想法和自尊。精神状况检查有助于鉴别诊断和共患病诊断，某些精神病性障碍早期可能以学业问题为首发表现，如精神分裂症；此外，学习障碍易共患焦虑、抑郁等精神障碍，尤其是青少年，访谈时需注意对共患病的访谈。

（三）体格检查

检查是否存在特殊面容、皮肤色素脱失或沉着，学习障碍常合并其他发育障碍；神经系统检查以排除神经性或感觉性障碍（例如儿童脑出血、脑创伤、脑炎）等。

（四）实验室检查

对于体检和神经系统检查发现的可疑问题进行相应检查，如视力损伤、听力损伤、脑电图等。对于共患病药物治疗时需要进行一般常规检查，包括血常规、肝功能、肾功能、甲状腺功能和心电图等。

（五）心理及教育评估

常规做韦氏儿童智力量表测量、ADHD 筛查、ASD 筛查、学习困难儿童筛查量表（Pupil Rating Scale Revised Screening for Learning Disabilities，PRS）及学业技能测验（表 13-5）。

表 13-5 DLD 中常用的心理及教育评估

评估	意义
韦氏儿童智力量表	通过韦氏儿童智力量表测量儿童的智力结构情况。DLD 儿童通常全量表智商≥85 分，言语理解指数明显低于知觉推理指数，相差甚至达 15 分；量表分词汇测验常<7 分；同时可能存在加工速度指数和工作记忆指数偏低
PRS	PRS 由言语和非语言 2 个类型评定表及 5 个行为区构成，分别是 A 区——听觉理解和记忆，B 区——语言，C 区——时间和方位判断，D 区——运动，E 区——社会行为。该量表的适用范围为 3~15 岁。量表总分<65 分者为 DLD 可疑儿童，其中 A 区和 B 区得分<20 者为言语型学习障碍，C、D 和 E 区得分<40 者为非言语型学习障碍。但 DLD 的诊断不能单纯依据本量表给出，诊断仍需按 ICD-11 DLD 的诊断标准进行
学业技能测验	进行标准化的阅读、数学、语言等学业成就测验，用以测量听力理解、言语表达、书写、阅读理解、计算和基本推理等方面的能力，包括语音意识、构词法意识、阅读理解、书面表达、数学能力等。在某一学科领域的一个或多个标准化测验或亚测验得分低（例如，最少低于同年龄人群均值的 1.5 个标准差，转换为标准分为 78 或更低，低于第 7 百分位数）是达到最大的诊断确定性所必需的。当来自临床评估、学业历史、学校报告或测验分数等较为集中的证据支持 DLD 时，可根据临床判断，使用更宽泛的阈值（例如，低于同年龄人群均值的 1.0~2.5 个标准差）。目前国内尚缺乏具有全国常模的中文版学业成就测验。临床上可通过深入分析语文及数学试卷的出错情况，例如听写或看拼音写汉字错误类型、阅读理解题目的完成情况及写作水平，数学计算错误、应用题目的解答情况，作为阅读书写可能存在缺陷的临床依据
ADHD、ASD 评估	为明确诊断及评估共患病情况，若儿童同时存在 ADHD 和/或 ASD 的可疑临床表现，需进行 ADHD、ASD 的相关评估。具体评估方法详见第十一、十二章。

四、鉴别诊断

常需与DLD鉴别的疾病或状况包括学业成绩的正常变异、智力发育障碍、躯体疾病所致的学习困难、注意缺陷多动障碍等（表13-6）。

表13-6　常见疾病鉴别要点

疾病或状况	鉴别要点
学业成绩的正常差异	由外部因素、非学业技能缺陷所致，例如缺乏教育机会、持续差的学习指导、在第二语言环境学习等
智力发育障碍	一般认知理解能力差，智力测验全量表智商<70分，社会适应能力低下
发育性语言障碍	在语言习得、理解、产生或使用方面存在缺陷，产生继发性学习困难，包括识字、阅读或书写困难，非原发性学业技能缺陷
ADHD	学业技能正常，成绩差主要是由注意缺陷所致
神经疾病或感觉障碍所致的学习困难	存在神经系统疾病或感觉障碍表现，如脑炎、创伤性脑损伤、听力/视力损害

五、共患病

DLD常共病严重的焦虑或焦虑障碍发作，与儿童、青少年和成人中自杀观念和自杀企图风险增高相关。约50%的DLD患者常常共病其他神经发育障碍（如ADHD、交流障碍、发育性协调障碍、ASD）或其他精神障碍（如焦虑障碍、抑郁和双相障碍）。约15%的阅读障碍者共病ADHD，约35%的ADHD共病阅读障碍。共病可能使测试和鉴别诊断更困难。

因为每一种共病都会独立地干扰包括学习在内的日常生活，所以临床上必须判断这些损害是否由DLD所致。早期的学习障碍可预测4~5年后精神障碍的发生。

六、治疗

DLD需进行综合治疗，终身管理。个体化教育计划(individual education plan，IEP)是有效干预的关键性要素，包括个体化、反馈和指导、持续评估、常规持续练习。

(一) 特殊教育

对于DLD儿童，除接受常规教学外，还需要特殊教育，包括特定技能教育、发展代偿性策略、发展自我支持技能、特殊适应性调适(appropriate accommodations)。对于症状较轻的儿童，可按常规教室设置，对教师进行治疗方法和材料的咨询。当每天中的一个或多时段所需要的特殊方法和材料较密集或对教室常规具有破坏性时，应设置特殊资源室。当症状严重或共患精神障碍需要实施密集干预时，应设置特殊教室。学校可进行适应性调整和修改以帮助学习障碍儿童，例如座位优先、给予作业和测验更多的时间、减少或改良作业、帮助做笔记、使用计算机书写、在单独安静的房间里完成测验、使用计算机额外辅助、拼写检查器等。最重要的是父母参与教育，家庭是理想的练习和强化场所。特殊教育必须有足够的强度和时间，以便产生持久的积极效果。

小学阶段矫治性教育在管理中起重要作用(例如对阅读障碍者以语音意识、词汇、理解等整合在教育计划中)；在年龄较长阶段(中学和大学)，教育策略从矫正转变为特殊适应性调整，如给予更多的阅读时间、允许使用手持式电脑或便携式电脑、磁带录音机和录音书。

(1)阅读障碍：采用系统、累积式、多感官的教育方式，整合听、说、读、写。教育内容强调语言结构，包括针对解码、流畅性训练、词汇和理解的特殊教育；学习书写系统如何表征语言中的声音系统，即把听、说与文字建立联系。学习汉字结构功能的意识，即了解组成字的各个部件所表达的语音、语义作用。通过分析字形结构，包括笔画、结构，比较形似字的关系，帮助儿童记忆字形，建立形与音的联系。借助词或句子的语境增强对字义的理解。阅读理解训练包括学习把材料进行视觉化和在段落结束时使用大纲和图解方式进行总结。流畅性训练涉及在独立阅读水平上反复进行引导式大量文本的口头阅读。

(2)书面表达障碍：掌握正确抓握、姿势和纸张放的位置；使用多感官技能学习汉字、形状和数字。对于规定时间的任务不评价整洁和拼写；推迟一段时间后做校对工作；帮助建立清单来组织工作：拼写、整洁、句法、语法、明确表达想法等；更关注书写独创性答案和想法。学习书写便条和在开始实际的写作前列出提纲。开始时把材料讲述出来，并录下来，写的时候把它们回放出来。逐渐减少录的比例，直至只进行思考和写作。

(3)数学障碍：根据强项和弱项，建立有效学习数学的策略。开始时，应明确数学错误的形式。使用具体的材料来阐明抽象的概念，鼓励儿童使用更具体的学习材料来理解和掌握概念。尝试不同的方法来学习数学事实，如不是仅记住乘法表，而是解释 $8\times2=16$；练习估计作为一种方法来开始解决数学问题；以具体的例子作为开始引入新的技能，之后转到更抽象的应用上。

（二）咨询及心理治疗

通过问题解决、社会支持、学习习惯、课外和业余活动到选择、教育或职业决策等咨询，可以最小化障碍并最大化潜力。对父母和其他重要的养育者进行关于学习障碍的知识教育，并提供父母支持、咨询和管理培训，有助于形成支持性家庭环境和一致的家庭、学校强化程序。成功治疗的一个重要原则是帮助父母和教师了解 DLD 和行为、情绪问题之间的联系。鼓励与学习障碍的其他家庭和儿童建立支持和自助团体。对同伴关系不良的情况提供社交技能培训。对于长期由学业不良导致的同伴问题和低自尊，可以考虑进行个体或团体心理治疗。

（三）药物治疗

目前尚无治疗 DLD 的药物，主要用于共患病治疗，如共病 ADHD、焦虑障碍。治疗时应注意药物对注意、记忆、学习的可能不良反应。

七、预后

DLD 可能持续终身，但其病程和临床表现多变，部分取决于环境对任务的要求、个体学习困难的范围和严重程度、个体的学习能力、共患病以及可利用的支持系统和干预手段等各方面的相互作用。阅读、数学和书面表达方面的缺陷通常会持续到青春期和成年期。DLD 早期识别和治疗很重要，8 岁前进行干预更有可能改善；一年级进行干预，可使其预计发生率从 12%~18% 降至 1.6%~6%；当干预延迟至三年级或 9 岁时，约 74% 的阅读困难将持续至高中。

DLD 对终身都有负性功能影响，包括学业成就低、高中辍学比例高、高等教育比例低，心理痛苦水平高，总体精神健康状况较差、失业，不充分就业比例较高及收入较低。DLD 终身都与自杀意念和自杀企图的高风险相关。高水平的社交情感支持预测更好的精神健康结局。

八、病例解析

患儿男，9 岁 4 个月，四年级，因“语文成绩差 3 年”就诊。

3 年前一年级下学期开始语文成绩差，在班级排名末位，学习拼音困难，识字差，阅读时常漏字、跳行，喜欢看绘本，写反字。现四年级，阅读速度慢、理解差，语文不及格，数学 70 多分。自幼儿园起活动多，外出喜欢跑跳，难以安静，多个老师反映上课注意力常难以集中，很少看老师，常东张西望、看其他同学在干什么，学习常粗心大意，做作业常发呆，喊一下做一下，非常拖拉，课堂试卷难以完成。情绪不稳定，不顺心时发脾气，大吼大叫、哭闹。喜欢与小朋友玩，班级中有几个要好的同学。

G_1P_1，母亲孕期及出生史无异常。11 个月走路，开始讲话较同龄儿童晚(具体不详)，幼儿园时语言表达能力与同龄儿童相当。生后由父母、爷爷奶奶一起养育，父母较严格，与家人互动可，屏幕暴露少。否认家族史。

体格检查无异常。

检查访谈：步入诊室，衣着整洁。接触交谈合作、切题，目光交流可，表情自然。活动增多，坐时扭动不安。注意力易分散，交谈中心不在焉。语音、语量适中，语速快、急切。诉“平时较开心”，情感反应协调。表示语文课如果没有插图听不懂，数学课能听懂，但不太专心。不喜欢学习。

（一）接诊该患儿，首先应考虑什么疾病？

患儿因“语文成绩差 3 年”就诊，存在语文偏科情况，在学习拼音、识字、阅读方面能力较差，而数学成绩三年级前无明显落后；幼儿园时语言表达同同龄儿童，11 个月走路发育里程碑无明显异常，无神经系统疾病及视听力损害的表现。同时伴有多动、注意缺陷和情绪控制差表现，应首先考虑特定学习障碍共病注意缺陷多动障碍。

（二）为明确诊断，需要完善哪些评估或实验室检查？

对于 DLD 诊断，应进行学业能力测验辅助临床诊断，同时进行智力测验以排除智力问题所致的学业不良。而对于注意缺陷多动障碍，根据 ADHD 诊断标准进行临床访谈尤为重要，同时进行 ADHD 相关的量表评定和注意力测验作为辅助。该患儿心理及教育评估结果如下：WISC-Ⅳ：总智商 89 分，言语理解指数 79 分，知觉推理指数 100 分，工作记忆 85 分，加工速度 102 分（言语理解指数低于知觉推理指数 21 分）；阅读能力测验：识字量、加工速度、语音意识、阅读流畅性方面存在缺陷；ADHD 评定量表：注意缺陷 20 分（中度异常），多动 - 冲动 14 分（轻度异常）；持续操作测验（CPT）：视觉注意中度障碍、听觉注意重度障碍（提示存在视觉和听觉持续注意缺陷）。

该患儿不存在视听力及神经系统方面的症状，无须进行实验室检查。但对于 ADHD 可进行药物治疗，并常规进行血液检查（如血常规、肝功能、肾功能）和 ECG（检查是否存在心律失常）检查。

（三）该患儿的诊断和诊断依据是什么？

该患儿语文成绩差，存在语文学习技能差的临床表现，如学习拼音、阅读理解能力差，阅读慢，在阅读能力测验中存在识字量、语音意识、阅读流畅性方面的缺陷，同时排除了视听力障碍、智力障碍等疾病，符合DSM-5中特定学习障碍的诊断，由于其缺陷集中于阅读领域，可分类为阅读障碍。对于ADHD诊断，符合相应的ICD-11中ADHD的诊断标准。

(四) 该患儿应该如何治疗?

对于DLD及共患的ADHD进行综合治疗：DLD以矫治性教育干预为主，ADHD按照ADHD治疗规范进行管理。

(五) 该患儿如何随访?

DLD呈慢性病程，需要按慢性病管理。该患儿每3个月需随访1次，除随访阅读能力和学习成绩变化外，同时随访可能新出现的共患疾病或状况，包括情绪问题、家庭关系等，DLD可由于学习问题继发养育问题。尤其注意生活周期的转折阶段，如小升初、初升高，可能出现新的适应问题。ADHD随访按照ADHD的要求进行。

(杨斌让)

自我测试

一、单项选择题

1. 关于DLD，以下错误的是

A. 阅读受损是最常见的类型

B. 由于智力缺陷所致

C. 学习成绩可通过高水平的努力或支持得到提高

D. 有可能在上学的较晚阶段才表现出来

2. 关于 DLD，以下错误的是

A. DLD 不属于学习困难

B. DLD 主要用于医学领域

C. 学习残障主要用于教育学、法学领域

D. 学习残障包括 DLD

3. 关于 DLD 病程，以下错误的是

A. 常起病于小学阶段

B. 可能持续终生

C. 学龄前可能存在语言发育问题

D. 症状不会首次出现在初中阶段

4. 关于 DLD 的治疗，以下错误的是

A. DLD 需综合治疗

B. 个体化教育是关键要素

C. 治疗包括共患病的治疗

D. 治疗不包括心理健康教育

二、多项选择题

1. DLD 学业技能缺陷表现有

A. 读字不准确或慢

B. 不能理解所读文章内容

C. 形似字或同音字书写常常出错

D. 书面表达困难

E. 对数学概念理解差

2. DLD 中“特定”的含义包括

A. 不能归因于智力障碍、全面发育迟缓等因素

B. 不能归因于一般的经济或环境等外部因素

C. 不能归因于神经系统疾病、运动障碍或听、视力障碍

D. 可能发生于某一个学校技能或领域

E. 一种特殊的学习障碍

三、病例分析题

患儿 10 岁，女，四年级，数学成绩差 3 年余。

一年级开始数学成绩差，班级倒数第一，渐下降至不及格。幼儿园学习数数困难，难以理解量的概念。学习加减法吃力，常常出现计算错误，忘记进位或退位，应用题目理解数学名词难。语文成绩逐渐下降。阅读理解能力可，喜欢看书。上学后上课常走神，一节课老师提醒 4~5 次，调到第一排注意力仍难以集中。学习很容易分心。写作业时粗心严重，容易忘事，日常生活常丢三落四，作业拖拉，1 小时作业要做 3~4 小时。情绪稳定。患儿系 G_4P_1，母亲孕期情绪不稳定，足月顺产，出生体重 3.7kg，出生情况良好。生后运动发育良好，言语发育差，2 岁 3 个月开始讲话。堂妹抽动障碍。

检查性访谈：接触交谈合作、被动，目光回避，话量少，应答简单。表情自然，情感反应协调。诉上课走神，40 分钟课程听不到一半，一节课老师会提醒 3~4 次。学习粗心大意错误多。数学题目难以理解。

问题：如何进行诊断及鉴别诊断？

参考文献

[1] 世界卫生组织. ICD-11 精神、行为与神经发育障碍临床描述与诊断指南. 王振，黄晶晶，译. 北京：人民卫生出版社，2023.

[2] 董奇，林崇德. 中国儿童青少年心理发育标准化测验简介. 北京：科学出版社，2011.

[3] 孟祥芝. 走出迷宫: 认识发展性阅读障碍. 北京: 北京大学出版社, 2018.
[4] WOLRAICH M L, HAGAN J F JR, ALLAN C, et al. An epidemiological study of chinese children with developmental dyslexia. Dev Behav Pediatr, 2019, 41 (3): 203-211.
[5] BISHOP T W. Mental disorders and learning disabilities in children and adolescents: learning disabilities. FP Essent, 2018, 475: 18-22.

第十四章　发育性运动协调障碍

一、概述

发育性运动协调障碍又称发育性协调障碍(developmental coordination disorder,DCD)。该疾病可表现为精细运动、粗大运动和平衡能力的障碍,造成学习成绩下降和/或日常活动能力受损,且与孤独症谱系障碍(autism spectrum disorder,ASD)、注意缺陷多动障碍(attention deficit hyperactivity disorder,ADHD)、特定学习障碍(specific learning disorder,SLD)等发育性疾病的共患率可达50%以上。症状多出现于儿童期,可持续到成年期,伴发抑郁和焦虑等心理问题。

DCD儿童期患病率约为5%~6%,其中男性的患病率高于女性,男女比例为(2~7):1。根据国内流行病学调查显示,3~10岁儿童的患病率为4.9%~10.2%,且呈现出北方地区偏高而南方地区偏低的分布。与脑性瘫痪等疾病相比,DCD被认为是迄今为止最常见的与日常活动相关的运动障碍性疾病。

二、诊断标准

ICD-11将DCD归类于神经发育性疾病(编号:6A04),其核心特征主要是存在低于预期(生理)年龄的粗大运动和精细运动技能的障碍,伴随日常活动受限,需符合以下临床诊断标准(表14-1)。一般建议5岁以上才能确诊,5岁以下儿童如存在运动技能严重受损,在连续2次(间隔3个月或以上)诊断性运动评估结果的基础上才能确诊。

表 14-1　ICD-11 中 DCD 的诊断标准

核心临床特征	补充说明
A. 获得粗大运动或精细运动技能明显延迟，协调运动技能执行受损，表现为笨拙、缓慢或运动表现不精确	DCD 可能分别影响大运动功能和精细运动功能，或同时影响两个方面的运动功能
B. 协调运动技能显著低于个体实际年龄的预期	患有 DCD 的幼儿可能在达到运动里程碑（如坐、爬、走）方面延迟。尽管许多孩子早期运动发育正常，但诸如爬楼梯、踩踏板、扣衬衫扣子、完成拼图、系鞋带和使用拉链等技能的习得可能会延迟或困难。即使掌握了特定技能，动作执行也可能显得笨拙、缓慢或不如同龄人精确。孩子们可能会掉东西、绊倒、撞到障碍物，或者比同龄人更频繁地摔倒
C. 协调运动技能困难发生在发育期间，通常在儿童早期就特别明显	
D. 协调运动技能困难，对日常生活、学校作业、职业和休闲活动或其他重要功能领域造成显著而持续的限制	DCD 的症状表现通常持续到成年。大龄儿童和成人在各种需要精细或大运动技能的活动中可能显得很慢或不准确，例如团队运动（特别是球类运动）、骑自行车、手写、组装模型或其他物体，以及绘制图片等
E. 协调运动技能困难，不能更好地归因于神经系统疾病、肌肉骨骼系统疾病、结缔组织疾病、感觉障碍或智力发育障碍	其他神经发育障碍通常与发育性运动协调障碍同时发生。除智力发育障碍、ADHD 和 ASD 外，还包括发展性语音障碍（特别是发音困难）、发展性语言障碍和发展性学习障碍。虽然其他神经发育障碍的存在并不排除发育性运动协调障碍的诊断，但这些障碍也可能干扰日常生活、学校作业、职业和休闲活动的执行，这些活动需要协调的运动技能。因此，多种发育性障碍共患的情况使评估复杂化，需要临床判断，将需要协调运动技能的活动限制归因于特定的诊断

三、诊断思路

（一）临床诊断

发育性运动协调障碍的临床诊断程序见图 14-1。

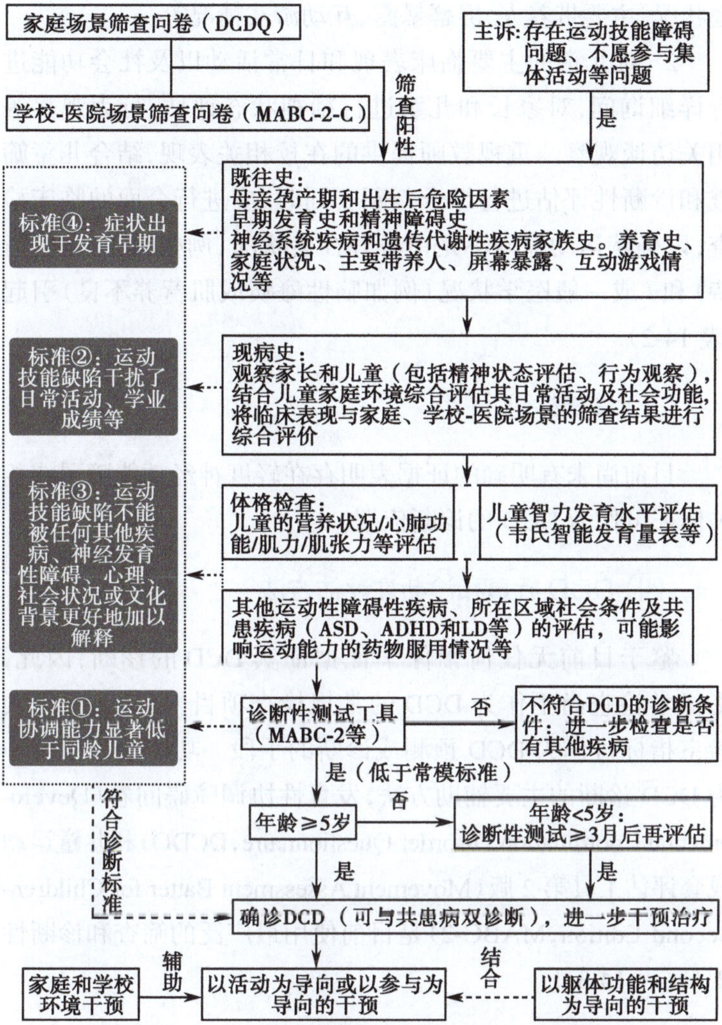

图 14-1　发育性运动协调障碍临床诊断程序

（二）病史采集

1. 除DCD儿童的母亲孕产期和产后相关危险因素外，还需特别注意收集儿童早期的发育史和可能存在的精神障碍史，神经系统疾病和遗传代谢性疾病家族史，以及养育史、家庭状况、主要带养人、屏幕暴露、互动游戏情况等。

2. 对儿童的主要临床表现和日常活动以及社会功能进行详细询问，对家长和儿童进行精神状态评估、行为观察等相关访谈观察。重视教师提供的在校相关表现，结合儿童筛查和诊断性评估进行综合判断。同时，应进行全面的临床检查，以确认运动障碍不是由心理社会状况（例如剥夺、儿童虐待）和/或一般医学状况（例如脑性瘫痪或肌营养不良）引起（表14-2）。

（三）体格检查

目前尚未有明确的证据表明存在轻度神经功能障碍或相关体征可作为DCD的诊断依据。

（四）DCD筛查和诊断性评估方法

鉴于目前无任何影像学证据证实DCD的诊断，因此，影像学检查尚不作为DCD的常规检查项目，也尚无任何实验室指标可作为DCD预测或诊断的手段。功能性评估仍作为DCD诊断的主要辅助方法，发育性协调障碍问卷（Developmental Coordination Disorder Questionnaire，DCDQ）和儿童运动成套评估工具第2版（Movement Assessment Batter for Children-Second Edition，MABC-2）是目前使用最广泛的筛查和诊断性工具（表14-3）。

表 14-2　DCD 临床观察 / 检查内容

项目	内容
神经系统状态	排除由皮质脊髓、小脑、锥体外系或神经肌肉等引起的神经系统疾病；神经代谢异常或获得性神经系统疾病(产前、围产期、产后)；周围神经系统疾病的体征等
一般健康状况	肥胖、甲状腺功能减退、遗传疾病、营养不良、关节问题等
感官状态	视觉、听觉、触觉和本体觉功能；前庭功能等
其他神经发育障碍和心理状态	孤独症样行为、自尊、抑郁、焦虑等
认知状态	注意力、记忆力、语言和非语言、推理、执行功能，尤其是在学校有学习困难史者
运动 / 活动观察	游戏、绘画、穿脱衣物等

表 14-3　DCD 筛查和诊断性评估工具

评估工具	内容
家庭场景为基础的筛查方法	发育性协调障碍问卷(Developmental Coordination Disorder Questionnaire，DCDQ)是目前国际 DCD 学会推荐的唯一具有良好证据级别的 DCD 筛查问卷。该问卷由儿童的主要带养人填写，主要反映家庭环境中儿童的运动表现，适合在门诊资源有限的情况下，对疑似者进行初步筛查，筛查阳性者再进一步开展诊断性测试。最新的 DCDQ'07 版适用年龄为 5~15 岁。该问卷包括三个分量表：运动控制能力、精细运动 / 书写能力、一般协调性，共 15 个问题项。汉化版的 DCDQ'07 在国内儿童中应用良好。此外，适用于 3~4 岁的小龄 DCDQ，在中国儿童的筛查测试中信效度良好，并已参照国际准则制定了中国儿童筛查界值

续表

评估工具	内容
学校 - 医院场景为基础的筛查方法	儿童运动成套评估工具核查量表(Movement Assessment Batter for Children-Second Edition-Checklist, MABC-2-C)是由儿童的教师 / 康复医师等填写完成的观察性量表,分为 A 和 B 两部分。A 部分内容为“静态和 / 或可预测环境中的运动”(15 项),评估自我护理技能、课堂技能和体育 / 娱乐技能三类技能。B 部分内容为“在动态和 / 或不可预测的环境中运动”(15 项),评估自我护理技能、球类技能和体育 / 娱乐技能三种技能。对于 A 和 B 两部分中的所有技能,国内学者对该量表汉化后进行了效标相关效度分析以及与 DCDQ 的相关性比较,建议将 MABC-2-C 与 DCDQ 问卷联合使用,帮助临床医生更全面地了解孩子的日常活动和相关运动协调能力表现
DCD 诊断性评估方法	儿童运动成套评估工具第 2 版(Movement Assessment Batter for Children-Second Edition, MABC-2)是目前最常用的和获得最广泛验证的 DCD 诊断性测试。针对 3~16 岁儿童的运动协调能力进行测试评估,并对 3~6 岁、7~10 岁和 11~16 岁三个年龄段分别设计不同难度的测试项目。每个年龄段均有 8 个测试项目,对手灵巧度、目标 / 抓握运动、平衡能力三个维度进行测试。信效度研究显示,其在国内儿童中应用性良好,并进行了常模标化。目前,已建立了以 MABC-2 中国常模为基础的 DCD 儿童评估电子平台(儿童动作协调能力标准评估系统)。此外,如果有明确 DCD 症状 / 体征(或日常活动表现的异常)而 MABC-2 评估在正常范围内,则应同时开展另一项诊断性评估(如采用 Bruininks-Oseretsky 动作熟练度评测)以减少漏诊

四、鉴别诊断

DCD需要同以下情况进行鉴别。

(1)具有已知病因的运动障碍(如脑性瘫痪、肌营养不良、儿童关节炎),药物副作用(如抗精神类药物、化疗药物、镇静剂),感官问题(如严重的视力障碍或前庭器官障碍)。

(2)运动障碍主要是由其他神经发育障碍(如严重智力障碍)或其他心理障碍(如焦虑,抑郁)或心理状况(如注意力问题)引起的。

(3)因社会条件(如贫困,文化差异)导致的,被限制身体活动或运动学习机会的儿童可能会表现为类DCD样症状。

五、共患病

有证据显示DCD是一种特殊并相对独立的神经发育异常,并常与其他神经行为发育障碍存在共患情况,包括ADHD、特定语言障碍(specific language impairment,SLI)、SLD、ASD等。当上述伴发的其他神经行为发育障碍的表现过于典型或明显时,容易导致DCD难以被识别而漏诊。

ADHD是DCD最常见的共患病,共患率达50%或更高。ADHD和DCD共患情况的儿童通常存在执行功能、运动计划等多功能障碍,其学业表现较单发疾病者更差。在多达70%的语言障碍儿童中,DCD和特定语言障碍并存。大约1/3的DCD儿童存在特定语言障碍。而特定语言障碍共患DCD组的平均生活质量得分在整体质量、运动、自主和认知各维度方面均较单纯特定语言障碍者低。此外,ASD也与DCD相关。有79%的ASD患儿运动障碍与DCD表现一致，不过超过 90% 的 DCD 患儿没有 ASD。由于发育障碍性疾病之间的高度共患，建议在适当的情况下进行双疾病诊断或多疾病诊断，包括 DCD 和任何其他疾病。为确保不会遗漏因运动问题患儿的并发症状，应在评估时记录其他发育或学习困难问题，并进一步开展共患病的评估和干预。

六、治疗

符合 DCD 诊断标准的儿童通常需要接受干预治疗，对有共患病的患儿可给予药物治疗。

（一）干预治疗

符合 DCD 诊断标准儿童的干预治疗以改善运动问题所造成的日常生活活动（自我照顾、学习 / 学业成绩、休闲 / 玩耍、游戏 / 娱乐和其他日常体育活动）困难为主要导向。5 岁以下的儿童在尚不能确诊的情况下，或者患儿的症状与 DCD 的诊断标准并未完全相符，但表现出明显的运动问题时，可开展一定的康复干预，并同时改善其所在家庭、学校和社区的运动环境，促进其在教育和社会生活中得到支持和帮助。具体而言，DCD 的干预策略应围绕《国际功能、残疾和健康分类》（*International Classification of Functioning, Disability and Health*，ICF）框架制定干预措施，主要分为以下四类。

1. 以躯体功能和结构为导向的干预措施 DCD 患儿伴有许多身体功能障碍相关的症状。早期的治疗理念侧重于改善躯体功能，认为良好的躯体功能可提高个体的活动水平。如感觉统合治疗或运动觉训练是最常用的 DCD 躯体功能为导向的方法，但其有效性尚不能确定，尤其该类方法是否能有效改善 DCD 儿童的活动和参与方面的证据有限，建议与需要改善的日常活动导向法相结合开展干预。

2. 以活动为导向或以参与为导向的干预 以任务为导向的干预（task-oriented interventions），即以活动为导向的同时也明显促进了参与能力，这类方法可以使 DCD 儿童在短时间内取得更好的功能表现，也是目前公认的 DCD 有效治疗手段。其必要特征如下：①以患儿为导向（制定对患儿整体健康有益的干预策略）；②以运动目标为导向制定的活动与参与方案；③确定具体任务和场景（在怎样的特定场景下学习什么）；④积极调动患儿的主动性；⑤旨在改善功能，而非以恢复到正常为目标；⑥家长 / 照顾者积极参与，能够使干预效果转化到生活中。

3. 环境干预 DCD 患者一旦通过有针对性的干预（提供适当的反馈和策略）学习了基本技能，就应该进一步在各类环境中练习这些技能。专业人员应帮助父母、老师和其他相关人员，鼓励儿童在家和学校或社区参加相关活动（如需要多样化活动的游戏、课外运动、文化活动等），以促进他们练习和获取新的运动技能。因为儿童工作日的大部分时间都在学校内，调整学校环境来培养儿童的运动技能，对 DCD 患儿是有益的。校内多样化的活动项目和社区内的体育活动项目可能比单项干预更有效。因此，为了鼓励幼儿多参加体力活动，应该设计以提高基本运动技能为目的的多样化活动环境，因为这可能对运动发育产生终身影响。

4. 其他干预方法 如运动想象训练运用了运动学“内化”模式，促进儿童在没有明显动作的情况下利用视觉和运动内在感觉间的联系，对自身的运动结果做出适当预测，可减少前馈规划中的错误。此外，书写训练中除常规的作业治疗师训练外，由于智能手机、平板电脑和笔记本电脑等现代技术使用有所增加，对于较大龄的儿童，可建议进行键盘和平板电脑操作的同步训练。干预形式、干预时间和强度具体如下。

（1）干预形式：除了个体干预外，以小组为基础的干预近年来成为DCD治疗领域的重要方式。在一名治疗师的引导下，4~6名儿童小组规模的干预是易于管理和有效的模式，必要时可增加一名助理。限制规模的小组训练可以方便指导者在参与者间走动，以此监控小组动态和个人进步情况。有研究显示，运动能力较差的儿童在大组活动中会感到更焦虑。然而，这些儿童在大组中处理同伴问题的能力确实得到了提高，这是非常有用的生活技能。因此，应根据年龄、疾病的严重程度、小组成员和干预的目标考虑小组的规模设置。建议根据儿童的焦虑水平和运动技能分组制定小组规模。治疗人员与儿童的最佳比例尚未有定论。

（2）干预时间和强度：目前DCD患者的治疗在频度、时间、计划和内容方面仍存在很多未知领域。临床和发表论文中使用的训练方案在时间安排和频度上仍存在很大差异。一般干预平均持续周期相对较短，约9周，但训练周期为4~18周不等。针对特定运动技能或整体体制训练的小组干预，持续时间更长（10~16周）、治疗频率更高（每周2~3次）。精细运动技能训练往往比粗大运动训练时间更长，强度更高。新的有效性研究的平均持续时间为10周，可作为目前制定干预时间的参考。长时训练（每周期20~30小时）并不一定比短时训练（每周期10~15小时）更有效，尤其对于低龄儿童，建议以短时训练为主。

（二）药物治疗

DCD的药物治疗常用于有共患病的儿童。如共患

ADHD 时，哌甲酯能够用于改善患儿的注意力障碍。另外，哌甲酯对 ADHD 的多动行为、生活质量和运动症状（书写）有着积极作用。有证据表明，哌甲酯对 ADHD/DCD 共患状态儿童的注意力和运动协调能力有直接的影响。使用哌甲酯可能有利于解决 DCD 共患 ADHD 儿童在精细运动技能和书写方面的某些问题，书写的准确性可能会提高，但流畅度可能会下降。在多学科综合治疗方案中，接受哌甲酯治疗以及教育和社会心理治疗的 ADHD/DCD 共患状态的儿童中，仍有 50% 的患儿需要额外的运动治疗。哌甲酯不应被认为是治疗共患病儿童的唯一方法。这些儿童需要接受其他治疗和支持，以解决书写和绘画等其他功能性问题。

七、预后

约有 50%~70% 的 DCD 病例存在持续性运动障碍，在学龄儿童中，特定精细运动的问题比粗大运动问题更能影响儿童的学习成绩。粗大运动问题对儿童参与游戏、体育活动和休闲活动以及与同学建立社交互动极为重要。DCD 运动障碍问题可延续至青少年和成年期。运动障碍的严重程度不仅影响了 DCD 儿童的运动表现，而且还影响到患儿的社会参与程度，导致 DCD 儿童的自我概念和自我效能较低，并产生负面同伴效应。消极自尊已被证明可以预测成年人和儿童的抑郁和焦虑。对于仍患有 DCD 的青少年和成人，由于社会参与度的受限，对青少年和成人的独立生活、就业、工作表现、休闲和体育活动以及生活满意度等均会造成负面影响。青少年和成人 DCD 更可能存在焦虑、抑郁和整体自尊低下等心理问题。另一方面，与正常发育的成年人相比，患有 DCD 的成年人身体健康状况较差，包括较高的肥胖率，较低的耐力、灵活性和力量，以及整体健康水平较低（包括精神和生理）。因此，成年后将活动锻炼作为一种持久的生活方式，对成人DCD的干预非常重要。临床医生应了解其在DCD中的常见情况，并需要考虑个人所经历的运动和非运动障碍的综合评估和干预。

八、病例解析

男性患儿，4岁11个月，因“做事情慢，不会用筷子，走路易撞桌角，与同龄儿童互动差”就诊。

患儿10个月会爬，18个月独走，目前运动技能学习能力差，单脚站立仅能维持1~2秒，在幼儿园因穿衣、进食等都较同龄儿童慢，觉得自己能力差，不愿与陌生的同龄儿童互动。但与家长互动可，想象游戏可，无重复性行为，无相关多动和冲动的表现。1年前曾因相同主诉在外院查头颅MRI，脑电图检查无特殊问题，神经行为检查无明显问题（具体不详）。自述儿时有受虐待史。G_1P_1，足月顺产，出生体重3 200g，母亲孕期无妊娠合并症和并发症，出生后无其他特殊病史。

一般查体：神志清，心肺腹未见异常，视力和听力检查未发现明显异常，神经系统查体未见阳性体征。

专科评估：MABC-2：手部精细动作P5，身体协调P5，动态静态平衡P0.1，总测评P1。韦氏幼儿智力量表第3版：言语智商81，操作智商55，总智商64。社会适应能力（SM问卷）测试：10分。Conners父母问卷（PSQ）：阴性。儿童孤独症家长评定量表（ABC）：阴性。

问：该患儿的初步诊断是什么？

初步诊断：发育性运动协调障碍。解析：从主诉和现病史分析，患儿的运动技能较同龄儿童明显落后，且已经影响到了穿衣、进食等日常生活和活动。通过诊断性的评估测试，患儿的精细运动、大运动和平衡能力及总体运动能力均等于或低于同龄儿童常模标准的5个百分位点，且症状在发育早期出现（爬和走落后于同龄儿童），排除视力、听力等问题。并且共患病检查中未发现有ADHD或ASD样症状，与同龄儿童互动差可能是由于运动能力不佳、不愿意与同伴正常玩耍造成。此外，由于患儿的运动水平仍低于同等智力水平儿童应达到的运动水平，因此可初步诊断为发育性运动协调障碍。随后可进一步开展以活动为导向或以参与为导向的干预，如将穿衣和进食作为目标任务，此外需配合家长教育，以及家庭和幼儿园的环境干预，尽量改善患儿预后，减少其到青春期和成年期的症状表现及迁延到成年期的心理问题。

（花 静）

自我测试

一、单项选择题

1. 以下关于DCD的描述，错误的是

A. 该疾病可表现为精细运动、大运动和平衡能力的障碍，造成学习成绩下降和/或日常活动能力受损

B. 与ASD、ADHD和SLD等发育性疾病的共患率可达50%以上

C. 一般仅出现于儿童期

D. 患病率在男童高于女童

E. 被认为是迄今为止最常见的与日常活动相关的运动障碍性疾病

2. 关于DCD的诊断标准,以下描述错误的是

A. 大运动或精细运动技能明显延迟,协调运动技能的执行功能受损,表现为运动表现的笨拙、缓慢或不准确

B. 协调运动技能明显低于预期的年龄

C. 协调运动技能困难发生在发育期间,通常从儿童早期开始就很明显

D. 协调运动技能困难导致日常生活活动、学校作业、职业和休闲活动或其他重要功能领域的严重和持续的限制

E. 5岁以下儿童不能确诊

3. 关于DCD筛查工具,下列描述错误的是

A. DCDQ'07是目前国际DCD学会推荐的唯一具有良好证据级别的DCD筛查问卷

B. DCDQ'07可在3~4岁小龄儿童中使用

C. DCDQ'07共分为运动控制能力、精细运动/书写能力、一般协调性三个维度

D. MABC-2-C是由儿童的教师/康复医师等填写完成的观察性量表

E. DCDQ'07分为A和B两部分。A部分内容为"静态和/或可预测环境中的运动",评估自我护理技能、课堂技能和体育/娱乐技能三类技能。B部分内容为"在动态和/或不可预测的环境中运动"

4. 目前DCD最有效的治疗手段是

A. 以躯体功能和结构为导向的干预措施

B. 以活动为导向或以参与为导向的干预

C. 家庭和学校环境干预

D. 运动想象训练

E. 药物治疗

5. DCD 小组训练的规模较为合适的是

A. 2~3 人

B. 4~6 人

C. 6~8 人

D. 8~10 人

E. 10 人以上

二、多项选择题

1. DCD 的高危因素包括

A. 早产

B. 出生低体重

C. 幼儿期肺炎

D. 电子屏幕过度暴露

E. 母亲孕期主动和被动吸烟

2. DCD 的诊断性测试工具包括

A. DCDQ

B. MABC-2

C. BOT-2

D. DCD Daily

E. MABC-2-C

3. DCD 容易共患的疾病有

A. 特定学习障碍

B. 注意力缺陷多动障碍

C. 孤独症谱系障碍

D. 脑性瘫痪

E. 特定语言障碍

4. 以活动为导向或以参与为导向的干预的主要特征有

A. 以患儿为导向(制定对患儿整体健康有益的干预策略);以运动目标为导向制定的活动与参与方案

B. 确定具体任务和场景(在怎样的特定场景下学习什么)

C. 积极调动患儿的主动性

D. 旨在改善功能,而非以恢复到正常为目标

E. 家长/照顾者积极参与,能够使干预效果转化到生活中

5. 关于DCD的预后以下描述正确的是

A. 约有50%~70%的DCD病例存在持续性运动障碍。

B. 成人DCD患者也表现为日常活动中组织安排方面的困难,如管理资金、计划安排、寻找和整理物品等。

C. 消极自尊已被证明可以预测成年人和儿童的抑郁和焦虑。

D. 成人DCD除运动障碍和心理疾患外,其他体质健康水平与正常人无特殊差异。

E. 对成人DCD的干预非常重要。

三、病例分析题

男性患儿,3岁2个月,至今不会双脚跳,说话含混不清。

患儿运动发育里程落后,8个月独坐不稳,12个月不能爬,19个月才能独走,至今不会双脚跳和单脚站立,走路易摔跤,不能将细小的东西放入瓶中,吃饭仍要家长喂食,不会用勺子自己吃饭。家长自述发音含混不清,讲述简单句子或背

诵时尚可,但要求阅读复杂句时易出现含糊问题,与家长和同龄儿童互动可。母亲孕期无特殊孕产史,否认颅脑外伤、癫痫等病史。2岁时在外院检查诊断为语言发育迟缓,查头颅MRI未见明显问题,未开展康复干预。

一般查体:神志清,心肺腹未见异常,视力和听力检查未发现明显异常,神经系统查体未见阳性体征。

专科评估:生长发育无明显落后。贝利婴儿发育量表第3版检查:认知P50,大运动能力P10,精细运动能力P5,理解性语言P60,表达性语言P15。听力视觉筛查(–)。MABC-2检查:手精细度P6,身体协调P10,动静态评估P15,总测评分P10,语言治疗评估存在构音和语用障碍问题。

1. 该儿童应考虑何种临床诊断?
2. DCD需与哪些疾病开展鉴别诊断?
3. ICF框架下DCD治疗的主要分类?

参考文献

[1] LIU M X, LI H F, WU M Q, et al. Associations of preterm and early-term birth with suspected developmental coordination disorder: a national retrospective cohort study in children aged 3-10 years. World J Pediatr, 2023, 19 (3): 261-272.

[2] HUA J, BARNETT A L, WILLIAMS G J, et al. Association of gestational age at birth with subsequent suspected developmental coordination disorder in early childhood in China. JAMA Netw Open, 2021, 4 (12): e2137581.

[3] HUA J, GU G, JIANG P, et al. The prenatal, perinatal and neonatal risk factors for children's developmental coordination disorder: a population study in mainland China. Res Dev Disabil, 2014, 35 (3): 619-625.

[4] 张嘉佳, 王磊, 陈桂霞, 等. 中国六城市 46073 例早期儿发育性协调障碍的调查. 中国儿童保健杂志, 2021, 29 (12): 1291-1294.
[5] 刘明霞, 花静, 柯李, 等. 中国儿童发育性协调障碍现况分析. 中华儿科杂志, 2021, 59 (11): 928-934.

第十五章　抽动障碍

一、概述

抽动障碍是起病于儿童青少年时期、以运动和/或发声抽动为主要表现的常见神经发育障碍性疾病。大约一半以上的抽动障碍患者共患至少一种精神神经或行为障碍,共患病的存在增加了抽动障碍的严重程度及复杂性,是一个需要关注并进行积极防治的公共卫生问题。

二、分型和诊断标准

根据起病年龄、病程、症状类型等因素抽动障碍可分为4种类型:暂时性抽动障碍、慢性运动或发声抽动障碍、妥瑞综合征和未分类型抽动障碍。诊断标准如下(表15-1)。

表15-1　抽动障碍的分型和诊断标准

分型	诊断标准
暂时性抽动障碍	1. 18岁之前起病 2. 自第一次抽动发生起时间少于1年 3. 一种或多种运动和/或发声抽动 4. 抽动障碍不能归因于某种物质(如可卡因)的生理效应,也不能归因于其他躯体疾病(如病毒性脑炎、亨廷顿病等) 5. 从不符合慢性运动或发声抽动障碍、妥瑞综合征的诊断标准

续表

分型	诊断标准
慢性运动或发声抽动障碍	1. 18 岁之前起病 2. 自第一次抽动发生起时间超过 1 年 3. 病程中持续存在一种或多种运动或发声抽动，但运动性和发声性抽动不能同时存在 4. 抽动障碍不能归因于某种物质（如可卡因）的生理效应，也不能归因于其他躯体疾病（如病毒性脑炎、亨廷顿病等） 5. 从不符合妥瑞综合征的诊断标准
妥瑞综合征	1. 18 岁之前起病 2. 从首次抽动开始，持续 1 年以上 3. 尽管不一定同时出现，但是存在多种运动和一种或几种发声抽动 4. 抽动障碍不能归因于某种物质（如可卡因）的生理效应，也不能归因于其他躯体疾病（如病毒性脑炎、亨廷顿病等）
未分类型抽动障碍	抽动症状表现不能归入上述三种类型抽动障碍

三、诊断思路

抽动障碍的临床诊断按以下五步程序进行（图 15-1）。

1. 病史采集 主要采集内容包括：抽动症状（表 15-2）、常见共患问题症状、功能影响、家族史及个人史。

2. 临床和精神检查 包括全身及神经系统检查及精神检查。

3. 评估

（1）抽动严重程度评估：耶鲁综合抽动严重程度量表（Yale Global Tie Severityb Scale，YGTSS）。

(2) 适应性和常见共患心理行为问题的评估：婴儿-初中生社会适应行为测试（SM）、耶鲁-布朗强迫症量表（Yale-Brown Obsessive-Compulsive Scale，Y-BOCS）、Achenbach 儿童行为量表（Child Behavior Checklist，CBCL）。

4. 实验室和辅助检查 应常规检测维生素 D 等微量营养素，有助于鉴别诊断和明确共患病的实验室检查。

5. 鉴别诊断及诊断 需要和 ADHD、结膜炎、咽炎、过敏性鼻炎、癫痫等疾病进行鉴别；并且需要与某些物质（如可卡因）及某些疾病（如肝豆状核变性）引起的继发性抽动障碍进行鉴别后，依据抽动障碍诊断标准进行诊断和分型。在此基础上，进行抽动障碍严重程度判定和共患病的诊断。

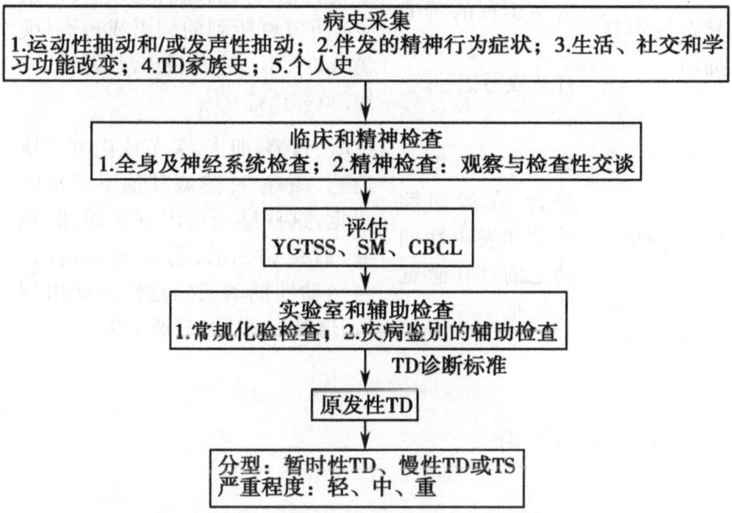

图 15-1 抽动障碍临床诊断思维导图

表 15-2　抽动障碍常见临床症状

分类	特点	症状
简单运动性抽动	一块或几块肌肉快速无意义的收缩，动作快，持续时间短	头面：眨眼、扬眉、张嘴、歪嘴、噘嘴、动鼻子、点头、仰头、摇头、转头 颈肩上肢：斜颈、耸肩、甩手臂 胸腹部：挺胸、收腹 下肢：踢腿、跺脚
复杂运动性抽动	看似有目的的动作，动作较慢，时间较长	扮“鬼脸”、眼球转动、拍手、跳跃、旋转、后退动作、模仿动作（将头发向后推、擦鼻子）、伤害自身（打脸、拉自己的头发、咬手）、猥亵手势等
简单发声性抽动	突然出现无意义的噪声或声音	吸鼻子，鼻音，鼾声；咳嗽，清嗓子，咂嘴；哼哼声，犬吠声，鸟叫声等
复杂发声性抽动	突然出现的听似有意义的单词、音节或短语	重复自己的声音或者词语（言语重复），重复刚听到的词语或短语（模仿言语），不自主地说出淫秽的话或短语（秽语症）
感觉性抽动	多见于9岁以上患者，在运动性抽动和发声性抽动之前存在感觉性先兆	皮肤、骨骼、肌肉、关节或内脏的压迫感、瘙痒、冷热或其他不正常的感觉，这些感受可出现于面部、咽喉、肩颈和四肢，引起烦躁情绪。当运动性抽动或感觉性抽动出现后，这种不适感减轻或消失

四、鉴别诊断

抽动障碍需要和 ADHD、结膜炎、咽炎、过敏性鼻炎、癫痫等疾病进行鉴别（表 15-3）。

表 15-3 抽动障碍的鉴别诊断

疾病	相似症状	鉴别点
ADHD	动作多	ADHD 是指儿童不分场合的活动量大、东奔西跑、手脚不停、小动作过多，可通过主观意志在一段时间内控制自己的行为；抽动障碍是指一小群肌肉抽动，症状具有不自主性，可短暂控制症状，但无法在一段时间内控制症状
结膜炎	眨眼	可有畏光、结膜充血； 如鉴别不清时，可按结膜炎正规治疗 1 个月，若仍反复不自主眨眼，并出现新的抽动症状，需考虑抽动障碍
咽炎	清嗓子	可伴有咳痰；查体可见咽充血、扁桃体大等，抗感染治疗有效
过敏性鼻炎	耸鼻子、吸鼻声	打喷嚏、鼻痒、流清涕和鼻塞四大特征
癫痫	愣神、局部肌肉抽动	失神癫痫发作时意识丧失、正在进行的活动停止，多持续数秒，部分患儿可通过过度换气试验诱发，视频脑电图可见发作同步的 3Hz 棘慢波进行确诊； 肌阵挛癫痫发作可表现出与抽动障碍类似表现，但临床发作表现出发作部位局限性、刻板性，与抽动障碍的症状易变化、波动性不同，必要时可通过脑电图进行鉴别，肌阵挛癫痫发作时呈现多棘慢波异常脑电图；而抽动障碍发作时脑电图正常

五、共患病

约 50% 以上的抽动障碍儿童共患至少一种精神神经或行为障碍，大约 60% 的妥瑞综合征患者共患两种或两种以上共患病，例如 ADHD、强迫症(obsessive-compulsive disorder，OCD)、焦虑障碍、抑郁障碍和睡眠障碍等。抽动障碍的共患病增加了疾病的严重程度及复杂性，影响了患儿的学习、社会适应、个性与心理素质的健康发展等，也给疾病的诊断、治疗及预后增加了困难和挑战。部分抽动障碍患儿可共患结膜炎、咽炎和过敏性鼻炎，少数可共患癫痫。

六、治疗

抽动障碍是常见的神经发育障碍性疾病，并非所有患者都需要治疗；当抽动症状影响患儿生活、学习和社交功能、社会心理时，建议开始治疗。治疗计划实施应按照以下五个步骤进行。

(一) 心理教育和支持疗法

心理教育和支持疗法(psychological education and support therapy，PST)的干预对象包括患有抽动障碍儿童或青少年本人及家庭成员、学校和社会(职场)人员。PST 具体的干预内容和目标包括：①解释抽动症状及影响因素；②抽动障碍的自然病程及治疗选择；③患儿父母的心理教育，让家长了解自身不良的情绪反应对患儿抽动的负面影响；④与患儿及父母共同讨论抽动对社交、学业等的可能影响；⑤关注患儿的长处和兴趣，积极管理抽动障碍和伴随疾病；⑥提高家长对学校环境中可能对患儿羞辱与歧视的认识；⑦向抽动障碍家庭提供足够的疾病相关知识，与老师、学校管理人员共同讨论患儿的抽动状况；⑧在必要和可行的情况下，在学校开展心理教育干预培训。

（二）避免诱因，饮食、生活方式及营养素调整

减少诱发因素，如减少感染发生，避免摄入过敏食物、含咖啡因饮料，避免或减少摄入甜味剂成分、食用色素、食物添加剂、反季节蔬菜水果等。合理安排日常生活和学习，劳逸结合，减轻学业压力、改善生活方式，提高孩子应对应激的能力。对于维生素 A、维生素 D、镁、锌等缺乏或不足的患儿应及时给予补充。血铅增高者给予驱铅治疗。

（三）行为干预

多种行为干预方法已经被应用于抽动障碍的治疗，包括习惯逆转训练、抽动症综合行为干预、暴露反应阻止、认知行为疗法、密集消退训练、自我监督、放松训练、自信心训练、生物反馈训练和基于功能或情境管理等方法。其中抽动症综合行为干预是具有较高循证医学证据的治疗方法。

（四）药物治疗

对于显著影响生活、教育和社会活动的中重度抽动障碍儿童，当以上治疗方法效果不佳或无法控制时，或者不具备行为干预条件时，需采用药物治疗。目前应用于治疗抽动障碍的常用药物有五种一线用药和二种二线用药（表 15-4）。抽动障碍的药物治疗要遵循四阶段方案，用药总疗程为 1 ~ 2 年（表 15-5）。在药物治疗过程中，要进行随访，关注疗效、不良反应和依从性。

表 15-4 抽动障碍常用治疗药物

药名	作用机制	起始剂量	治疗剂量	不良反应	备注
硫必利	D_2 受体阻滞剂	50~100mg/d	100~600mg/d	嗜睡、胃肠道反应	一线
阿立哌唑	D_2、D_3、D_4、5-HT_{1A}、5-HT_{2C} 受体部分激动剂	1.25~5.00mg/d	2.50~20.00mg/d	嗜睡、体重增加、胃肠道反应	一线
可乐定贴	α_2 受体激动剂	1.0mg/ 周	1.0~2.0mg/ 周	嗜睡、口干、直立性低血压、心动过缓	一线
菖麻熄风片	不清	0.53~1.59g/d	1.59~4.77g/d	无明显副作用	一线
九味熄风颗粒	不清	6.0~12.0g/d	12.0~24.0g/d	无明显副作用	一线
氟哌啶醇	D_2 受体阻滞剂	0.25~1.00mg/d	1.00~4.00mg/d	嗜睡、锥体外系症状	二线
利培酮	5-HT_2(低剂量)、D_2(高剂量)受体拮抗剂	0.25~1.00mg/d	1.00~6.00mg/d	体重增加、锥体外系症状	二线(标签外)
托吡酯	增加 GABA 和降低 AMPA 功能	12.50~25.00mg/d	25.00~100.00mg/d	体重降低、认知损害	二线(标签外)

表 15-5　抽动障碍药物治疗四阶段方案

用药阶段	主要事项	持续时间
初始阶段	选用合适药物、逐渐加量至治疗剂量	1~3 个月
强化阶段	继续初始阶段末的药物和剂量	1~3 个月
维持治疗阶段	药物剂量减至治疗剂量的 1/2~2/3 作为维持剂量	6 个月 ~1 年
减停药物	逐渐减停药物	1~3 个月

（五）难治性抽动障碍的药物治疗

药物难治性抽动障碍指采用常规行为干预和抗抽动药物治疗一年以上无效或出现严重副作用的病例。该类病例常具有发病早、病程持续时间长、智商低、多有感觉性先兆、共患 ADHD 和 OCD 的特点。对于这类患者，可考虑神经调控治疗、手术治疗等方案。

七、预后

18 岁以后进行预后评估，整体预后良好。近来瑞典 3 761 名儿童抽动障碍的队列研究结果表明，20%（754 名）患儿会持续到成年，儿童时期确诊抽动障碍存在共患病的儿童（特别是 ADHD、强迫症和焦虑障碍）以及一级亲属精神障碍病史（特别是抽动和焦虑障碍）是病情持续的风险因素。

八、病例解析

患儿,男,6 岁 2 个月。因“反复挤眉、眨眼、咧嘴 6 个月,加重伴耸肩、清嗓子 1 个月”来诊。

该患儿 6 个月前感冒后出现挤眉、眨眼、咧嘴等症状,半个月后到当地诊所未明确诊断,建议服用赖氨肌醇维 B_{12} 口服溶液,5ml/ 次,一日 2 次,服用一个月,症状稍减轻;其间症状在看电视、紧张时加重,精神状态放松时减轻,入睡后消失。最近一个月上述症状加重,并出现耸肩、清嗓子等症状。病程中饮食、睡眠良好,大小便如常。

G_2P_2,足月顺产,出生体重 3 200g,无窒息抢救史。无喂养困难,无癫痫发作,无牛奶、鸡蛋等食物及药物过敏史。1 岁会独自走路,13 个月会叫“爸”“妈”。患儿有一个 9 岁姐姐,体健。无类似疾病家族史。

访谈:与患儿交谈过程中,患儿表情自如,交流良好,可见挤眉、眨眼、清嗓子等抽动表现。

查体:神清语明,身材匀称,无特殊面容,反应可。巩膜无红肿、无黄染,睑结膜无充血,咽无充血,扁桃体无肿大。双肺呼吸音清,无啰音;心音有力,心律齐;腹软,肝、脾无肿大;神经系统无阳性体征。

YGTSS 的评估结果为:运动抽动总分 13 分;发声性抽动总分 12 分;缺损率总分 10 分;严重程度总分 35 分。CBCL 阴性。抗“O”20IU/ml。

（一）接诊该患儿，首先应考虑什么疾病？需要进一步采集哪些病史？

患儿因“反复挤眉、眨眼、咧嘴 6 个月，加重伴耸肩、清嗓子 1 个月”就诊，查体未见阳性体征，体格检查时发现典型的运动性和发声性抽动，应首先考虑抽动障碍。抽动障碍是一种起病于儿童和青少年时期，以运动和 / 或发声抽动为主要表现的神经发育障碍性疾病。该患儿的起病年龄和抽动发作均与抽动障碍符合。鉴于抽动障碍儿童共患注意缺陷多动障碍的比率高达 50%，因此，病史中应追问在幼儿园和家庭里是否有注意力缺陷、多动和冲动等问题，如是否有注意力易分散、活动多、小动作多、插队、插话等这个年龄段的表现。

（二）为明确诊断，需要完善哪些实验室检查和评估？

对于以抽动症状就诊的儿童，实验室检查的主要目的是排除器质性疾病所致的抽动症状、继发性抽动障碍和诊断共患病，应根据患儿的病史、体格检查、家族史、个人史针对性地进行实验室检查，以除外肝豆状核变性、过敏性疾病、癫痫、风湿性舞蹈病、亨廷顿舞蹈症、链球菌感染相关的儿童自身免疫性神经精神障碍等。评估的目的一方面是明确抽动障碍的严重程度，另一方面可初步筛查常见的共患情绪行为问题。该患儿在 6 个月前有感染史，其后出现抽动症状，并且持续时间较长，检测抗“O”以除外链球菌感染相关的儿童自身免疫性神经精神障碍的可能，测试 YGTSS 和 CBCL 对抽动症严重程度、抽动所致的功能损害和可能共病的行为情绪问题进行初步评估。

（三）该患儿的诊断和诊断依据是什么？

患儿 YGTSS 的评估结果为：运动性抽动总分 13 分；发

声性抽动总分 12 分；缺损率总分 10 分；严重程度总分 35 分。CBCL 阴性。抗“O”20IU/ml。因此，该患儿临床应考虑为原发性抽动障碍；该患儿的病程时间为 6 个月，临床分型为暂时性抽动障碍；从 YGTSS 结果的严重程度总分 35 分来看，抽动严重程度为中度，从缺损率 10 分来看，疾病对儿童的自尊、生活、学习和社交的影响为极轻度。综上，该患儿的临床诊断为原发性暂时性抽动障碍（中度）。

（四）该患儿应该如何治疗？

鉴于该患儿无明确共病存在，尽管抽动障碍严重程度为中度，但缺损率为极轻度，无社会适应能力异常。向家长和儿童简单交代抽动障碍的病因、表现、治疗原则和预后，经与家长和患儿进行沟通，一致决定先进行心理教育，避免诱发因素，调整饮食和生活方式治疗开始，预约抽动障碍家长课堂，同时进行行为干预，暂观察 3 个月，再次进行 YGTSS 评估，根据结果判定疗效（减分率>60% 为显效；减分率在 30%~59% 之间为好转；减分率<30% 为无效），必要时加用一线抗抽动药物。

（五）该患儿如何随访？

尽管该患儿病程为 6 个月，尚未达到慢性抽动障碍的诊断指标，应对所有已诊断为抽动障碍的患儿进行随访，每 1~3 个月随访一次，以观察干预疗效和病情变化，特别是应注意情绪障碍和神经系统共病的发生，如抑郁、创伤性应激障碍、癫痫等，对出现这些共病的儿童，建议多学科联合诊治，或转专科诊疗。

（贾飞勇）

自 我 测 试

一、单项选择题

1. 妥瑞综合征的临床特点为

A. 病程1年以上的原发性抽动障碍,有发声性抽动和运动性抽动

B. 病程1年以上的原发性抽动障碍,有发声性抽动或运动性抽动

C. 病程1年以内的原发性抽动障碍,有发声性抽动和运动性抽动

D. 病程1年以内的原发性抽动障碍,有发声性抽动或运动性抽动

2. 耶鲁综合抽动严重程度量表总分为27分,提示该抽动障碍为

A. 慢性抽动障碍

B. 妥瑞综合征

C. 严重程度为中度

D. 严重程度为轻度

3. 临床上常见加重抽动症状的因素是

A. 紧张、焦虑、生气

B. 注意力集中

C. 情绪稳定

D. 良好的睡眠

4. 鸡鸣声样抽动症状属于

A. 简单运动性抽动

B. 简单发声性抽动

C. 复杂运动性抽动

D. 复杂发声性抽动

5. 颈部扭动抽动症状前患儿感觉到的颈部不适感属于

A. 简单运动性抽动

B. 复杂运动性抽动

C. 先兆性抽动

D. 发声性抽动

二、多项选择题

1. 抽动障碍临床分型包括

A. 妥瑞综合征

B. 慢性运动或发声抽动障碍

C. 短暂性抽动障碍

D. 未分类型抽动障碍

2. 抽动症综合行为干预是具有较高循证医学证据的治疗方法，其主要内容包括

A. 习惯逆转训练

B. 对抽动症状进行功能分析，对症状前因或后果进行行为干预

C. 放松训练

D. 行为奖励

3. 根据儿童《抽动障碍诊断与治疗专家共识(2017 实用版)》，目前常用于抽动障碍的一线药物是

A. 硫必利、可乐定、阿立哌唑

B. 硫必利、托吡酯、氟哌啶醇

C. 利培酮、托吡酯、氟哌啶醇

D. 菖麻熄风片、九味熄风颗粒

4. 抽动障碍的药物治疗的四个阶段方案包括

A. 选用合适药物，逐渐加量阶段，1~3 个月

B. 强化治疗阶段，1~3 个月

C. 维持治疗阶段，6~12 个月

D. 减停药物阶段，1~3 个月

5. 药物难治性抽动障碍的临床特征包括

A. 发病早

B. 病程持续时间长

C. 智商低

D. 多有感觉性先兆、共患 ADHD 和 OCD

三、病例分析题

患儿，男，9 岁 4 个月。因“反复挤眉、眨眼、清嗓子 2 年，加重伴秽语 1 个月”来诊。

该患儿于 2 年前出现挤眉、眨眼、清嗓子，起初未引起重视，半年后因病情加重，并出现耸肩、噘嘴、吸鼻子就诊于当地医院，考虑为“多动症”，给予中药汤药(具体不详)，一日 2 次，服用半个月，症状减轻，其后症状时轻时重，精神紧张、感冒时加重，精神集中时减轻，曾经有一个月没有症状。半年前曾到市医院就诊，化验血常规、肝肾功能、血清铜蓝蛋白、抗“O”等正常，考虑为抽动障碍，建议服用盐酸硫必利。家长因担心西药副作用，未服用，近一个月上述症状加重，并偶尔出现秽语表现。无反复检查、洗手等行为，无反复思考无意义问题；上课注意力尚可，学习成绩良好，同学关系良好。

G_1P_1，足月顺产，出生体重 3 000g，无窒息抢救史。在上小学二年级时有挤眉眨眼症状，未行诊治，小学毕业时症状消失。

精神访谈：与患儿交谈过程中，患儿略紧张，可见挤眉、眨

眼、清嗓子等抽动表现。

查体：神清语明，心肺腹未见异常，神经系统查体未见阳性体征。

评估：YGTSS 运动抽动总分 18 分；发声性抽动总分 15 分；缺损率总分 10 分；严重程度总分 43 分。CBCL 阴性。社会适应能力测试：10 分。

1. 该病例的诊断及诊断依据是什么？

2. 该病例应如何开始治疗？

参考文献

[1] LI F, CUI Y, LI Y, et al. Prevalence of mental disorders in school children and adolescents in China: diagnostic data from detailed clinical assessments of 17, 524 individuals. J Child Psychol Psychiatry, 2022, 63 (1): 34-46.

[2] LI Y, YAN J J, CUI Y H. Clinical characteristics of pediatric patients with treatment-refractory Tourette syndrome: An evidence-based survey in a Chinese population. World J Psychiatry, 2022, 12 (7): 958-969.

[3] 李洪华, 董涵宇, 王冰, 等. 儿童抽动障碍的心理教育与行为干预治疗的研究进展. 中国当代儿科杂志, 2018, 20 (11): 968-973.

第十六章 神经发育障碍相关问题

第一节 进食行为问题与障碍

一、概述

进食行为问题(eating behavior problems)主要见于学龄期以前的儿童,尤其是3岁以下婴幼儿,包括喂养困难、挑食偏食、不愿尝试新食物等,是临床常见的问题,神经发育障碍患者尤其是孤独症谱系障碍更常伴有进食行为问题。本节重点讲述有严重临床后果的喂养和进食障碍(feeding or eating disorders)。虽然可以发生于儿童各个年龄阶段,但主要见于年长儿,根据ICD-11的分类,包括神经性厌食、神经性贪食、暴食障碍、回避/限制性食物摄入障碍、异食癖、反流-反刍障碍、其他特定喂养、未特定喂养及进食障碍等,共同的特征是进食或与进食有关的行为持续紊乱,导致食物的消耗或吸收发生改变,并严重损害儿童身体健康和/或社会心理功能。

二、诊断标准

根据世界卫生组织颁布的《国际疾病分类》第11版(ICD-11)进行诊断(表16-1)。

表 16-1 ICD-11 喂养和进食障碍的诊断标准

领域	标准	举例
持续时间	至少 1 个月	
临床表现	进食不足或异常行为	进食量受限,感官性食物厌恶,拒食,进食恐惧,进食非食物,清除行为(自我诱发呕吐,滥用泻药等),极端回避行为(不允许家中有镜子等)
功能损害	不符合生长发育进程或被文化认可	体重不增,快速减重,负性情绪
原因	异常行为模式不能由其他医疗状况解释,与食物缺乏无关	不正确感知体格,极度害怕体重增加,与胃肠道或其他常见疾病(胃食管反流、裂孔疝、精神障碍)无关

三、诊断思路

1. 诊断程序 喂养和进食障碍的临床诊断按以下程序进行(图 16-1)。

2. 病史采集及体格测量 识别喂养困难的线索包括持续 1 个月以上的拒食、进餐时间延长、注意力不集中、摄入量减少、夜间喂养、不能适应适合年龄的食物质地等。此外,也可使用喂养问卷的方式进行筛查。

3. 体格检查和进食行为观察

4. 实验室和辅助检查 寻找喂养进食问题的潜在病因。器质性疾病的警示信号包括吞咽困难、误吸、喂食时过度哭闹和痛苦、频繁呕吐腹泻、生长障碍、慢性心肺疾病等;行为异常的警示信号包括挑食、极端的饮食限制、强迫进食、在触发事件后突然停止进食等。以下症状及体征常提示口腔感觉运动功能问题：吸吮吞咽困难、过度流口水、姿势控制差、舌肌张力异常、噎食、不能适应食物的质地、喂养里程碑落后、难以管理口腔中的液体和食物，需口腔功能评估。

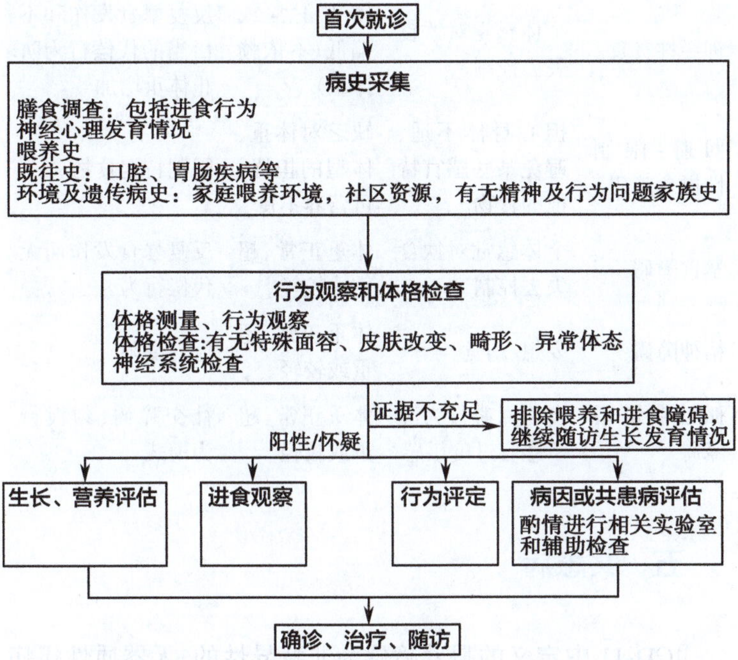

图 16-1　喂养和进食障碍临床诊断思维导图

四、鉴别诊断

进食行为问题广泛存在于正常儿童、神经发育障碍儿童中，临床上由于喂养困难儿童表现多样，诊断喂养和进食障碍需要做以下鉴别（表 16-2）。

表 16-2 常见喂养和进食障碍鉴别要点

疾病	动机	体格	行为模式
神经性厌食	对体重、体型有过度的先占观念	低体重	建立或维持异常低体重
神经性贪食	个体感觉对饮食失去控制	体重正常或偏低(不依赖体重)	反复暴食发作和不恰当的代偿行为防止体重增加
回避-限制性摄食障碍	担心身体不适、避免某些感官特征的食物	缺乏对体重、体型的担忧,可营养不良	限制特定食物
暴食障碍	个体感觉对饮食失去控制	体重正常、超重或较轻	反复暴食发作而无代偿行为
精神障碍	妄想、幻觉	体重正常、超重或较轻	饮食受限
孤独症谱系障碍	食物回避行为源于感官过度敏感	体重正常、超重或较轻	社交障碍、刻板行为模式

五、共患病

ICD-11 中定义的喂养障碍为非特异性的、无器质性疾病的喂养问题,归因于忽视、情绪障碍等异常亲子关系和神经发育障碍、心理社会问题,因此常与精神障碍(如智力障碍、孤独症谱系障碍、情绪障碍、精神分裂症)共同存在。器质性喂养障碍则有明确的病因,常与胃肠道疾病、心肺疾病、口鼻咽部疾病共同存在,比如胃食管反流、食物过敏、先天性心脏病等。

六、干预与治疗

由于喂养困难儿童表现多样,严重程度不同,可能涉及多学科的问题，应该进行综合干预，强调社会心理、环境及家庭支持。由于喂养困难的发生率高，多学科团队的资源有限，因此分级、分阶段管理是更实际可行的。有喂养问题的儿童应该首先在初级儿童保健机构进行初步的评估及干预，情况复杂或效果不佳时再转介至多学科团队。初级保健机构可进行以下几个方面的干预。

（一）治疗器质性疾病

喂养困难儿童最常见的疾病有 5 类：胃肠道疾病、心肺疾病、神经发育障碍性疾病、遗传代谢性疾病、口鼻咽部疾病，其中以胃肠道疾病和心肺疾病最常见。因此，如果有器质性疾病，应首先进行治疗，如果没有证据表明喂养困难是器质性原因造成的，或者在器质性疾病治愈后喂养问题持续存在，应分析儿童进食的具体表现与亲子关系的类型，采取针对性的干预措施。

（二）口腔功能训练

对有口腔感觉运动功能异常的儿童可以进行口腔功能练习，包括口内和口周的按摩、口腔运动训练、味觉刺激等。

（三）稳定营养摄入

进行膳食评估后，对于摄入不足的儿童可以提供额外的能量补充，在饮食种类有限的情况下可以提供多种营养素补充，对已经确诊的单一营养素缺乏儿童，可以进行有针对性地补充。

（四）指导喂养行为

面对焦虑的父母，引导其将重点放在具体的喂养方法上，消除他们对于儿童体重和食物摄入量的过度担忧。以下几项基本的喂养原则是普遍适用的：避免用餐时分心；在进餐时保持愉快的状态；限制用餐时间；每日4~6餐，两餐间仅喂水；提供适合年龄的食物；引入新食物时先尝试8~15次；鼓励自主进食；允许一定程度的混乱。在初次评估后的2~4周内，如果喂养或生长问题没有改善，则需要进一步分析儿童的进食行为和家长的喂养方式，有针对性地进行干预。

喂养者的喂养方式主要分为反应型、控制型、放纵型、忽视型，其中反应型是最理想的喂养方式。关于反应型喂养，WHO制定了四个基本的原则：①鼓励儿童自主进食并且帮助他们；缓慢且有耐心，鼓励但不强迫；②儿童拒绝某些食物时，可以尝试不同的食物组合，以及其他口味、质地等；③尽量减少用餐时的分心；④在喂养过程中与儿童保持眼神接触和交流，让吃饭成为学习和爱的机会。对于控制型的父母，鼓励给儿童提供多种食物并且提供示范，让儿童自己进食；对于放纵型父母，应该指导其制定并遵守饮食计划表；而忽视型的喂养者除了饮食计划的指导外可能需要更多的干预，比如需要有其他的照顾者帮助，直到父母可以很好地觉察并满足儿童的需求。

七、预后

由于喂养和进食障碍表现多样，严重程度、病因不同，因此预后各异。

八、病例解析

患儿，男，11个月15天，因最近3个月出现进食少、拒食就诊。3 个月前无明显诱因出现食欲减退，进食少，主要表现为不喜欢吃辅食，进食米粉或菜泥、肉泥时常出现干呕，甚至呕吐出胃内容物，近 1 个月来见喂养者用勺喂即出现转头、推开、哭吵等行为，想吃成人食物但家长从未尝试给予。目前配方奶 230ml/ 次，每天 5~6 次，夜间一次，必须吃完才能入睡，否则哭闹，每天添加米粉 10g 左右，菜泥、肉泥极少。平时精神好，大小便正常，否认发热、咳嗽及皮疹，近来体重增长减慢。孕 35^{+6} 周产，产重 2.8kg，生后纯母乳喂养到 8 月龄开始加辅食，9 月龄断人奶加配方奶。定期儿童保健，8 月龄体重 9.6kg，身长 70cm，目前可独走数步、会手拿食物自喂、有意识叫爸爸妈妈、示需要。否认管饲、反复湿疹、食物及药物过敏史。妈妈为主要带养人。

查体：体重 9.7kg，身长 75.7cm，头围 46.9cm，精神好，活跃，面色及口唇欠红润，牙 4 枚，心脏无杂音，双肺（-），腹软，肝脾（-），外生殖器（-）。

1. 病史特点

（1）11^{+} 月龄男婴，35^{+6} 周早产儿，因进食少拒食 3 月就诊。

（2）临床表现主要为进食辅食时出现干呕、呕吐、抗拒，体重增长减慢，吃奶好，无呛奶、咳嗽、皮疹和大便改变，精神好；否认湿疹、食物过敏和其他疾病史。体检面色和唇色欠红润，无其余阳性发现。

（3）晚期早产儿，目前体格生长水平正常，8~11 月龄体重增长速度减慢，体型匀称；神经心理发育正常。

（4）膳食评价：营养素摄入水平按照奶量 230ml/ 次，5 次 /d、配方米粉 10g/d 计算，发现每天能量摄入约为 115kcal/kg，高于推荐摄入量，蛋白质 16.5g 低于推荐摄入量；膳食供能比中由奶类提供的能量过高，食物结构单一。

(5) 进食行为评价：患儿日平均摄入奶量 1 000ml 以上，夜间有进食后哭闹停止；辅食添加晚，家长喂养中存在控制倾向。

2. 诊断思路

(1) 从儿童方面评估：病史提示该早产儿追赶生长好，食欲好，行为发育正常，无伴随疾病症状体征，但辅食添加晚，婴儿晚期膳食结构不合理，配方奶提供能量占比过大，食物种类单一；否认过敏史，查体无异常发现。

(2) 从带养人方面评估：家长控制性喂养，导致患儿体重增长速度减慢，拒食泥糊状食物，出现干呕甚至呕吐。

目前结论：喂养困难。不符合回避 / 限制性食物摄入障碍的诊断标准，从营养评估的结果看，未达到营养不良的诊断标准。

3. 辅助检查 从膳食结构分析，饮食结构单一，体格评价发现体重生长速度减慢，查体发现面色和唇色欠红润，建议查血常规及血生化，了解是否伴有 I 型营养素摄入不足导致的营养相关性疾病，如缺铁性贫血。

4. 治疗

(1) 调整饮食结构，饮食多样化，食物质地适应患儿发育水平。

(2) 纠正不良饮食行为习惯，停止夜间进食。

(3) 帮助家长认识儿童的发育规律，改善喂养技能，顺应性喂养。

(4) 治疗并发症（如果辅助检查有阳性结果）。

(5) 膳食日记，1 个月后随访膳食情况和体格生长情况。

第二节　睡眠问题

一、概述

儿童睡眠问题是指在睡眠条件适宜的情况下，睡眠启动、睡眠过程、睡眠时间和睡眠质量等方面的异常表现，如入睡困难、夜惊、夜醒、梦魇等。睡眠问题如果持续存在，且频繁发生，影响了儿童的生活、学习以及身心健康，则发展为睡眠障碍。由于脑发育异常，神经发育障碍（NDDs）儿童的睡眠问题十分普遍，共患率高达 86%，远高于正常儿童（25%），主要为入睡困难、夜醒和睡眠时间缩短。正常儿童的睡眠问题通常症状较轻，持续时间不长，NDDs 儿童的睡眠问题大多会持续到青少年或成年期，易发展为睡眠障碍，对认知、情绪和行为等产生长期不良影响，进一步加重功能损害。

二、诊断标准

参照 ICD-11，神经发育障碍儿童的睡眠问题大致分为以下几类。

（一）失眠问题

尽管有足够的机会和睡眠环境，儿童在睡眠启动、维持或质量上仍存在问题，并导致日间功能下降。

1. 入睡困难　儿童在入睡时困难，通常需要 20 分钟以上才能入睡。

2. 夜醒 儿童夜间频繁醒来，难以保持连续睡眠。夜醒问题的界定尚未统一，美国国家睡眠基金会的专家共识认为，1 岁以上儿童每晚 ≥2 次夜醒（每次醒来 ≥5 分钟），学龄前期儿童每晚总夜醒时间 >20 分钟为频繁夜醒。

（二）异态睡眠

是指在睡眠中出现的异常发作事件。常见的有夜惊、睡行症、梦魇等。

1. 夜惊 儿童在夜间从睡眠中突然惊醒，通常伴随尖叫和极度恐惧，或是手足舞动、出汗、心动过速，次日不能回忆发作经历。

2. 睡行症 儿童在睡眠中起床并行走或出现不适当行为，持续数分钟，事后遗忘。

3. 梦魇 指儿童做内容恐怖的梦所引起的焦虑、恐怖发作。通常下半夜多见，醒后通常很快清醒仍记得梦的内容。

（三）昼夜节律睡眠 - 觉醒问题

指睡眠 - 觉醒周期的紊乱，通常表现为失眠、过度嗜睡或两者皆有，如睡眠时间持续延迟，导致入睡困难及在需要的时间觉醒困难，或者睡眠时间持续提前及过早醒来。

（四）睡眠相关运动问题

指在睡眠中发生的简单、刻板的躯体或肢体活动，扰乱了睡眠。常见的有磨牙以及其他睡眠相关的节律性运动问题，如节律性摇头、撞头、翻身等表现。

（五）睡眠相关呼吸问题

多见于颅骨发育异常或气道狭窄的发育障碍儿童。在睡眠期间因上呼吸道阻塞而反复出现呼吸暂停或低通气，或在睡眠期间因呼吸的缺失或减少而造成气流减少或停止，导致睡眠期间动脉血二氧化碳分压异常升高，氧分压降低。

（六）白天过度嗜睡

每天都有不可抑制的睡眠需求，至少持续数月。需要考虑发作性睡病、特发性嗜睡症等。

三、诊断思路

儿童睡眠问题的临床诊疗流程见图 16-2。

（一）病史采集

病史采集包括以下内容：①睡眠问题的表现；②睡眠问题的持续时间和特点；③与神经发育障碍的关联；④其他共患病情况（表 16-3）。

（二）睡眠评估

睡眠评估工具包括：睡眠日记、量表或问卷［简明婴幼儿睡眠问卷、小熊睡眠筛查问卷、儿童睡眠习惯问卷（children's sleep habits questionnaire，CSHQ）、睡眠紊乱量表、匹兹堡睡眠质量指数量表］、睡眠活动记录仪、多导睡眠监测（表 16-4）等。

（三）神经心理学评估

有精神健康问题的病史或症状可进行其他神经心理评估，如汉密尔顿焦虑量表（Hamilton Anxiety Scale，HAMA）、汉密尔顿抑郁量表（Hamilton Depression Scale，HAMD）等。

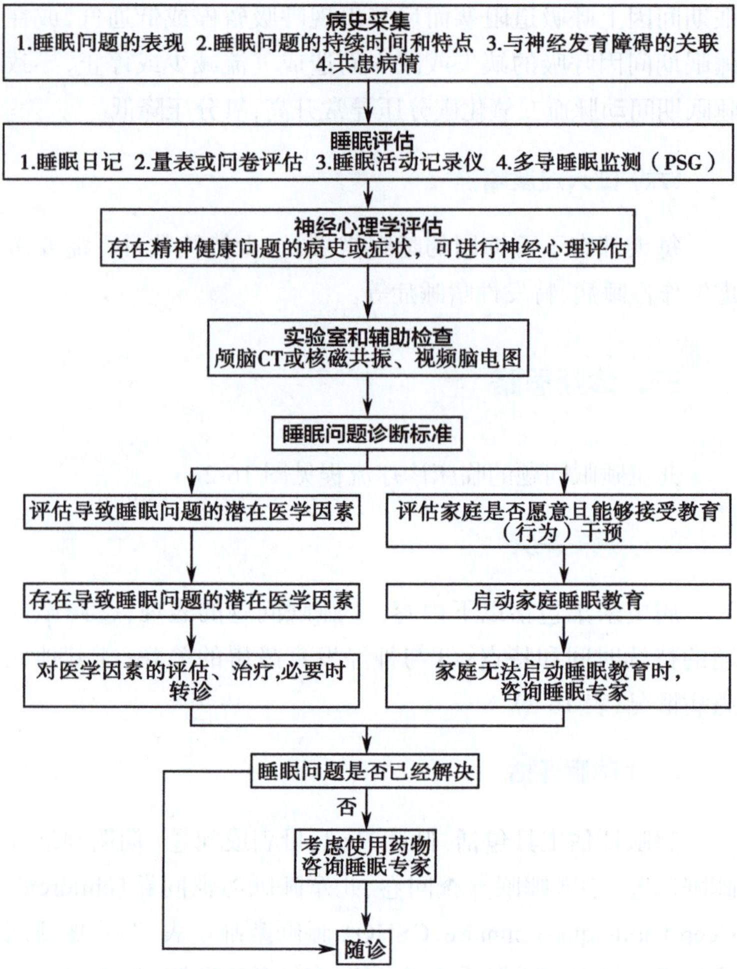

图 16-2 儿童睡眠问题的临床诊疗流程

（四）实验室和辅助检查

根据病史、评估结果选择必要的实验室检查，如颅脑 CT 或磁共振、视频脑电图等，以排除其他的健康问题。

表 16-3　儿童睡眠障碍临床病史采集关键因素

病史采集	关键因素
睡眠问题的表现	详细收集患儿睡眠问题的症状和表现。包括入睡困难、多梦、夜间醒来频繁、梦魇、睡眠时间过长或太短等
睡眠问题的持续时间和特点	了解睡眠问题的发展历史，包括症状何时开始、是否有周期性的恶化或改善
与神经发育障碍的关联	询问患儿是否已经被诊断为神经发育障碍，如ADHD、DLD、ASD等，并了解这些障碍是否可能与睡眠问题相关
其他共患病情况	了解患儿是否存在其他心理或行为问题，如焦虑、抑郁等

表 16-4　睡眠评估工具

评估工具	评估内容
睡眠日记	主要由儿童父母或青少年自行记录睡眠 - 觉醒活动，包括入睡时间、夜间觉醒时间、觉醒次数、早上起床时间、白天小睡时间等，建议睡眠日记至少记录 2 周
量表或问卷	简明婴幼儿睡眠问卷：家长根据儿童最近 2 周的睡眠情况和入睡习惯填写，主要调查儿童的白天和夜晚睡眠模式
	小熊睡眠筛查问卷：从 5 个方面对家长进行访谈，分别为：①就寝问题；②白天过度困倦；③夜醒；④睡醒规律和时间；⑤睡眠呼吸障碍
	儿童睡眠习惯问卷：该问卷采用回顾性调查方法，由父母回忆过去 4 周中儿童的睡眠情况，选择表现比较典型的 1 周进行问卷填写。问卷从 8 个不同层面反映儿童常见睡眠问题，分别为：①就寝习惯；②入睡潜伏期；③睡眠持续时间；④睡眠焦虑；⑤夜醒；⑥异态睡眠；⑦睡眠呼吸障碍；⑧白天嗜睡
	儿童睡眠紊乱量表：用于评估儿童睡眠紊乱的程度，包括入睡困难、夜间醒来、夜惊、噩梦、睡眠质量和白天睡意等方面

续表

评估工具	评估内容
量表或问卷	匹兹堡睡眠质量指数量表：从主观睡眠质量、入睡时间、睡眠时间、睡眠效率、睡眠障碍、催眠药物和日间功能障碍方面评定睡眠质量
睡眠活动记录仪	便携式睡眠记录仪和体动记录仪(用于连续性的家庭自然环境状态下的睡眠监测)，通过记录受试者活动量来评估患者睡眠时间、睡眠效率和睡眠模式
	微动敏感床垫睡眠监测系统：采用床垫式睡眠监测技术，通过监测心率变化，将其用于判别睡眠与清醒状态
多导睡眠监测	多导睡眠监测：是国际公认的睡眠客观评估的金标准。通过连续监测睡眠过程中的生理指标，如呼吸、动脉血氧饱和度、脑电图、心电图、心率等，以评估睡眠质量和病情严重程度。通常在病房完成，需要受试者的配合

四、鉴别诊断

1. 夜惊症需与额叶癫痫、儿童良性枕叶癫痫相鉴别(表 16-5)。

表 16-5　夜惊症的鉴别

疾病	发作时间	临床表现	脑电图征象
夜惊症	慢波睡眠(NREM Ⅲ、Ⅳ期)	呼吸、心率增快，肌张力增加，出现觉醒反应，但行为觉醒不完全，持续时间长	脑电图正常
额叶癫痫	浅睡期(NREM Ⅰ、Ⅱ期)	一夜数次，发作频率多，持续时间短	发作间期和/或发作期均可见额区为主的阵发性癫痫样放电

续表

疾病	发作时间	临床表现	脑电图征象
儿童良性枕叶癫痫	多数在夜间发作	视觉异常，如视幻觉和视错觉，伴有头痛、恶心、呕吐等症状，可有行为异常、易激惹、眼球持续偏斜等	发作间期脑电图局灶性癫痫样放电，可见起源于枕区的癫痫性异常放电或节律改变

注：NREM 指非快速眼动睡眠。

2. 梦魇、睡行症需与颞叶癫痫相鉴别（表 16-6）。

表 16-6　梦魇、睡行症的鉴别诊断

疾病	发作时间	具体表现	脑电图征象
梦魇	快速眼动睡眠，多发于黎明前数小时	因做噩梦引起，易被唤醒或自行突然觉醒，并立即清醒，能回忆梦中情节	发作时和发作间期脑电图均正常
颞叶癫痫		发作时有恐惧感和不同程度的意识障碍，不能被唤醒或中断发作立即自行觉醒，发作后不能回忆	发作时脑电图可见起源于颞叶的癫痫性放电
睡行症	非快速眼动睡眠的Ⅲ、Ⅳ期	在睡眠中起床并行走或出现不适当行为，持续数分钟，事后遗忘	发作时脑电图显示慢波睡眠图形或向超同步化的慢波节律转变，或出现去同步化的图形

续表

疾病	发作时间	具体表现	脑电图征象
复杂部分性颞叶癫痫		发作时意识模糊，伴有典型的自动症，如口部进食性自动症（如咂嘴、咀嚼、吞咽及舔唇等）、手的无目的刻板重复动作（如搓手、解扣子、反复开关抽屉等）以及反应性自动症（如可避开障碍物等），动作简单刻板，可继发全身强直-阵挛发作	发作时脑电图有明显癫痫性放电

五、治疗

以最常见的失眠问题为例。采取综合治疗方法，包括非药物治疗和药物治疗。

（一）非药物治疗

主要包括睡眠卫生教育、行为疗法等，首先从父母教育/行为干预开始，将行为治疗作为一线方案。只有当行为治疗无效或睡眠问题对患儿及家庭造成严重不良影响时，才考虑药物治疗。

1. 父母教育 父母的支持和鼓励对睡眠障碍的治疗至关重要，对父母的教育培训主要包括家庭睡眠卫生教育和基本行为策略。对存在睡前焦虑的患儿，父母的陪伴可能会缩短入睡潜伏期，但应该逐渐减少陪伴时间及次数，培养患儿独立入睡的习惯。父母还可以书写日记监测儿童的睡眠模式，有助于针对性地改善睡眠问题。

2. 调整睡眠环境 一般情况下需要控制光源，使用舒适的床上用品，维持适宜的房间温度，不使用电子设备。创造安静、舒适、较暗的入睡环境，对于焦虑儿童可以开一盏小夜灯。ASD儿童可能会寻求自我刺激而盯着光源，导致处于觉醒状态。

3. 行为疗法 NDD儿童所采用的行为干预策略与正常发育儿童相似，包括标准消退法、逐步消退法、积极就寝程序、渐变就寝时间、计划唤醒、睡眠限制、时间疗法，针对成人的认知行为疗法（CBT）经调整后适用于年龄较大的儿童（表16-7）。

表16-7 儿童睡眠障碍的行为治疗技术

技术名称	描述
标准消退	父母设置固定的就寝和起床时间，忽视儿童在这之前的不适应睡眠行为如哭闹、喊叫等
逐步消退	父母在患儿思睡但没有完全睡着的时候将其独自放到床上，按照事先设定的时间在患儿的卧室门口等待，必要时对其进行简短安抚，并逐渐延长等候的时间，直到最后患儿独立睡着，一般治疗1周会有明显的进展
积极就寝程序	父母为儿童制订规律、安静的就寝常规活动，并严格遵守
渐变就寝时间	父母暂时推迟儿童的就寝时间，使其接近实际入睡的时间。家长可以通过帮助儿童建立一套固定顺序、愉快、安静的睡前程序活动，包括洗澡、读绘本、抚触或听摇篮曲等，避免刺激性活动，为儿童入睡做好准备
计划唤醒	对于夜惊发作时间固定且频繁的患儿，可以在常规发作时间的前30分钟，微觉醒的时候（翻身或喃喃自语）将其叫醒，坚持2~3周，会有明显改善
睡眠限制	指儿童在床清醒时间过多引发失眠而采取的措施，目的是减少儿童在床清醒时间，提高睡眠效率。与渐变就寝时间相似，首先通过缩短在床时间使睡眠效率提高，在儿童成功适应新设定的睡眠时间后，再适当增加在床时间，直到达到理想的睡眠时间后结束

续表

技术名称	描述
时间疗法	用于生物节律性睡眠障碍的治疗，指导家长连续数天每晚将儿童的就寝时间推迟 2~3 小时，直到儿童能够在期望的就寝时间入睡为止。与渐变就寝时间不同的是，时间疗法持续延迟就寝时间，但不包括提前就寝时间的部分

4. 物理治疗 包括经颅磁刺激（transcranial magnetic stimulation，TMS）、经皮耳迷走神经刺激（transcutaneous vagus nerve stimulation，taVNS）和经颅直流电刺激（transcranial direct current stimulation，tDCS）。

（二）药物治疗

对睡眠障碍严重或行为治疗反应不佳，特别是严重影响儿童白天功能或家庭功能的情况下，可采取药物治疗，并与行为治疗结合进行。常用的药物为褪黑素、可乐定、抗组胺药等。

1. 褪黑素 作为一种睡眠调节剂主要用于调节睡眠 - 觉醒周期，尤其是入睡困难和夜间醒来频繁的儿童。建议从低剂量开始，如 0.5~1mg，睡前 30 分钟至 1 小时内服用，可根据具体情况，逐渐增加剂量，以改善治疗效果。常见的不良反应为头痛、恶心、头晕、晨间嗜睡、腹泻、皮疹和体温过低。

2. 可乐定 作为一种中枢性的 α_2 肾上腺素能受体激动剂，具有镇静作用，可用于治疗儿童失眠，尤其是伴有 ADHD 的儿童。对于体重 70kg 以下的儿童及青少年，通常起始剂量不超过 0.5mg/(kg·d)，至少服用 3 日后可增加剂量，逐步增加到 1.2mg/(kg·d) 的目标剂量。也可采用透皮贴剂，使用起来相对方便。可乐定可引起低血压、头晕、疲劳等副作用。长期使用需要谨慎，特别是在用药初期需要密切监测血压和心率。

3. 抗组胺药 盐酸苯海拉明可以应用于严重的失眠和夜惊儿童，剂量通常为每日1~2mg/kg，分3次服用。常见不良反应为嗜睡、口干、头晕等。苯海拉明在治疗儿童失眠中的应用存在较大争议。尽管其在短期内可能有一定疗效，但由于副作用和安全性问题，不推荐作为常规治疗方法。

六、预后

神经发育障碍与睡眠障碍之间存在相互影响，神经发育异常可导致睡眠障碍，睡眠障碍则可进一步加重神经发育障碍儿童的临床损害。因此，临床上应重视共患睡眠障碍的治疗。夜惊、梦魇及睡行症大多会随年龄增长而逐渐消失，入睡困难、夜醒持续时间较长。行为干预治疗为首选，效果不明显时，方可联合药物治疗。

七、病例解析

患儿男，7岁3个月，因“反复夜醒1月余”来诊。家长于1月余前发现患儿频繁夜醒，难以保持持续睡眠，每晚夜醒3~5次，约5~10分钟后可再次入睡，白天精神欠佳，容易疲乏。患儿既往确诊ADHD，病初口服盐酸哌甲酯18mg/次，每日1次，患儿注意力稍有改善。门诊行视频脑电图检查未见明显异常。

G_1P_1，足月剖宫产，出生体重3 100g，无窒息抢救史。无喂养困难，无牛奶、鸡蛋等食物及药物过敏史。1岁会独自走路，14个月会叫“爸”“妈”。

访谈：与患儿交谈过程中，患儿应答可，在诊室有时打断讲话，手部小动作多，在诊室内走动。

查体：神志清楚，颈软，身材匀称，无特殊面容，反应可。巩膜无红肿、无黄染，睑结膜无充血，咽无充血，扁桃体无肿大。双肺呼吸音清，无啰音；心音有力，心律齐；腹软，肝脾未触及肿大；四肢活动可，神经系统无阳性体征，指鼻试验欠佳。

（一）接诊该患儿，首先应考虑什么疾病？需要进一步采集哪些病史？

患儿因“反复夜醒 1 月余”就诊，患儿每晚夜醒 3~5 次，约 5~10 分钟后可再次入睡，持续时间 1 个月以上，查体未见阳性体征，行视频脑电图检查未见明显异常。根据 DSM-5 夜醒的诊断标准为 1 岁以上儿童每晚 ≥2 次夜醒（每次醒来 ≥5 分钟），该患儿从起病年龄和临床表现均与睡眠障碍符合。

患儿既往确诊 ADHD，目前服用盐酸哌甲酯缓释片治疗，鉴于药物不良反应可导致患儿出现睡眠问题，需进一步询问患儿服用盐酸哌甲酯缓释片前后睡眠变化情况。

（二）为明确诊断，需要完善哪些实验室检查和评估？

需进行睡眠评估，如睡眠日记、儿童睡眠习惯问卷、睡眠活动记录仪等，了解睡眠觉醒状况。如果存在精神健康问题的病史或症状，可考虑进行心理评估，以帮助诊断和治疗决策。

（三）该患儿的诊断和诊断依据是什么？

该患儿既往确诊 ADHD，以反复夜醒为主要表现，查体指鼻试验欠佳，余未见明显异常，视频脑电图检查未见明显异常，综上，该儿童的临床诊断为注意缺陷多动障碍共患夜醒。

（四）该患儿应该如何治疗？

该患儿明显存在 ADHD 基础病，首先与家长和患儿进行沟通，规范使用盐酸哌甲酯缓释片，根据病情控制情况缓慢加量，密切随访患儿症状改善情况及药物相关副作用。治疗时先进行家长睡眠教育培训，之后进行行为干预，若行为干预效果不良或合并严重行为问题可考虑联合使用药物治疗，制订长期、个体化的睡眠计划。

第三节　情绪问题

儿童常见的情绪问题主要是焦虑相关的问题和抑郁问题。广义的情绪问题可以包括从轻度的超乎常态的情绪反应，到严重程度符合诊断标准的情绪相关障碍。对问题的界定缺乏明确的标准，而且儿童的情绪问题经常以行为问题为表现，因此对某一类问题发生率的调查可能结果相差很大，我国对儿童的情绪问题尚没有权威性的流行病学调查。根据 2020 年发表的中国 6~16 岁儿童青少年行为和情绪问题的全国流行病学调查结果，总体的行为和情绪问题占 17.6%。

根据 2021 年我国对 6~16 岁在校儿童和青少年的精神障碍患病率的调查，焦虑障碍的总体患病率为 4.7%。其中，广泛性焦虑障碍为 1.3%，社交恐怖症为 0.8%，分离性焦虑障碍为 0.6%，惊恐障碍为 0.2%，不伴惊恐发作的场所恐惧为 0.1%，特定性恐惧症为 0.2%。抑郁障碍的患病率为 3.0%，其中重性抑郁症为 2.0%，心境恶劣为 0.3%。

问题可能是障碍的先兆或早期症状。无论对于基层儿科医生还是儿童精神科医生而言，及时发现并预防这些问题都对降低障碍的发生率和程度有积极意义，也是早期干预的重要方面。

一、焦虑和焦虑相关障碍

（一）概述

焦虑（anxiety）和恐惧（phobia）是以紧张、不安、担心、害怕为主的情绪问题，在很多情况下是对当前或未来的威胁性情景的正常反应。焦虑是对未来预期性威胁的反应，恐惧则是对当下感知到的、紧迫威胁的反应。

如果焦虑程度较高，而且是无明显原因的或不现实的、以焦虑为主的情绪反应，伴恐惧、不安的认知和自主神经活动亢进的焦虑性躯体反应，但没有或轻度导致个人的生活、学习和家庭显著受损，则视为问题。但如果焦虑的程度过高，表现为过度的恐惧、焦虑以及相关的行为紊乱，症状足够严重而导致显著的痛苦，或导致个人、家庭、社交、学业、职业或其他重要领域功能的显著损害，则成为焦虑障碍。

儿童的焦虑问题常见有分离性焦虑、恐惧性焦虑（特定性恐惧）、社交性焦虑、场所恐惧。如果严重程度足以成为障碍，则包括分离性焦虑障碍、恐惧性焦虑障碍（特定性恐惧症）、社交性焦虑障碍、场所恐惧症、广泛性焦虑障碍、选择性缄默、惊恐发作。

生物学、家族史和环境因素对焦虑的发生、发展都很重要。若家长焦虑，则儿童焦虑的发生率较高，广泛性焦虑障碍儿童的生物遗传学因素更为明显。家庭和环境因素有不恰当的教养方式、不安全性依恋、应激生活事件和创伤经历等都可能引发焦虑。

焦虑问题或焦虑症状还经常出现在应激相关障碍、强迫症、躯体化障碍以及器质性障碍中。

（二）诊断标准

依据世界卫生组织颁布的《国际疾病分类》第11版（ICD-11）中“精神、行为和神经发育障碍”的相关障碍诊断性描述，或美国精神病学会的《精神障碍诊断和统计手册》第5版（DSM-5）进行诊断。在诊断时，严重程度需要符合要求，并且不同的诊断症状需持续达到一定时间，同时满足排除标准。

ICD-11关于焦虑及恐惧相关障碍的诊断标准见表16-8。所有类型的严重程度都要满足“症状导致显著的痛苦，或导致个人、家庭、社交、学业、职业或其他重要领域功能的显著损害。”

表16-8　ICD-11关于焦虑及恐惧相关障碍的诊断

疾病分类	诊断标准
焦虑及恐惧相关障碍	表现为过度的恐惧、焦虑以及相关的行为紊乱，症状足够严重而导致显著的痛苦，或导致个人、家庭、社交、学业、职业或其他重要领域功能的显著损害。不包括：物质所致焦虑障碍疑病症、继发性焦虑综合征
广泛性焦虑障碍	表现为显著的焦虑症状，且这些症状需在至少数月内的大多数日子里持续出现。具体表现为以下两种情况之一：广泛性忧虑或对诸多日常事件的过度担忧。同时伴有附加症状，如肌紧张、运动性坐立不安、交感神经过度活跃等身体症状，以及主观感受的精神紧张、注意力难以集中、情绪易激惹或睡眠紊乱等症状。需要注意的是，这些症状不是另一种健康状况的临床表现，也不是由某种作用于中枢神经系统的药物或物质所致

续表

疾病分类	诊断标准
社交焦虑障碍	表现为在一个或多个社交情境中一致出现的、明显而过度的恐惧或焦虑。这类社交情境包括社交互动、被他人观察的情境或在他人面前表演时。个体担忧他(她)的行为举止或焦虑症状会导致他人负面的评价。个体抑制地回避这类社交情境,或不得不带着强烈的恐惧或焦虑情绪进入、忍受这些情境
分离焦虑障碍	表现为个体对与特定的依恋对象分离而感到显著的、过度的恐惧或焦虑症状。儿童分离焦虑的集中对象通常是主要的照料者、父母或其他家庭成员。分离焦虑的表现可包括:害怕依恋对象受到伤害或遭遇不测,不愿离家上学或上班,分离时反复而过度的痛苦。这些症状持续至少数个月
选择性缄默症	表现为在言语时的一致的选择性,如儿童只在特定的环境下有足够的语言能力(例如在家中),但在其他环境中一致地丧失语言能力(通常在学校)。这些紊乱持续至少 1 个月,并且不限于新入学的第 1 个月,若这些紊乱足够严重,可影响学业、职业表现,或影响社交性沟通。不能言语不是因为对该社交情境使用的语种知识不足或对该语种感到不适所致(例如在家和学校说不同的语言)

(三) 诊断思路

本病的诊断需要结合对焦虑症状病史的全面采集,以及由精神科医生进行的躯体检查、心理行为发育状态检查、心理发育测验。此外,还需要明确两个关键点:一是焦虑是否与特定的刺激有关,二是社会和家庭中是否存在强化症状的因素。焦虑和焦虑相关障碍的临床诊断按如下思路进行(图 16-3)。

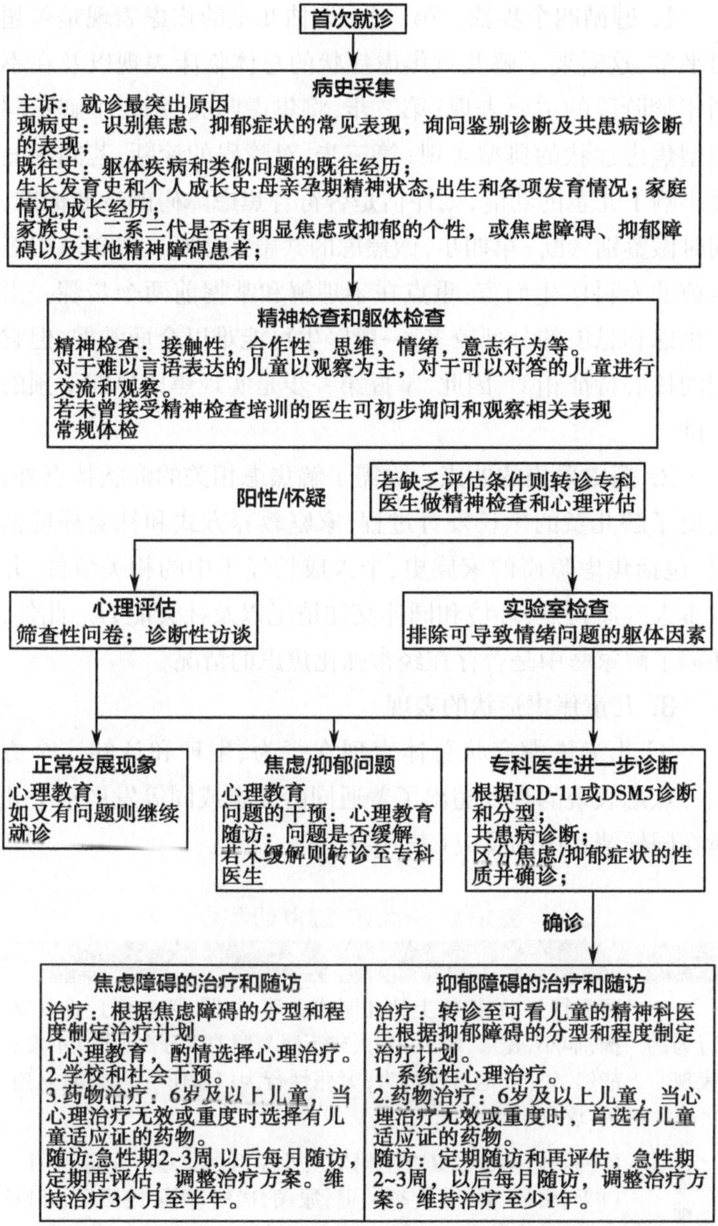

图 16-3 儿童焦虑、抑郁问题诊断思路图

1. 遵循四个步骤 第一步，评估儿童的焦虑表现是否超出平常，这需要了解儿童焦虑症状的总体临床表现以及在不同年龄阶段的主要表现；第二步，将焦虑归类，需要了解不同类型焦虑症状的典型表现；第三步，对障碍的诊断，若问题显著影响了儿童的功能，则评估是否符合焦虑障碍的诊断标准，同时做鉴别诊断；第四步，做焦虑的共患病诊断。对于基层医生或非专科医生而言，重点在于理解和掌握前两个步骤。由于焦虑和恐惧的分型较多，一般医生可能难以全面掌握，但它们的核心特征相似，因此，掌握第一步是实现焦虑早期干预的关键。

2. 病史采集的要点 除需了解焦虑相关的症状特点外，还要了解儿童的生长发育过程、家庭教养方式和社会环境情况，包括焦虑障碍的家族史、个人成长经历中的相关事件、儿童本人气质特点、环境和同伴交往情况以及社会能力。此外，还需了解家庭中是否存在经常强化焦虑的情况。

3. 儿童焦虑症状的表现

(1) 儿童焦虑症状总体表现在行为、生理和认知三个方面。焦虑表现的程度超出了普通同龄儿童或同等发展水平儿童在同样情景中的反应（表 16-9）。

表 16-9 儿童焦虑症状的表现

症状	表现
行为的表现	回避行为，如拒绝上幼儿园或上学；烦躁、哭吵而且难以安抚；胆小，退缩，缄默；黏人或不愿与照养人分离；坐立不安；茫然、失神；退行性行为；紧张性行为；“僵住”不动；对立违抗，攻击
躯体的表现	各种躯体不适但又查不出器质性原因，如心慌、气促、多汗、口干、头晕、恶心、食欲减退、尿频、遗尿、便秘或腹泻、睡眠不安、噩梦多、肌肉紧张、颤抖或抽搐

续表

症状	表现
认知的表现	过分担心、害怕，如怕失去家长、怕考试、怕被老师批评、怕发生灾难等；注意力不集中，容易分心；感到现实不真实，感到脑中空白

不同年龄阶段儿童的表现有较大差异。低龄儿童以行为和躯体症状为主，婴幼儿常表现为烦躁、哭闹不安，不肯睡觉、进食减少，学龄前幼儿常表现出胆小、黏人、哭闹、拒绝上幼儿园以及退行性行为；大龄儿童和青少年的躯体症状较多，能体验到自己的紧张、害怕并能诉说出来，反复寻求保证、注意困难。行为症状多为紧张性行为、易激惹、不愿上学。

（2）不同类型焦虑问题的典型表现见表16-10。

表16-10　不同类型焦虑问题的典型表现

类型	表现
分离性焦虑	与家长或依恋对象分离或将要分离时，产生与发育水平不符的过度焦虑，出现不切实际的担心、哭喊、发脾气、痛苦、淡漠或社会性退缩等症状
恐惧性焦虑	对某对象或处境产生过分的害怕，并且回避这类引起害怕的情景。如果很少接触恐惧的对象，则对日常生活影响不大。年纪大些的儿童明知恐惧的对象不会对自己有特别的危险，而仍反复、突然地因此而产生强烈的恐怖情绪
社交性焦虑	对陌生人持久或反复的害怕或回避，并出现社会功能失常。但同时，患儿仍选择性地与熟悉的家人和小伙伴保持正常的交往。幼儿往往表现为行为问题，如让他们见人就发脾气、拒绝与朋友玩、逃避社交场合
广泛性焦虑	表现为持久、过分和不现实的担心，没有特定的对象或情景。担心的内容多并可以变换，但担心的实质则很难转变。比其他儿童更过分地担心，如自己的成绩和能力、安全问题、灾害、事故

续表

类型	表现
选择性缄默	在特定的社交场合（通常在学校）需要讲话时却保持不语，而在其他场合则语言和言语能力正常，不说话不是因为所用的语言能力不足所致

4. 评估和检查

（1）焦虑和焦虑相关障碍相关心理评估见表16-11。

表16-11　焦虑和焦虑相关障碍相关心理评估

年龄	量表
6岁以下	家长填写的幼儿焦虑量表
	婴幼儿精神障碍诊断性访谈（Diagnostic Infant and Preschool Assessment，DIPA）
6岁以上	儿童精神障碍诊断性访谈工具（Kiddie-Schedule of Affective Disorders and Schizophrenia，Kiddie-SADS）
	儿童精神病综合征访谈问卷
7岁以上	自我评估问卷《儿童焦虑性情绪障碍筛查表》（*Screen for Child Anxiety Related Emotional Disorders*，SCARED），用于评估7~16岁儿童

（2）躯体检查和实验室检查：检查是否存在有焦虑症状的潜在性器质性疾病，或由于焦虑导致的躯体损伤（如营养问题、抠抓身体的伤痕）。实验室检查应根据病史和体检收集的情况而酌情选择，如心电图、甲状腺功能检查、磁共振等，排除可能导致类似焦虑症状的躯体疾病，避免过度的躯体检查。

（四）鉴别诊断

1. 焦虑问题儿童与正常儿童的焦虑鉴别　考虑该儿童焦虑和恐惧的合理性，担心的强烈程度、持续时间，内容是否与情境、年龄、发展水平以及文化背景相符合，是否明显影响到儿童的日常生活、交往、学习。

2. 鉴别是否由于躯体疾病、药物及其他精神疾病或发育障碍所致的焦虑，通过详细的病史采集了解相关内容。

（五）共患病

焦虑和焦虑相关障碍常与抑郁和抑郁障碍共患，同时也常与注意缺陷多动障碍、孤独症谱系障碍等神经发育障碍性疾病共患。

（六）治疗

总体原则一般以心理行为治疗为主、药物治疗为辅。家长参与治疗过程很重要。对儿童的治疗应与家长心理教育结合起来，给儿童提供一个稳定和支持性的家庭环境对预防和治疗焦虑有重要意义。

1. 心理教育 首先要建立良好的医患关系，向家长和儿童青少年解释焦虑的表现和原因，减少产生焦虑的不利因素，尽量减少心理社会应激或创伤事件，消除对焦虑症状的误解。如针对焦虑躯体化的症状，可以通过解释消除家长和患儿对躯体疾病的担心，避免不必要的躯体检查。鼓励焦虑的儿童及其家庭尽量正常生活，预防继发性获益和功能受损。

2. 心理行为干预 重视预防性干预，在幼儿园、学校设立心理培训，教儿童学习情绪管理的策略。治疗焦虑症状或障碍时，以认知行为干预方法或治疗为主，如系统脱敏法、榜样示范法、角色扮演、想象、行为奖励、放松训练、游戏疗法、家庭治疗等。对于由创伤事件导致的焦虑则采用聚焦心理创伤的心理治疗，如聚焦创伤的认知行为治疗和眼动脱敏再加工治疗。此外，家长需要参与学习应对儿童焦虑的策略和如何给儿童做榜样，以及调整自己的焦虑。

3. 学校和社会干预 了解与儿童拒绝上学有关的学校和社会因素，判断拒绝上学与焦虑有关的原因，如被欺负或担心学业失败、学习困难等，给予相应处理。

4. 药物治疗 严重焦虑时，可选择小剂量的有抗焦虑作用的药物，并考虑药物的适合年龄。6 岁前的幼儿原则上不用药物治疗。

（七）预后

分离性焦虑和恐惧性焦虑预后良好，症状往往随着年龄增长而减轻或消失。社交性焦虑和广泛性焦虑如果得到早期、有效的治疗，也预后良好，但仍有以后发生同类或其他类型焦虑的倾向。

二、抑郁和抑郁障碍

（一）概述

抑郁的主要表现为情绪低落，儿童出现超乎平常的抑郁状态可以属于不同的情况，可以是抑郁障碍（depressive disorders）（又称抑郁症）的抑郁发作，也可以是应激相关障碍或其他精神障碍的症状。

抑郁障碍是一组以情感低落为特点的疾病，抑郁发作期间几乎每天表现出抑郁心境，或对活动的兴趣减少，持续至少 2 周，并伴有其他症状。抑郁障碍主要包括各种抑郁发作的抑郁障碍和恶劣心境障碍。DSM-5 中还增加了破坏性心境失调障碍。

抑郁的性别比例随年龄而不同。儿童中，男孩和女孩的比例相当，青少年中女孩的比例明显增高，男女比例为1∶2，与成人接近。

抑郁障碍的病因与发病机制主要体现在遗传学证据、环境因素以及应激事件的影响。首先，遗传学证据表明，家长中有抑郁患病者是儿童和青少年患病的强烈预测因子，儿童重性抑郁的发生也与双相障碍的家族史有关。在环境因素方面，抑郁儿童的家庭经常对孩子的指责批评较多、关怀少、冲突多、沟通差，家庭的婚姻矛盾、物质滥用、缺乏支持是儿童抑郁的高危因素。此外，应激事件会明显增加抑郁症状的发生率，个人内在素质和应激事件的交互作用被认为是导致抑郁发生的重要机制。

（二）诊断标准

1. 诊断要点 以情绪低落为核心，抑郁障碍的诊断依据国际精神疾病诊断标准ICD-11或美国的DSM-5，判断严重程度和持续时间是否符合诊断要求，且符合排除标准。抑郁障碍表现为抑郁心境（如感到悲伤、易激惹、空虚）或愉悦感的丧失，伴有其他认知、行为或自主神经的症状，对个体功能水平有显著影响。诊断需要排除异常的抑郁症状不是由于酒精、药物、内分泌疾病（如甲状腺功能减退）所致，或任何器质性病变所致。

根据ICD-11的诊断分类标准（表16-12），抑郁障碍的具体分类要求如下。首先，所有的抑郁障碍分类中均需排除提示存在双相障碍的躁狂发作、混合发作或轻躁狂发作史，若有这些症状，则提示存在双相及相关障碍。其次，除单次/复发性抑郁障碍外，均要求这些症状不是其他医疗状况的表现，也不是物质或药物对中枢神经系统作用的结果（包括戒断反应）。此外，若持续的抑郁症状足够严重，还可能导致明显的痛苦或显著损害其个人、家庭、社会、教育、职业或其他重要领域的功能。如果功能得以维持，则需要通过付出大量的额外努力。

表 16-12　ICD-11 关于抑郁障碍的诊断分类

疾病分类	诊断标准
单次发作抑郁障碍	出现一次抑郁发作或有一次抑郁发作史（症状持续至少 2 周）
复发性抑郁障碍	至少 2 次抑郁发作史，可包括当前发作，两次发作之间有数月无明显的心境异常
恶劣心境障碍	患者自我报告或他人观察到的持续性抑郁心境（即持续 2 年或 2 年以上），在一天中的大部分时间，且在大多数的日子里均存在。儿童、青少年的抑郁心境可以表现为持续性的易激惹
	抑郁心境伴其他抑郁发作的典型症状，程度可以比较轻
	在疾病的最初 2 年中，从未有持续 2 周、症状的数量和持续时间达到抑郁发作的诊断要求
	可有短暂的无症状间歇期，但自发病以来，从未出现超过 2 个月的稳定缓解期
混合性抑郁和焦虑障碍	在 2 周或以上的时期内，每天的大多数时间都存在抑郁和焦虑症状
	无论抑郁症状还是焦虑症状，单独来看，在严重程度、数量或持续时间上，均不足以诊断为其他任何一种抑郁障碍或焦虑及恐惧相关障碍
经前期烦躁障碍	略
其他特定抑郁障碍	略
未特定的抑郁障碍	略

2. 抑郁障碍的抑郁与非抑郁障碍的抑郁的区别见表 16-13。

表 16-13 抑郁障碍的抑郁与非抑郁障碍的抑郁的区别

分类	特点
抑郁障碍的抑郁	其基本特征是心境低落、兴趣和愉快感丧失、精力降低，在儿童青少年中易激惹可替代抑郁心境的表现，持续至少 2 周。若个体有躁狂发作、混合发作或轻躁狂发作史，则不应诊断为抑郁障碍
非抑郁障碍的抑郁	通常与应激有关，属于应激相关障碍中的抑郁症状，这类抑郁可以找到明显的应激源，一旦应激因素解决或脱离该情境，儿童的情绪就明显好转。例如，许多学龄儿童和青少年的抑郁与学业压力有关，表现为一上学就情绪低落，而一旦停止学习或学业压力减轻则情绪好转。此外，近期经历父母离异或亲人去世也可能引发类似的抑郁状态。还有的抑郁症状是继发于焦虑障碍，随着焦虑症状的缓解，则抑郁状态也随之减轻

（三）诊断思路

本病的诊断需要结合对抑郁症状病史的全面采集，以及由精神科医生进行的躯体检查、心理行为发育状态检查、心理发育测验。临床诊断思路见图 16-3。

1. 遵循四个步骤 第一步，评估儿童的抑郁是否成为一个问题，即抑郁的程度是否超出平常且难以用曾用过的方法缓解，这需要了解儿童抑郁症状的总体临床表现以及在不同年龄阶段的主要表现；第二步，区分抑郁症状的性质，是倾向于抑郁障碍，还是非其他类型精神障碍的抑郁状态；第三步，抑郁障碍的诊断，同时进行鉴别诊断；第四步，进行焦虑的共患病诊断。对于精神科医生而言，区分抑郁的性质经常是一个难点，由于抑郁不论程度的轻重都可能导致极端的消极后果，因此，对于基层医生或非专科医生来说，做到早期发现抑郁症状、及时转诊是关键。

2. 病史采集的要点 除需了解抑郁相关的症状特点外，还要了解儿童的生长发育过程、家庭教养方式和社会环境情况，包括抑郁障碍的家族史、个人成长经历中的相关事件、儿童本人气质特点，环境和同伴交往情况以及社会能力。此外，还需了解家庭中是否存在经常强化抑郁的情况。

3. 临床表现 儿童抑郁障碍的核心症状与成人相同，但受儿童认知和情绪发展水平的影响，抑郁症状的临床表现经常与成人不同，并因年龄阶段而有所差异。典型的抑郁症状是情绪低落、兴趣或愉快感减退甚至丧失，精力不足或乏力，以及易激惹、睡眠障碍、食欲改变、缺乏自尊和自信、自我评价过低、社会退缩、自杀观念或行为等。

(1) 儿童抑郁的常见表现：缺乏动力或不爱玩；缺乏好奇和探索欲；经常感到无聊 / 厌烦；学业成绩下降；自我评价负面；集中注意或静坐困难；不活跃或缺乏互动；易激惹，激越，攻击；难入睡或嗜睡；喜欢谈论死亡。婴儿可表现出漠然、无兴趣或伤心的表情，重者出现生长延迟和精神运动性发育迟缓。快感缺乏对诊断学龄前抑郁障碍更有特异性。学龄儿童可表现出很多焦虑症状和躯体主诉，甚至可掩盖抑郁症状。

(2) 青少年抑郁的常见表现：情绪消极或过于敏感，易激惹，容易争辩，冲动；主动性和动力下降或缺乏，不愿意参加活动；感到无聊 / 厌烦；静坐困难，坐立不安；不活跃或缺乏互动；自我评价负面；注意难集中，容易分心；睡眠障碍表现为难入睡、早醒或睡眠过多，早醒是重度抑郁障碍的特征性症状；躯体不适的主诉；食欲和体重改变；感到绝望，反复想死或与死亡有关的主题，企图自杀。抑郁严重者有精神病性症状，多疑、幻觉、妄想。

DSM-5 首次提出破坏性心境失调障碍(disruptive mood dysregulation disorder,DMDD),并在 6~18 岁的儿童青少年中首次诊断,以严重反复的发脾气为特征,在程度和持续时间上严重超乎所处情形。

4. 检查和心理评估

(1)躯体、内分泌检查:可以排除药物、躯体疾病所致的心境异常。

(2)筛查问卷:精神症状筛查量表;儿童行为筛查量表;青少年自我报告量表;贝克抑郁症状量表Ⅱ-儿童抑郁调查表;儿童抑郁自评量表。

(3)访谈:采用与焦虑障碍同样的访谈工具。

(四)鉴别诊断

1. 对立违抗性障碍 以易激惹、发脾气、过分的不服从、违拗为主要表现,但具有情境性,在不涉及需要服从、听指令的场合则情绪表现正常,发脾气的程度较躁狂轻。

2. 焦虑障碍 焦虑障碍以持久的过分担忧为主,选择性缄默的不言语有情境性,兴趣、愉快感基本保持正常。

(五)共患病

抑郁和抑郁障碍常与焦虑和焦虑相关障碍共患,同时也常与注意缺陷多动障碍、孤独症谱系障碍等神经发育障碍性疾病共患。

(六)治疗

1. 心理教育 不论采取哪种方法治疗,都必须先进行家庭心理教育。需要告知患者及其家属关于抑郁的原因、性质、病程等相关知识和治疗计划,并嘱咐预防自伤和自杀。对于大龄儿童和青少年的心理教育，需要告知与抑郁相关的知识，予以心理支持和鼓励，对有消极观念和自杀观念甚至行为的患儿需要设法提供更多的心理稳定化策略。

2. 心理治疗 适合轻度或中度抑郁发作的患儿，以及在发作缓解期间进行心理支持。对于儿童青少年常采用认知行为治疗、家庭治疗、游戏治疗等。对于低年龄儿童，游戏治疗或沙盘治疗更容易进行。但心理治疗效果不佳，则要采取药物治疗。

3. 药物治疗 确诊抑郁障碍的儿童青少年，药物治疗的原则是足量、足疗程，分急性期、缓解期和维持期 3 个治疗阶段。

（1）抗抑郁药治疗：首选有儿童适应证的药物。

（2）心境稳定剂：对抑郁发作伴有精神病性症状或有强烈自杀倾向者，可合并小剂量心境稳定剂或抗精神病药物。

（七）预后

儿童期抑郁障碍是慢性、复发性疾病，伴持续的功能损害，需要早期识别和治疗，复发率较高，如果得不到充分治疗，则预后不良。属于其他障碍的抑郁也应早期干预，否则会导致学业成绩差、社会功能缺陷、自杀倾向增加、物质成瘾、网络过度使用、游戏成瘾等问题。

（八）病例解析

男孩，6 岁，因“乱想、容易担心近 1 个月”就诊。

现病史：患儿某日在给小螃蟹换水时，螃蟹掉到厕所下水道中，此后开始反复问螃蟹会堵厕所吗？虽然现实未堵塞但仍担心。此后，经常乱想、担心，如：吃东西怕吃到细菌，检查食物上有无黑点；不小心撞人后大哭，担心被骂；在幼儿园怕落后于其他小朋友；怕妈妈不喜欢自己，反复问妈妈“还喜欢我吗？”……因“乱想”而烦躁，经常哭泣，带其外出游玩则有所减轻，但停下活动就又开始“乱想”。此外，伴尿频，经常说肚子胀，生殖器不舒服，进食减少，晚上因“乱想”而难以入眠，到医院检查躯体无异常发现。

既往史：个性内向、胆小、易担心，但无类似本次程度的发作。

生长发育史：G_2P_1，出生和体格生长发育均无异常，认知和运动能力与同龄儿童无异，无特殊躯体疾病史。核心家庭，父母养育，母亲是家庭主妇，以照顾孩子为主，照顾弟弟时间更多，父亲与孩子们互动少，家庭关系尚可，偶尔发生短时间的争执；无特殊不良经历，适龄上幼儿园。

家族史：父母均容易焦虑但未因此就诊。

躯体检查：未见异常。

精神检查：神志清楚，年貌相符；被动接触可，合作，见医生之初不愿回答问题，眼神回避，熟悉后可回应，对答切题，言语简答，语音低，语调适切；未引出幻觉妄想，存在广泛性焦虑症状，体现为对多种事物的过分担心；表情紧张，胆怯，情感适切；兴趣适龄。

1. 接诊该患儿，首先应考虑什么问题？

根据反复担心的主诉、现病史中的表现以及精神检查，首先考虑焦虑问题，而且其焦虑问题的强度和广泛性超乎寻常，需要进一步评估和诊断是否达到障碍的程度。

2. 为明确诊断，需要完善哪些评估？

心理评估：选择适合学龄前的心理评估，包括筛查性问卷和诊断性访谈。

本案例检查结果：儿童行为问卷和长处短处问卷均提示有情绪问题；幼儿焦虑问卷提示广泛性焦虑和社交焦虑；

DIPA 提示存在广泛性焦虑症状、强迫思维；家庭功能提示存在情感投入和合作问题；家庭环境评估提示矛盾偏强；其余结果略。

3. 该患儿的诊断和诊断依据是什么？

诊断：焦虑状态——焦虑障碍（广泛性焦虑障碍）。

依据：焦虑症表现为对多种事物的过分担心，体现在认知、情绪以及躯体症状（如尿频等）上，显著影响患儿的日常生活和社交。本次发作的症状已持续 3 周多，但患儿此前已有长期焦虑病史，结合焦虑的家族史、发病前的个性特点以及焦虑问题，若本次发作不及时干预，则症状可能持续较长时间，并发展为慢性或反复发作状态。经评估，可排除其他类似的精神障碍（如抑郁障碍）和躯体障碍。

根据 ICD-11 或 DSM-5，该患儿均符合焦虑障碍（广泛性焦虑障碍）的诊断，目前为焦虑状态。

4. 该患儿的病因是什么？需要完善哪些实验室检查？

起因是螃蟹掉入下水道，但这仅是诱因而非病因，父亲与孩子活动少、家庭功能和环境的不足是症状的不利因素，鉴于该患儿有明显的焦虑家族史和个性特点，病因主要为生物学因素与环境因素的交互作用导致症状的发作和长期持续。

需要完善生化检查如甲状腺功能以及脑电图检查，排除引起类似症状的器质性疾病。

5. 该患儿应该如何治疗？

（1）学龄前儿童的焦虑障碍首选心理治疗：包括心理教育、针对儿童本人以情绪调控为主的心理治疗方法以及家庭治疗，或其他适合的心理治疗。心理教育如告知家长关于孩子问题的性质和应对指导，如增加父亲与孩子的互动、增加家庭中积极的情感表达、缓解家长对孩子问题的焦虑等。若有条件则进行进一步的心理治疗。

(2) 因心理治疗起效慢，考虑应尽快缓解患儿的症状，6岁时可予以小剂量 SSRI 类药物治疗（舍曲林最适合该儿童的年龄和诊断）。

6. 该患儿如何随访？

根据治疗方案而定。心理治疗通常每周 1 次；若使用药物治疗，则急性期每 2~4 周随访一次，以便及时调整治疗方案；症状显著缓解后每个月随访一次，直至痊愈；维持巩固 3 个月至半年（视症状缓解情况而定），无复发则逐渐减量停药结束治疗。

（程 茜　张风华　张劲松）

自我测试

一、单项选择题

1. 关于反应型喂养，WHO 的基本原则不包括

A. 鼓励儿童自主进食

B. 尝试不同的食物组合

C. 限制用餐时间

D. 尽量减少用餐时的分心

2. 下列不符合儿童喂养障碍（PFD）的是

A. 无法经口摄入足够的食物满足营养需求

B. 必须无发育迟缓

C. 持续 2 周以上

D. 分为急性<3 个月和慢性≥3 个月

3. 儿童喂养困难最常见的器质性疾病是

A. 口鼻咽部疾病

B. 神经发育障碍性疾病

C. 遗传代谢性疾病

D. 胃肠道疾病和心肺疾病

4. 儿童夜醒问题的定义标准中,以下描述正确的是

A. 每晚≥1次夜醒(每次醒来≥10分钟)

B. 每晚≥3次夜醒(每次醒来≥3分钟)

C. 每晚≥2次夜醒(每次醒来≥5分钟)

D. 每晚≥4次夜醒(每次醒来≥2分钟)

5. 下列被称为异态睡眠的是

A. 儿童在夜间频繁醒来,难以保持连续睡眠

B. 儿童在夜间突然惊醒,伴随尖叫和极度恐惧

C. 儿童在睡眠中起床并行走

D. 儿童在入睡时困难,通常需要30分钟以上才能入睡

6. 对夜惊的描述正确的是

A. 儿童在夜间频繁醒来,难以保持连续睡眠

B. 儿童在夜间从睡眠中突然惊醒,伴随尖叫和极度恐惧

C. 儿童在睡眠中起床并行走,通常在深度非快速眼动睡眠(NREM)时发生

D. 儿童经历令人不愉快的梦境,通常在快速眼动睡眠(REM)时出现

7. 关儿童焦虑问题的治疗原则是

A. 焦虑问题首选药物治疗

B. 焦虑障碍不需要药物治疗

C. 焦虑的心理干预只对儿童本人进行

D. 一般以心理行为治疗为主、药物治疗为辅

8. 常见的焦虑问题不包括

A. 分离性焦虑

B. 恐惧性焦虑(特定性恐惧)

C. 选择性缄默

D. 场所恐惧

9. 焦虑障碍发生的原因,最合理的观点是

A. 心理学因素最重要

B. 生物学因素最重要

C. 生物学、家族史和环境因素对焦虑的发生、发展都很重要

D. 教养方式不当

10. 儿童抑郁障碍的症状是

A. 核心症状与成人完全相同

B. 临床表现与成人不同,并因年龄阶段而有所差异

C. 核心症状与成人有很大不同

D. 各年龄阶段的表现一样

二、多项选择题

1. 喂养困难中提示器质性疾病的警示信号有

A. 吞咽困难、误吸

B. 频繁呕吐、腹泻

C. 心脏闻及明显杂音

D. 不喜欢某种食物

2. 喂养困难中提示行为异常的警示信号有

A. 极端的挑食

B. 喂食时常出现哽噎、呕吐

C. 进食后突发皮疹

D. 在触发事件后突然停止进食

3. 睡眠失调的临床表现包括

A. 入睡困难

B. 夜醒问题

C. 早醒

D. 睡行症

4. 异态睡眠的临床表现包括

A. 夜惊

B. 早醒

C. 睡行症

D. 梦魇

5. 行为疗法是具有较高循证医学证据的睡眠障碍治疗方法，主要内容包括

A. 标准消退法

B. 逐步消退法

C. 积极就寝程序

D. 渐变就寝时间

E. 计划唤醒

F. 睡眠限制

G. 时间疗法

6. 睡眠障碍的治疗主要包括

A. 父母教育

B. 调整睡眠环境

C. 行为疗法

D. 药物治疗

E. 物理治疗

F. 运动治疗

7. 焦虑问题或焦虑症状还经常出现在

A. 应激相关障碍

B. 强迫症

C. 躯体化障碍

D. 器质性障碍

E. 注意缺陷多动障碍

8. 儿童焦虑症状主要表现包括

A. 幻觉

B. 回避行为，紧张性行为

C. 躯体的各种不适表现

D. 过度的恐惧、担忧

E. 妄想

9. 对儿童焦虑问题的干预

A. 不需要提前干预

B. 可以在幼儿园、学校进行情绪管理

C. 比较常用的方法有认知行为干预或治疗

D. 对由创伤事件导致的焦虑采用聚焦创伤的心理治疗

E. 有焦虑症状就应及时用抗焦虑药物治疗

10. 儿童抑郁的常见表现包括

A. 缺乏动力或不爱玩

B. 快感缺乏，经常感到无聊/厌烦

C. 不活跃或缺乏互动

D. 缺乏好奇和探索欲

E. 无兴趣或伤心的表情

三、病例分析题

1. 患儿，女，6个月20天，因不吃配方奶10余天就诊。10余天前因母亲上班停止母乳用配方奶喂养，患儿拒食，常用舌头顶出奶嘴或在嘴里玩弄奶嘴不愿吞食，每天仅勉强进食5~6次，总量约300~500ml，无呕吐及咳嗽，大便每天3~5次，稀糊状，无黏液和血，较母乳喂养时次数增多，额头、脸和唇周红色皮疹时多时少，反复出现，与母乳喂养时无明显差异。出生史无异常，生后母乳喂养至6月龄，尚未添加辅食。4月龄体重8kg，身长66cm，6月龄体重8.5kg，身长69.2cm，行为发育正常。2月龄曾患上呼吸道感染一次，否认药物过敏史。母亲自幼不喜欢喝牛奶，自诉闻不惯牛奶的气味。3年前患过敏性鼻炎。体格检查：体重8.4kg，身长69.5cm，精神可，前囟1cm，额面部及唇周可见红色斑丘疹，额部皮疹伴少许渗出及抓痕，心肺(–)，肝脾未及，阴囊及肛周皮肤发红，四肢肌力肌张力正常。

问题：①初步诊断及诊断依据是什么？②需要做哪些检查辅助诊断？③目前如何进行喂养指导？

2. 患儿，男，3岁4个月。因“入睡困难1个月”来诊。

家长1个月前发现患儿入睡前在床上翻来覆去，会坐起来，用手挠头，有时哭闹，从上床到入睡通常持续约45分钟到1小时，有时更长。入睡后觉醒频繁。一旦入睡后醒来，很难自行重新入睡。通常需要父母陪伴，直到再次入睡。曾于我院就诊，予以睡眠指导，包括讲故事、放轻音乐，在房间里创造更加舒适的环境，其睡眠情况无明显的改善。近1个月上述症状加重，入睡时表现为抗拒入睡、剧烈哭吵，需要父母抱起在房间走动，摇晃和轻拍入睡，夜间醒来次数增多，觉醒时间延长，难以再次入睡，白天出现精神不佳，困倦，思维和行动能力下降，脾气暴躁。患儿既往确诊ASD，未在康复机构正规治疗训练。次日到我院就诊，视频脑电图检查未见异常。睡眠多导监测未见异常。

G_1P_1，41^{+1}周剖宫产，出生体重2 950g，既往确诊孤独症谱系障碍，无窒息抢救史。无喂养困难，无牛奶、鸡蛋等食物及药物过敏史。1岁4个月会独自走路，18个月会叫“爸”“妈”。

访谈：与患儿交谈过程中，患儿呼名不应，缺少目光交流和共同注意，不理人，无法回答简单问题，喜欢转手、突然大叫。

查体：神志清楚，身材匀称，无特殊面容。巩膜无红肿、无黄染，睑结膜无充血，咽无充血，扁桃体无肿大。双肺呼吸音清，无啰音；心音有力，心律齐；腹软，肝脾未触及肿大；四肢活动可，神经系统无阳性体征。

评估：儿童ABC评定量表总分69分；M-CHAT筛查量表，总阳性项5项，核心阳性项目4项；CARS评定量表，总分37分，≥3分项：4项。婴儿-初中生社会适应行为测试：边缘状态。CSHQ总分60分。多导睡眠监测显示其在入睡困难和夜间觉醒方面存在严重问题。在入睡时表现出极高的清醒度，脑电图活动表现为清醒状态，而非正常的入睡阶段。夜间觉醒时，脑电图活动显示出明显的清醒状态，与正常的夜间觉醒相比，觉醒事件频率明显增加，影响整晚的睡眠质量。

问题：①该病例的诊断及诊断依据是什么？②该病例应如何开始治疗？

3. 3岁半男孩，平时母亲照养，关系密切，上幼儿园前从未离开母亲。最近刚上幼儿园小班近1个月，前2周几乎每天去幼儿园时都号啕大哭，需要安抚至少半小时才进入幼儿园，但闷闷不乐、默默流泪，不与其他小朋友玩，黏着老师，反复问老师妈妈什么时候来接我，午睡后情绪逐渐好转，边玩边看门口等待母亲，看到母亲来接就很开心，晚上睡前又开始担心明天要不要上幼儿园，需要母亲再三保证才能入眠。第3周后，哭泣逐渐减少，虽然早晨仍不情愿去幼儿园，有时会问老师"妈妈什么时候来接我？"，但更容易安抚，进入教室与小朋友玩起来就很开心。

问题：该病例的诊断及鉴别诊断是什么？

参考文献

[1] ESTREM H H, PADOS B F, PARK J, et al. Feeding problems in infancy and early childhood: evolutionary concept analysis. J Adv Nurs, 2017, 73 (1): 56-70.

[2] SHARP W G, STUBBS K H. Avoidant/restrictive food intake disorder: a diagnosis at the intersection of feeding and eating disorders necessitating subtype differentiation. International Journal of Eating Disorders, 2018, 52 (4): 398-401.

[3] LEVY Y, LEVY A, ZANGEN T, et al. Diagnostic clues for identification of nonorganic vs organic causes of food refusal and poor feeding. Journal of pediatric gastroenterology and nutrition, 2009, 48 (3): 355-362.

[4] GODAY P S, HUH S Y, SILVERMAN A, et al. Pediatric feeding disorder. Journal of Pediatric Gastroenterology and Nutrition, 2019, 68 (1): 124-129.

[5] LEE W S, TEE C W, TAN A G, et al. Parental concern of feeding difficulty predicts poor growth status in their child. Pediatrics & Neonatology, 2019, 60 (6): 676-683.

[6] WHITNEY K, FELT B, COLLINS-ANDERSON A, et al. The feasibility of screening for sleep problems in early childhood education programs. Behav Sleep Med, 2024, 22 (1): 28-38.

[7] OPHOFF D, SLAATS M A, BOUDEWYNS A, et al. Sleep disorders during childhood: a practical review. Eur J Pediatr, 2018, 177 (5): 641-648.

[8] PECINI C, GIUNTOLI I, SPOGLIANTI S, et al. Sleep disturbances in specific learning disorders: a qualitative and quantitative investigation. Minerva Pediatr (Torino), 2023, 75 (4): 590-597.

[9] BERENGUER C, BAIXAULI I, ROSA E, et al. Sleep problems in children with autism spectrum disorder and attention-deficit/hyperactivity disorder: a comparative study and effects on

communication skills. Autism Res, 2024, 17 (2): 355-365.

[10] FEYBESSE C, CHOKRON S, TORDJMAN S. Melatonin in neurodevelopmental disorders: a critical literature review. Antioxidants (Basel), 2023, 12 (11): 2017.

[11] 世界卫生组织. ICD-11 精神、行为与神经发育障碍临床描述与诊断指南. 王振, 黄晶晶, 译. 北京: 人民卫生出版社, 2023.

[12] CUI Y, LI F, LECKMAN J F, et al. The prevalence of behavioral and emotional problems among Chinese school children and adolescents aged 6-16: a national survey. European Child & Adolescent Psychiatry, 2021, 30 (2): 233-241.

[13] LI F, CUI Y, LI Y, et al. Prevalence of mental disorders in school children and adolescents in China: diagnostic data from detailed clinical assessments of 17, 524 individuals. J Child Psychol Psychiatry, 2022, 63 (1): 34-46.

[14] 金星明, 静进. 发育与行为儿科学. 2 版. 北京: 人民卫生出版社, 2022.

[15] 周家秀. 儿童抑郁障碍的认识、预防与应对策略. 中国实用儿科杂志, 2022, 37 (11): 812-818.

参考答案及解析

第一篇 基础篇

第一章 神经心理行为发育里程碑

一、单项选择题

1. C；2. C；3. C；4. C；5. C；6. B；7. D；8. B；9. A；10. A

二、多项选择题

1. ABCD；2. ABCE；3. ABCDE；4. ABC；5. ABD；6. ACDE；7. ADE；8. AB；9. ABC；10. ABCD

三、病例分析题

1. 目前患儿坐前倾，欠稳，可伸手够物，不能换手；发元音，尖叫；认生，不能躲猫猫，神经发育水平约 6 月龄，诊断为全面发育迟缓。患儿发育水平落后明显，体格检查表情较幼稚，前额较窄，四肢肌张力高，需进行康复训练并完善基因检测明确病因。

2. 最可能的临床诊断为注意缺陷多动障碍。

解析：该儿童在多个场合注意力维持时间短，只有 10 分钟左右，而 5~7 岁儿童有意集中注意的平均时间为 15 分钟，需警惕注意缺陷多动障碍的可能。

第二章 神经心理发育异常风险因素

一、单项选择题

1. C；2. C；3. C；4. D；5. D；6. C；7. A；8. B；9. B；10. B

二、多项选择题

1. ABCD；2. ABCD；3. ABCD；4. ABCD；5. BCD；6. ABCD；7. ABCD；8. ABCD；9. ACD；10. ABCD

三、病例分析题

可能受到以下环境因素的影响。

(1)疾病因素：母亲怀孕期间患感染性疾病。

(2)家庭社会因素：父母经济拮据，属低社会经济地位家庭。

(3)理化因素：住房临近高架桥，可能受噪声、$PM_{2.5}$ 等影响。

第三章 常用神经心理行为评估量表及解读

一、单项选择题

1. A；2. B；3. C；4. A；5. A；6. B；7. A；8. B；9. B；10. A

二、多项选择题

1. AD；2. ABCD；3. ABCD；4. AB；5. ABCD；6. ABC；7. ABCD；8. ABCD；9. AB；10. CD

三、病例分析题

1. 可应用中国儿童心理行为发育问题预警征、丹佛发育筛查测验。

2. 发育商 =22(发育年龄)/29(实际年龄) × 100=76，发育商在 70~79 分为临界偏低，警示行为 7~12 分，均需随访观察，

3 个月后复查。

3. 该儿童需警惕患注意缺陷多动障碍的可能；可以应用 SNAP- Ⅳ、Vanderbilt 注意缺陷多动障碍儿童行为量表、QCD 问卷进行筛查及判断社会功能受损情况。

第四章 相关辅助检查结果判读

一、单项选择题

1. C；2. B；3. A；4. D；5. B；6. D；7. A；8. A；9. D；10. D

二、多项选择题

1. AB；2. ABCD；3. ABCD；4. ABC；5. AB；6. ABCD；7. ABCD；8. ABCD；9. CD；10. ABCD

三、病例分析题

1. 本例患儿诊断为孤独症谱系障碍，应进行 ABR 检查以排除听力问题；本病例由于是孤独症儿童，因此本身对于语言指令并不敏感，但是仔细检查，会发现该患儿对各种声音均不敏感，与孤独症儿童选择性的听觉回应并不相同，因此，要注意患儿存在共病听力问题的可能性；虽然一部分儿童在出生后早期也曾做过新生儿听力筛查，但是，还应警惕后期疾病导致的听力损失，因此，详细的听力检查应纳入语言障碍儿童的基本检查范畴，以免漏诊，影响康复训练效果。

2. 该患儿的临床诊断及医疗建议如下。

(1) 考虑临床诊断：孤独症谱系障碍。

解析：患儿起病以“语言发育落后”为主诉就诊，病程中存在孤独症谱系障碍的核心症状，即刻板行为(排列积木、开开关)及社交障碍(不与同龄人玩游戏)，后续可继续完善孤独症相关量表明确诊断。

(2) 医疗建议：①针对孤独症谱系障碍：进行积极的行为矫正及康复训练；②饮食管理：患儿存在湿疹与便秘病史，过敏原检测提示存在牛奶蛋白过敏；建议规避过敏食物，进食纤维含量较高的食物组分，减少加工食品的摄入；③针对肠道菌群失调：可尝试适当补充含有双歧杆菌的益生菌制品，并辅以菊粉刺激有益菌的生长；排除禁忌后可尝试粪菌移植，以求实现便秘症状、孤独症核心症状的缓解和肠道菌群稳态的恢复。

3. ①乳及乳制品、蛋类及其制品、鱼类及其制品、甲壳纲类动物及其制品、坚果及果仁类制品、含有麸质的谷物及其制品、大豆及其制品、花生及其制品；②该儿童伴有体格发育迟缓、发育里程碑落后，应考虑完善发育水平评估，如儿心量表、Gesell 发育量表、贝利婴儿发展量表、Griffiths 发育评估等。

第五章 行为管理

一、单项选择题

1. A；2. B；3. D；4. D；5. A；6. B；7. B；8. C；9. A；10. D

二、多项选择题

1. ABCD；2. ABCD；3. ABCD；4. ABCD；5. ABCE

三、病例分析题

1. 答案

(1) 先教 b，当学生能在指示下讲 b 时，就给强化，慢慢建立 b 与发音的刺激控制，然后再教 d；当两个都分别教会后，再进行区辨训练；即将两个都呈现给学生，老师说 b/d，学生能准确指出来哪一个是对的。

(2)

b　发音 b　强化

b　发音 b 外　不强化

d　发音 d　强化

d　发音 d 外　不强化

将 b　d 同时呈现，说 b，学生指拼音 b，给强化；说 d，学生指拼音 d，给强化。

(3) 当教 b 时，b 字母是发音 b 的 S^D，d 是 S^Δ；反之亦然。

2. 李女士可以应用以下几种技能来有效管理小明的行为，并改善他们的亲子关系。

①正向关注与积极反馈：她应当注意并积极响应小明的好行为，为这些行为提供正向的反馈。这可以帮助增强小明的积极行为，并鼓励他继续展现这些行为。

②基于行为分析的行为干预：李女士可以建立一套常规，给小明提供清晰和一致的指令，并使用好行为记录表。这样的结构化方法能帮助小明理解和预测期望的行为，减少行为问题的发生。

③有效沟通：应用有效沟通技巧，如使用"我信息"表达自己的感受和需求，可以帮助李女士以非指责性的方式与小明沟通，减少冲突并教会小明以积极和建设性的方式表达情绪和需求。

通过这些方法的应用，李女士不仅能更好地管理小明的行为，还能提高他们的亲子关系质量。

第六章　家庭养育

一、单项选择题

1. B; 2. D; 3. C; 4. D; 5. A; 6. C; 7. A; 8. B; 9. D; 10. D

二、多项选择题

1. ABCDE; 2. ABCDE; 3. ABCD; 4. BCDE

三、病例分析题

婴幼儿养育照护组成部分包括：良好的健康，充足的营养，早期学习机会，安全保障，回应性照护。该儿童5个月不会翻身，运动发育落后，在早期学习机会方面需要教会家长如何进行粗大运动的功能训练，建议家长动态监测发育水平，必要时进一步寻找引起运动落后的原因，其余服务策略见养育照护的服务策略和措施部分。

第七章　发育行为儿科诊治特点

一、单项选择题

1. B; 2. B; 3. D; 4. C

二、多项选择题

1. ABCDE; 2. ABCDE

三、病例分析题

①初步诊断为ASD、ADHD；诊断依据：患儿，男，存在呼名不应、目光接触欠佳、同伴交往技巧不足、缺乏对社交情景的理解及察言观色能力较弱等社交障碍；自幼存在语言发育落后，现阶段可讲简单句，但存在重复刻板言语、自言自语等语用困难；有反复看手的刻板动作；此外，患儿正在上小学，存在上课小动作多、干扰周围同学、注意力不集中等情况，均对学业和人际关系等造成损害。

②可结合病史、体格检查及专科检查等结果，行心理评估及相应辅助检查；可能涉及的心理评估包括ASD相关评估：ABC、CARS、CHAT、ADI-R、ADOS等，ADHD相关评估：SNAP-Ⅳ、IVA-CT、ODD量表等，其他发育评估包含智力测验等；可能需要的辅助检查包含脑电图、脑影像学检查、心电图

等；具体检查需结合儿童初步评估结果进一步决定。

第二篇 临 床 篇

第八章 神经发育障碍门诊病历书写特点

一、单项选择题

1. A；2. B；3. E；4. B；5. A

二、多项选择题

1. ABCDE；2. ABCDE；3. ABCD

第九章 智力发育障碍

一、单项选择题

1. D；2. B；3. A

二、多项选择题

1. ABCD；2. ABCD；3. ABC；4. ABD；5. ABCD

三、病例分析题

1. 该患儿诊断为智力发育障碍(重度)，韦氏儿童智力量表测定结果显示：语言测验 IQ<40，操作测验 IQ<40，智商 IQ<40；婴儿 - 初中生社会生活能力量表得分 6 分；目前会说短句；对数字、数量、时间及金钱方面理解差；只能说短句，只能进行实时实地的沟通，语言多用于社交沟通而非解释说明；在饮食、穿衣、洗澡和排泄等方面需要帮助；一直需要看管和监护。

2. 需要进行颅脑磁共振及血尿常规(含尿酮体)、肝肾功能、心肌酶谱、电解质、血糖、血脂、乳酸、血氨、血气分析、同型半胱氨酸、铜蓝蛋白、甲状腺功能、血串联质谱分析、尿有机酸分析、基因检测等。

第十章　发育性语言障碍

一、单项选择题

1. B; 2. B; 3. B; 4. A; 5. C

二、多项选择题

1. ACD; 2. ABCD; 3. ACD; 4. BD; 5. ABCD

三、病例分析题

1. 语音。

2. 患儿易哭闹,脾气大;应该先正确引导孩子,家长要做到不逼不急,找到孩子的游戏能力,跟随孩子玩耍,让孩子在玩中学。

解析:家庭干预的首要目标应是创造一个有利于儿童整体发展的环境;

3. ①增加互动和沟通的欲望,避免让孩子自己玩;②找到孩子的游戏能力,与之玩耍;让孩子在游戏中学习,准备实物,从生活中引用,玩中学;③将已经会的加以泛化,例如会指认自己的五官,可以和孩子在玩游戏过程中学习玩偶、动物的五官及身体部分;④动作分解(例如孩子要喝奶,不能马上直接把奶冲好给他,要放大孩子的需求,比如只给孩子瓶子,刺激孩子去找瓶盖、奶粉、水壶),每一个动作分解,孩子的需求和欲望会更多,互动也会更多;⑤改变说话方式,现阶段家长说话要以单音单字单词为主,说话要简短,这样孩子的输入才是最适合现阶段水平的,孩子也能更好地模仿;⑥多描述孩子正在做的动作或事情,说的时候要有强调,重点字发音更重更慢,引起孩子足够重视;⑦给孩子的发音赋予意义:记录孩子发的音(Jie),为发音赋予意义,可以先用相近音引导(qie),通过游戏(例如切切乐)让孩子玩切蛋糕切水果的游戏,多次反复强调“切”,描述孩子切的动作,在自然而然的活动中强化。

第十一章　孤独症谱系障碍

一、单项选择题

1. D; 2. E; 3. E; 4. E; 5. D; 6. D

二、多项选择题

1. ABCDE; 2. ABC; 3. ABCD; 4. ABE

三、病例分析题

1. 该患儿的运动能力超过 2 岁发育水平，虽可表达 3~4 字短句，但主动语言少，部分听指令，用示指指物、点头、摇头示意少，不喜与同龄儿玩耍，其社会交流和互动明显落后于运动技能的发展水平，可诊断 ASD 共病全面发育迟缓；该患儿喜欢盯着霓虹灯看，喜欢坐车，喜欢反复转车轮、转风车，认识各种车型和车标等重复刻板行为和狭隘兴趣也很突出，对日常生活干扰程度较明显，支持 ASD 共病全面发育迟缓。

2. 诊断为孤独症谱系障碍，智力为 82，可考虑是高功能孤独症；治疗方案为康复训练，以社交技能训练为主，比如 PEERS。

第十二章　注意缺陷多动障碍

一、单项选择题

1. D; 2. A; 3. D; 4. D

二、多项选择题

1. ABCDE; 2. ABC

三、病例分析题

诊断：ADHD 共病特定学习障碍。

解析：患儿注意力不集中，粗心大意，作业拖拉，生活丢三落四；成绩中下等水平；与老师、家长、同学关系可，否认冲动、多动；故考虑 ADHD，注意缺陷为主型；自小学入学开始即发现阅读困难、汉字听写困难、标点符号使用困难、镜像书写，且随年龄增长症状无缓解；否认数理学习困难，但理解数学应用题题干困难；考虑特定学习障碍，且考虑阅读障碍及书写表达障碍为主，因否认数理学习困难，仅理解数学应用题题干困难，故不考虑数学障碍，考虑仍为阅读障碍所致临床表现。

第十三章　发育性学习障碍

一、单项选择题

1. B；2. A；3. D；4. D

二、多项选择题

1. ABCDE；2. ABCD

三、病例分析题

诊断：①发育性学习障碍：数学障碍；②注意缺陷多动障碍：注意缺陷表现型。

解析：该患儿幼儿园阶段学习数数困难，难以理解量的概念，上学后数学成绩一直差，计算错误多，难以理解数学概念，检查性访谈中表示难以理解数学题目，排除其他影响数学学习的因素；存在注意缺陷症状：上学后上课常走神，一节课老师提醒 4~5 次，调到第一排注意力仍难以集中；学习很容易分心；写作业粗心严重，容易忘事，日常生活常丢三落四，作业拖拉，1 小时作业要做 3~4 小时，检查性访谈诉上课常走神，注意力难集中，排除其他影响注意力的因素，可考虑 DLD 及 ADHD 的诊断。

第十四章　发育性运动协调障碍

一、单项选择题

1. C; 2. E; 3. B; 4. B; 5. B

二、多项选择题

1. ABDE; 2. BC; 3. ABCE; 4. ABCDE; 5. ABCE

三、病例分析题

1. 初步诊断:儿童发育性运动协调障碍(疑似),特定语言障碍待查;解析:从主诉和现病史来看,患儿的运动技能明显落后于同龄儿童,不会双脚跳,走路易摔跤,不会用勺子独立进食,已影响到日常生活和活动;且早期坐、爬、走通过诊断性的评估测试;然而,DCD诊断性评估显示精细运动、大运动和平衡能力以及总体运动水平处于P6~P16,属于疑似运动协调障碍,而患儿的年龄小于5岁,运动技能发育尚处于不稳定阶段,因此尚不能确诊为DCD;3个月后随访复查;此外;患儿可能共患特定语言障碍,转语言康复进一步开展评估;在未确定诊断前,给予家庭运动处方,父母针对儿童日常能力的缺陷进行一定的日常生活活动干预以及改善家庭运动环境。

2. DCD需要同以下情况进行鉴别:①具有已知病因的运动障碍(如脑瘫、肌营养不良、儿童关节炎),药物副作用(如抗精神类药物、化疗药物、镇静剂),感官问题(如严重的视力障碍或前庭器官障碍);②运动障碍是由其他神经发育障碍(如严重智力障碍)或其他心理障碍(如焦虑、抑郁)或心理状况(如注意力问题)主要引起的;③因社会条件(如贫困、文化差异)导致的,被限制身体活动或运动学习机会的儿童可能会表现为类DCD样症状。

3. DCD的干预策略应围绕《国际功能、残疾和健康分类》(*International Classification of Functioning, Disability and Health*, ICF)框架制定干预措施，主要分为以下三类：①以躯体功能和结构为导向：旨在提高潜在的功能运动问题，有针对性地改善躯体症状和功能；②以日常生活活动为导向：旨在提高影响 DCD 儿童生活质量和社会参与度的日常活动表现；③以参与为导向：即在日常生活中为提高活动的参与度而设计的活动；在确定为以活动为导向或以参与为导向的干预措施中，主要目的是提高具体活动或参与的表现，而干预措施的内容为涉及技能表现的直接训练；而药物治疗仅限于 DCD 存在共患疾病的情况下开展。

第十五章　抽动障碍

一、单项选择题

1. A; 2. C; 3. A; 4. B; 5. C

二、多项选择题

1. ABCD; 2. ABCD; 3. AD; 4. ABCD; 5. ABCD

三、病例分析题

1. 该病例诊断为抽动秽语综合征(中度)；诊断依据为：9 岁男孩，反复发作性运动抽动和发声性抽动为临床症状，病程超过一年；患儿父亲小学时有类似症状；查体及实验室检查无异常；访谈可见运动性和发声性抽动表现；YGTSS 评估：运动抽动总分 18 分；发声性抽动总分 15 分；缺损率总分 10 分；总分 43 分。

2. 该患儿无明确共病存在，无社会适应能力异常，建议心理教育，避免诱发因素，从调整饮食和生活方式治疗开始，可同时进行行为干预，必要时加用一线药物治疗。

第十六章 神经发育障碍相关问题

一、单项选择题

1. C; 2. B; 3. D; 4. C; 5. C; 6. B; 7. D; 8. C; 9. C; 10. B

二、多项选择题

1. ABC; 2. AD; 3. ABC; 4. ACD; 5. ABCDEFG; 6. ABCDE; 7. ABCDE; 8. BCD; 9. BCD; 10. ABCDE

三、病例分析题

1. 答案

(1)初步诊断：牛奶蛋白过敏？婴儿湿疹。

诊断依据：根据患儿母乳换配方奶后出现症状，主要表现为拒食、奶量少、体重不增、大便次数增多、额面部红色皮疹反复；一级亲属有过敏史，首先考虑牛奶蛋白过敏；因患儿同时有皮疹，根据其年龄、皮疹发作情况及分布和形态考虑婴儿湿疹。

(2)辅助检查：血常规、大便常规、血清特异性 IgE/ 食物抗原皮肤点刺试验、食物(牛奶)蛋白口服激发试验，必要时肠镜检查。

(3)目前的喂养指导：①因母亲不食牛奶故建议恢复母乳喂养，以母乳为主要食物；②如母乳不足或无母乳，则选择深度水解配方奶喂养，以奶类为主；③添加辅食：由少到多、由稀到稠，新食物添加 5~7 天再换另一种食物，逐渐饮食多样化。

2. 答案

(1)该病例诊断为孤独症谱系障碍共患睡眠障碍；诊断依据为：患儿为 3 岁 4 个月男孩，以入睡困难为临床症状，从上床到入睡通常持续约 45 分钟到 1 小时，查体及实验室检查无异常,CSHQ 总分 60 分,多导睡眠监测显示其在入睡困难和夜间觉醒方面存在严重问题;在入睡时表现出极高的清醒度,脑电图活动表现为清醒状态,而非正常的入睡阶段;夜间觉醒时,脑电图活动显示出明显的清醒状态,与正常的夜间觉醒相比觉醒事件频率明显增加,符合睡眠障碍中入睡困难的诊断标准;既往孤独症谱系障碍诊断明确未给予规范治疗;访谈可见社会交往、交流障碍和重复刻板行为、兴趣狭窄;儿童 ABC 评定量表总分 69 分;M-CHAT 筛查量表,总阳性项 5 项,核心阳性项目 4 项;CARS 评定量表,总分 37 分,≥ 3 分项:4 项;婴儿 - 初中生社会适应行为测试:边缘状态;SDSC 分数 38 分。

(2)该患儿为孤独症谱系障碍共患睡眠障碍,首先与家长和患儿进行沟通,建议患儿进行 ASD 康复训练治疗,睡眠障碍治疗先进行家长睡眠教育培训,之后进行行为干预,若行为干预效果不良或合并严重行为问题可考虑使用药物治疗,规范治疗,定期随访。

3. 答案:分离性焦虑问题;解析:该儿童 3 岁,处于分离焦虑高峰时期,平时与母亲关系密切,上幼儿园前从未分离,刚上幼儿园之初的 2 周不愿与母亲分离、过分担心,但逐渐可适应幼儿园生活,3 周后焦虑明显减轻,对生活、同伴交往无明显影响,因此属于分离性焦虑问题,尚不符合焦虑障碍的诊断。

